走出痛苦的阴霾

风湿免疫科的故事

薛静　主编

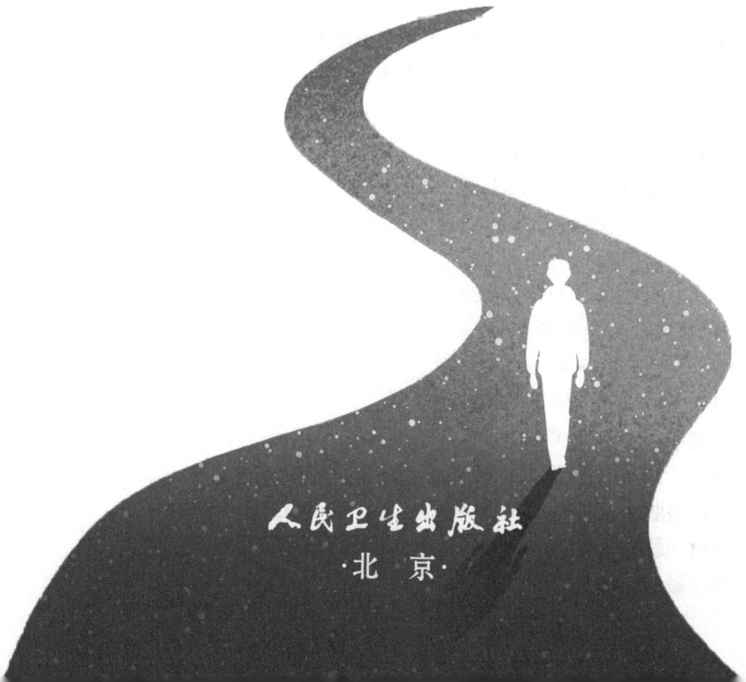

人民卫生出版社
·北　京·

图书在版编目（CIP）数据

走出痛苦的阴霾 ：风湿免疫科的故事 / 薛静主编.
北京 ：人民卫生出版社，2025. 5（2025. 8 重印）.
ISBN 978-7-117-37721-8

Ⅰ. R593. 21

中国国家版本馆 CIP 数据核字第 2025ST3542 号

人卫智网	www.ipmph.com	医学教育、学术、考试、健康， 购书智慧智能综合服务平台
人卫官网	www.pmph.com	人卫官方资讯发布平台

走出痛苦的阴霾：风湿免疫科的故事

Zouchu Tongku de Yinmai: Fengshi Mianyike de Gushi

主　　编：薛　静
出版发行：人民卫生出版社（中继线 010-59780011）
地　　址：北京市朝阳区潘家园南里 19 号
邮　　编：100021
E - mail：pmph @ pmph.com
购书热线：010-59787592　010-59787584　010-65264830
印　　刷：北京盛通数码印刷有限公司
经　　销：新华书店
开　　本：889 × 1194　1/32　　**印张：**15
字　　数：337 千字
版　　次：2025 年 5 月第 1 版
印　　次：2025 年 8 月第 2 次印刷
标准书号：ISBN 978-7-117-37721-8
定　　价：52.00 元
打击盗版举报电话：010-59787491　E-mail：WQ @ pmph.com
质量问题联系电话：010-59787234　E-mail：zhiliang @ pmph.com
数字融合服务电话：4001118166　E-mail：zengzhi @ pmph.com

编者名单

主　　编　薛　静

副 主 编　张　婷　邬秀娣　周　丽　张　斌

编　　委　（按姓氏笔画排序）

王文龙　华　丽　邬秀娣　刘　磊　刘泠钰
孙闻嘉　杜红卫　杨明峰　张　斌　张　婷
陈　叠　周　丽　钟　华　俞　杭　施清怡
徐雪峰　黄　华　黄　佼　章晓芳　彭　钰
傅婷婷　曾智茹　滕丽萍　薛　静

绘　　图　林九洲

专业指导　浙江省医学会风湿病学分会
浙江省免疫学会风湿免疫专业委员会
中华预防医学会风湿病预防专业委员会

序

在医学的浩瀚领域中，风湿免疫病如同一片笼罩着迷雾的神秘森林——它包含系统性红斑狼疮、类风湿关节炎、强直性脊柱炎、痛风、干燥综合征等上百种疾病，且发病率仍在逐年攀升。更令人忧心的是，这类疾病并非“老年病”的专属：育龄期女性可以出现皮疹和多脏器损伤，朝气蓬勃的年轻人因腰背痛辗转难眠，天真烂漫的儿童可能陷入反复发热、关节疼痛的痛苦……这些真实的困境，凸显出风湿免疫病诊治过程中面临的复杂性与严峻挑战。

当前，我国风湿免疫病的诊疗水平虽然取得了飞速发展，但现状依旧不容乐观。一方面，专业医师资源分布不均，基层误诊率仍较高；另一方面，患者对疾病认知的匮乏导致治疗依从性低，甚至部分患者迷信偏方而延误病情。更值得关注的是，对风湿免疫病冠以“不死的癌症”污名化标签，让许多患者在承受生理病痛折磨的同时，还背负了沉重的心理枷锁。当化验单上的异常指标与晦涩的医学术语成为横亘在医患之间的高墙，科普教育便成了打破壁垒的关键钥匙。

有别于传统医学书籍的学术化表达，本书选择以患者的第一视角切入，用通俗的语言解构复杂的免疫机制，用真实的案例还原诊疗的每个细节。每一位患者背后，都有着一段段不为人知的艰辛故事。他们或许曾在晨起时被关节的疼痛唤醒，或许因容貌的悄然改变而陷入自卑，又或许在漫长的治疗过程中几近绝望。然而，正是这些患者，以超乎常人的坚韧，成为与病魔抗争的勇士。这本书会让更多人看到他们在困境中的不屈，也让同病相怜者汲取力量，知道自己并非孤立无援。书中不仅系统梳理了风湿免疫病的早期信号、诊断路径与治疗策略，更聚焦患者最关切的问题，比如为什么会得这个病？如何预防药物不良反应？生育计划是否会受到疾病影响？日常需要注意什么？……这些散落在诊室外的生活难题，正是本书试图填补的空白。权威专家将前沿疗法转化为可操作的行动指南，让科学知识与人文关怀交织成抵御疾病的力量。

薛静教授及其团队数年深耕于风湿病领域，积累了极为丰富的临床经验，耐心倾听了无数患者独一无二的故事。在繁忙的临床、教学、科研之余，团队倾注了巨大的精力组织、撰写本书。本书的出版，承载着三重使命：其一，破除信息不对称，帮助患者建立“早发现、早干预”的认知防线；其二，搭建医患沟通的桥梁，让治疗方案成为医患共同决策的成果；其三，传递“与疾病共存”的智慧，教会患者如何在规范治疗中重拾生活掌控感。当您翻开这本书时，收获的不仅是医学知识，更是一份“知己知彼”的勇气——因为真正的治愈，始于对疾病的理性认知，终于对生命的坦然拥抱。

当您翻开这本书，就如同开启了一扇通往风湿免疫病患者内心世界的大门，您会听到他们的叹息，更会感受到他们的勇气；您将了解到疾病的复杂，更会知晓应对的策略。愿这本书成为您身边贴心的健康顾问，陪伴患者走过艰难时刻，助力大家以乐观之姿、科学之法，拥抱健康生活的每一天。愿这本书成为万千风湿免疫病患者的枕边灯，在抗病的漫漫长夜里，照亮一条通向希望与康复的光明之路。

中华医学会风湿病学分会主任委员
北京协和医院

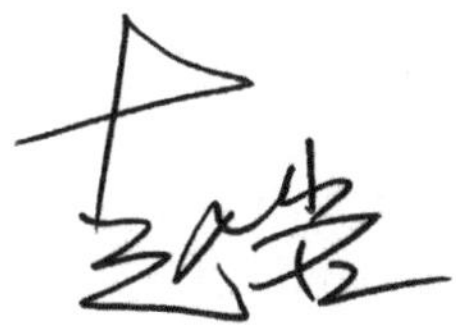

2025 年 3 月

前言

在当下这个快节奏的时代，健康问题日益成为人们关注的焦点。风湿病，这个听起来既熟悉又陌生的词汇，悄无声息地潜入了许多人的生活。它不仅影响关节、肌肉和结缔组织，有时甚至会波及内脏器官，给患者带来诸多不便与痛苦。风湿病的发病率逐年上升，因该病的复杂性和多样性，许多患者及家属仍对其知之甚少，误解和恐惧常常伴随他们左右。

为了帮助公众更好地了解风湿病，提高疾病预防和治疗意识，我们编写了这本关于风湿病的科普书籍。通过一系列真实的临床小故事，介绍了系统性红斑狼疮、类风湿关节炎、强直性脊柱炎、痛风、干燥综合征、骨质疏松和儿童风湿病等常见风湿病，再现了风湿病患者在面对疾病时的种种挑战和坚韧不拔的精神。这些病例不仅是临床上的记录，更是一个个充满温情与关怀的生活片段。在每一个故事的背后，都有一位与病魔抗争的英雄，他们的经历或许能带给您启示和力量。在风湿病的治疗过程中，医生的专业指导和患者的积极配合是取得良好治疗效果的关键，我们希望通过书中的案例，展示医患之间的良性互动，鼓励患者主动与医生沟通，共同面对疾病挑战。

书中特别设置了科普问答环节，针对患者最关心的问题进行详细解答。这些问题涵盖了疾病的成因、症状、治疗手段及日常护理等多个方面。每一个问题编者们都经过精心挑选，并以通俗易懂的语言进行阐述，力求帮助读者在纷繁复杂的信息中能获取最核心的知识点。我们希望通过这些问答，帮助患者消除疑虑，增强信心。

在编写过程中，我们力求做到科学性、权威性和可读性的统一，希望这本书能够成为患者和家属的良师益友，帮助他们更好地认识风湿病，从而在疾病面前保持乐观积极的态度，科学管理病情，提高生活质量。这不仅是一本医学科普读物，更是患者和医生共同努力、携手抗击疾病的真实写照。让我们一起走进风湿病患者的世界，倾听他们的故事，学习他们的勇气和智慧，共同迎接健康的每一天。

最后，感谢所有参与本书编写的医生和工作人员。没有他们的支持和努力，就不可能有这本书的问世。愿这本书成为您健康路上的一盏明灯，照亮前行的道路，帮助您走出痛苦的阴霾。

薛静
2025 年 1 月

目录

第一篇
令人心碎的蝴蝶：系统性红斑狼疮

第二篇

外星人的手：类风湿关节炎

第三篇

逆袭的暖男：脊柱关节病

第五篇
口干眼干也是病：干燥综合征

第六篇
痛不欲生、来去如风：痛风

第九篇
人生百态：奇奇怪怪的风湿病

第一篇

令人心碎的蝴蝶：系统性红斑狼疮

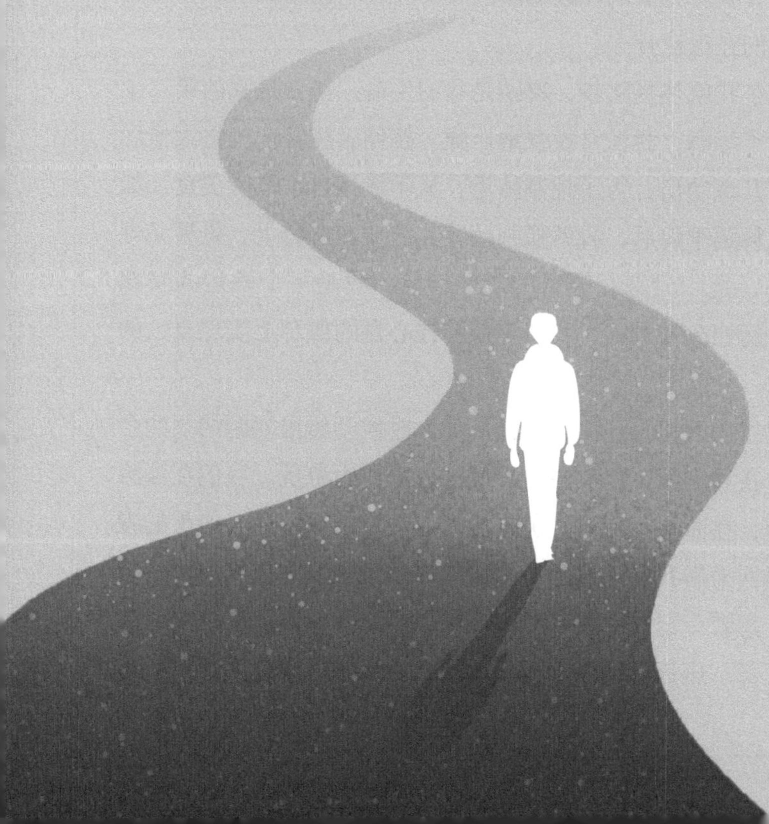

飞到脸上的蝴蝶压垮了我的世界：狼疮的常见皮疹

内心世界的瞬间崩塌是种怎样的感觉？我在20岁那年有了深刻的体会。

当“系统性红斑狼疮”这个词从风湿免疫科张医生口中说出时，我才得知长在我脸上的红色“蝴蝶”是什么。“红斑狼疮”我听说过，有一本网络小说中的女主角“轻舞飞扬”就是死于这种病。当听到诊断结果的一瞬间，我的世界仿佛突然被按下了静音键，我的脑海中只剩下“红斑狼疮”这4个字在不断回荡。我看见妈妈几近崩溃的眼神和医生比画的手指，却听不见他们在讨论什么。

从小我就热爱跳舞，舞蹈是我的生命，舞台是我的第二个家。为了练舞，我没日没夜地压腿、拉伸、旋转……每天最后一个离开练功房；为了控制体重，从不放任自己享受美食。如愿考上舞蹈学院后，我就像一朵花儿绽放在舞台上，是聚光灯的中心，是一只万众瞩目的蝴蝶精灵。我是一个幸运的女孩儿，命运如此眷顾我，我一定能够在心爱的舞台上实现自己的梦想！

我拼命回忆自己的身体是从什么时候开始出问题的。两个月前，我和大学室友们趁着暑假一起去海边游玩。我们在沙滩上奔跑，在海水里嬉戏，拥抱碧海蓝天，肆意挥洒着如火的青春。但回来后我发现自己右侧面颊部出现了好几处红斑，不痛不痒，想着一定是晒伤了，过几天就会好的。但随后几天我却发现面部红斑逐渐增多、面积逐渐扩大，并且颜色更红了。这下我有点儿急了，因为再过 1 个月就有一场重要的文艺汇演，我还是领舞。我急忙去了医院皮肤科，医生考虑是“光敏性皮炎”，建议我不要晒太阳，并开了些外用药膏。不过涂了药膏后，红斑却没有明显好转，虽然我已经遵医嘱全副武装遮阳了，但皮疹依然时好时坏。屋漏偏逢连夜雨，更可怕的事情出现了！在临近文艺汇演那一周，我的手关节、腕关节、踝关节都肿了起来，而且疼痛难忍。妈妈责怪我练舞太辛苦了，但我知道应该不是练舞的缘故。看着镜子中的自己，红红的皮疹分布在鼻子两侧，像一只展翅的蝴蝶伏在我脸上，让我感觉到一种未知的恐惧。我的直觉告诉我，我应该是病了，但我从没想到会是“系统性红斑狼疮”这么可怕的疾病！它折断了我的翅膀，我再也无法翩翩起舞。属于我的演出，谢幕了；属于我的花样年华，凋零了……

我已经忘了自己是怎样走出张医生的诊室。手中的化验单上有很多字，我仿佛认识，却又完全看不懂。抗核抗体谱上那一个个红红的阳性结果是否即将彻底改变我的人生？我的内心充满了对未知的深深恐惧。系统性红斑狼疮，这是我回家路上脑海中仅存的声音。

科普问答时间

1. 什么是系统性红斑狼疮？

系统性红斑狼疮（systemic lupus erythematosus，SLE），简称“狼疮”，是一种系统性自身免疫病，以全身多系统多脏器受累、反复地复发与缓解、体内存在大量自身抗体为主要临床特点，如不及时治疗，会造成受累脏器的不可逆损害。SLE

以女性多见，男女患病比为 1 ：10 ~ 1 ：12。随着诊治水平的不断提高，SLE 患者的生存率大幅度提高。SLE 患者 5 年生存率从 20 世纪 50 年代的 50% ~ 60% 升高至目前的 95% 左右。SLE 已由既往的急性、高致死性疾病转为慢性、可控性疾病。

2. 面部的“蝴蝶”究竟是什么？

系统性红斑狼疮典型皮疹是蝶形红斑，即面部红斑呈蝴蝶形，分布于面颊部和鼻梁，鼻唇沟处皮肤正常，皮疹常略突起、偶伴鳞屑。蝶形红斑属于狼疮的急性皮疹，往往和病情活动相关，可由阳光照射等因素诱发或加重症状。

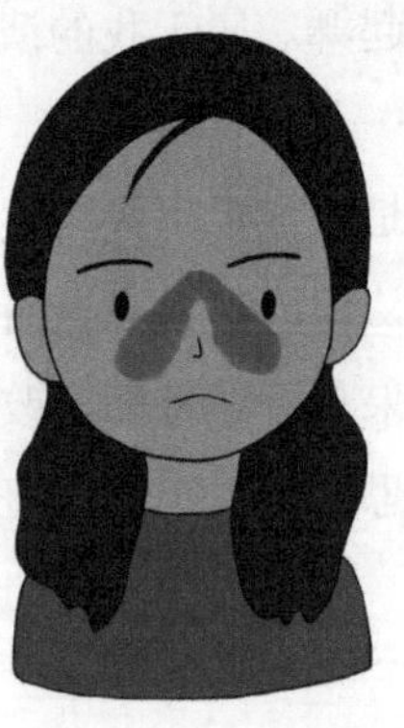

蝶形红斑

3. 除蝶形红斑外，系统性红斑狼疮还可能出现哪些其他皮肤、黏膜改变？

系统性红斑狼疮皮疹多种多样，可累及全身多处皮肤、黏膜，包括盘状红斑、光过敏、口腔溃疡等。

（1）盘状红斑：表现为面、颈、耳、手臂、前胸及颈前等暴露部位的红色圆形、环状或不规则丘疹。

（2）光过敏：受日光或紫外线照射后，皮肤暴露部位出现皮疹，或原有皮疹颜色变红、加重伴灼热、瘙痒或刺痛感。需要注意，不是所有的光过敏都是红斑狼疮，但是有光过敏的年轻女性一定要排查红斑狼疮，以防漏诊。

（3）口腔溃疡：狼疮患者常有反复发作的口腔溃疡。口腔溃疡多见于口腔上腭、颊部黏膜和唇红缘。

（4）狼疮发：部分狼疮患者会出现毛发稀疏、枯黄、缺少光泽，容易折断，外观混乱，最常见的是前额、头顶部长度为数毫米至数厘米的短发。另外，患者出现斑秃较正常人多见。

（5）甲周红斑：手指或脚趾的基底部周围会出现弯曲的血管扩张，伴片状出血。也可以有指端的红斑，如果有小血管栓塞，就会出现手指末梢变黑，伴疼痛。

（6）网状青斑：在寒冷的环境下，上下肢皮肤表面会出现特征性紫红色大理石样网状皮斑，压之褪色。

（7）雷诺现象：受寒冷刺激或情绪等影响，一个或多个手指/足趾呈现发作性缺血改变，典型改变为先后出现苍白、发绀、潮红过程。

（8）其他：包括复发性荨麻疹、扁平苔藓样皮炎、狼疮性脂膜炎、冻疮样皮疹等。皮疹严重程度不一，可能较轻微，也可能程度严重。

如果出现上述皮疹，应及时到风湿免疫科门诊排查免疫性疾病。

4. 抗核抗体阳性是否一定是系统性红斑狼疮？

抗核抗体是诊断系统性红斑狼疮很重要的指标，其中抗

Sm 抗体是狼疮的标志性抗体，抗双链 DNA 抗体是狼疮的特异性抗体并且与疾病活动度有关。但是，并不是抗核抗体阳性就一定是狼疮。抗核抗体阳性也可见于其他结缔组织病，在感染、肿瘤等疾病中也可能出现；甚至，低滴度抗核抗体阳性也可见于部分正常人。因此，需要专科医生结合临床表现、其他检查对抗核抗体进行综合分析。

为什么偏偏是我：狼疮的病因

办完住院手续，我把爸妈赶回家，不让他们陪床。我故作轻松："没事，说不定过几天就会好起来了。"爸妈看我执意不让他们留下，叮嘱我多休息便一步一回头地离开了病房。但我分明看到了爸爸眼底的焦虑和妈妈眼角的泪花，他们是怕留在这里反而会给我更多压力吧。我需要一个人静一静，我无法接受，一切都那么不真实。张医生给我安排了很多检查，我都积极配合，多么希望这些结果出来后医生能够告诉我："其实你患的不是系统性红斑狼疮，我们又化验了一次，指标都是正常的！"真的，我之前身体一直都很好，饮食、作息也很自律，性格也乐观开朗、积极向上；我的爸妈也身体健康，无病无灾。我从来没想过，也怎么都想不明白为什么我会得这么严重的疾病。我怎么可能得这个病呢？但我又止不住地消沉，脸上的红斑、又肿又痛的手指和脚踝都在提醒我：如果不是狼疮，又会是什么？是太阳晒伤吗？是练舞太累、内分泌失调吗？跟之前去海边旅游有没有关系呢？我有好多好多问题想要问医生，但这一刻，却连提问的勇气都没有了，就怕听到可怕的答案。我还是心存侥幸，说不定有百分之一的可能性不是系统性红斑狼疮呢？

第二天张医生来查房，他问我现在感觉怎样、有哪些地方不舒服。我说："还是脸上红，手和腿都有些肿痛。"他点点头说："结果出来一部分，诊断是没有问题的，还是考虑系统性红斑狼疮，接下来要评估有哪些脏器受累和疾病活动度，然后再决定治疗方案。"我愣了愣，推翻诊断的幻想就这样像一个肥皂泡一样悄无声息地破灭了。张医生看看我说："你有什么问题都可以问我。你之前听说过这个病吗，应该有不少问题想问我吧？"我鼻子一酸，心底里泛起无从言说的委屈："是的，我不明白我为什么会得这个病？为什么偏偏是我？"

张医生看出了我竭力在控制着不让眼泪掉下来，轻轻拍了拍我的肩膀说："嗯，你这个问题很好，但也很复杂。红斑狼疮跟基因、环境因素、雌激素和免疫紊乱等多种因素有关系。现在医学上很难确定是哪个因素导致了狼疮。追问为什么会生病、为什么偏偏是自己，其实很难得到明确的答案，因为这往往不是单一因素导致的；不过，以后在生活中的确有一些需要注意的事项，比如应该避免长时间日晒……"

"避免日晒？"我忍不住打断了张医生："那跟我暑假去海边玩有没有关系？我都晒伤了！"

"可能有一定关系，强烈的紫外线可能会诱发免疫异常。但是，你也不必为已经发生的事情懊恼，就算你这次不去海边，也会遇到大太阳的晴天；或者有些病毒感染、药物、体内性激素水平变化都可能诱发狼疮。的确，谁都很难一下子接受生病的事实，但是不管怎样，你要有信心，我们一起面对它、战胜它！”

我轻轻摇摇头，深呼吸，又重重点点头。摇头是因为生命中有太多意外和不能承受之重，我无可奈何；点头是因为，我决定勇敢面对命运带给我的恶作剧。

科普问答时间

1. 为什么会得系统性红斑狼疮？

系统性红斑狼疮的发生像是我们体内的免疫系统突然开始了一场误解深重的“内战”。通常，我们的免疫系统是身体的保镖，抵御外来的病毒和细菌。但在红斑狼疮的患者体内，这个保镖似乎分不清敌我，错误地将自己人——也就是身体的正常组织——当作入侵者来攻击，导致身体多个器官功能出现损伤。

2. 系统性红斑狼疮发病与哪些因素有关？

系统性红斑狼疮的病因复杂，与遗传、性激素、环境（如病毒与细菌感染）等多种因素有关。

（1）遗传：系统性红斑狼疮发病与否是由多基因和其他因素共同决定的，严格来说，它并不是一种遗传性疾病。但是系统性红斑狼疮往往具有一定的遗传倾向和家族聚集性，相关资料表明，在同卵双胞胎中，其中一个患病后，另一个的患病率可高达24%~70%，明显高于普通人群，存在一定的遗传倾向。目前，已经发现了多个与系统性红斑狼疮易感性相关的基因，这些易感基因在环境、理化及感染等多因素作用下，共同促进了系统性红斑狼疮的发病。

（2）环境因素：除了遗传因素导致的系统性红斑狼疮的自身易感性外，多种环境因素的暴露也是触发免疫系统活化、诱发疾病的重要因素。紫外线是诱导系统性红斑狼疮发病的一个较为肯定的关键环境因素。因此，系统性红斑狼疮患者在日常生活中应避免直接日晒和紫外线照射。当然除了紫外线之外，还有很多环境因素与系统性红斑狼疮的发病相关，吸烟、PM2.5 等空气污染物，以及杀虫剂、芳香烃类的化学物质暴露也能损伤我们机体细胞，导致自身抗原的释放和引起细胞氧化应激的异常进而诱发系统性红斑狼疮，在日常生活中也应适当避免。

（3）雌激素：大约 90% 的系统性红斑狼疮患者是女性，特别是处于育龄期的女性，这提示雌激素在系统性红斑狼疮的发病和发展过程中扮演着重要角色。雌激素能够调节免疫反应，影响自身免疫反应的敏感性。在系统性红斑狼疮中，高水平的雌激素可能促使免疫系统过度活化，机体免疫紊乱进一步加重。因此，妊娠过程中雌激素的变化可能诱导系统性红斑狼疮的发生或加重。因此，需提醒广大患者，应用相关药品或保健品时，需关注有无雌激素及其含量。

（4）感染：多种病原体可以通过感染机体诱发系统性红斑狼疮。一些疱疹病毒，比如 EB 病毒，能够通过分子模拟的方式模仿人体正常的组成成分，使免疫系统错误地识别，导致自身抗体大量产生。病毒的组成成分也能激活免疫系统中特定的免疫细胞（浆细胞样树突状细胞、B 淋巴细胞等），促进系统性红斑狼疮中关键的干扰素释放以及 B 淋巴细胞的异常增殖并产生更多自身抗体，诱导系统性红斑狼疮进一步发展。

（5）药物：日常生活中一些药物也会导致身体出现类似系统性红斑狼疮的症状，如发热、皮疹、关节痛及系统性红斑狼疮相关的抗核抗体谱阳性，我们常称之为“药物性狼疮”。干扰素类药物及普鲁卡因胺、肼屈嗪、异烟肼、米诺环素等在使用过程中均有可能诱发药物性狼疮，在使用时应警惕。

因此，当有遗传易感性的个体在多因素作用下出现免疫紊乱，体内产生大量自身抗体（抗核抗体、抗双链 DNA 抗体、抗 Sm 抗体等）攻击我们自身的细胞和组织，并和这些成分一起形成免疫复合物，随着血流在体内循环并在关节、皮肤、肾脏等各个部位沉积，引发炎症和组织损伤。除此之外，系统性红斑狼疮的发病过程还涉及 T 细胞、B 细胞等多种免疫细胞的异常活化，加剧组织的炎症和损伤，导致相应临床表现。

网络让我疯狂：狼疮的各种常见临床表现

晚上九点半，病房里静悄悄的。妈妈在病床边窄小的行军床上已经睡着了。我躲在被窝里，内心仍有种游离的不真实感。犹豫片刻，我在手机搜索栏里输入“系统性红斑狼疮”这几个字。“不死的癌症——系统性红斑狼疮”“让 ××× 去世的系统性红斑狼疮是什么”“隐匿的杀手，系统性红斑狼疮究竟是一种什么病”“系统性红斑狼疮何以致命”“狼疮股骨头坏死”“狼疮流产”……一大串吓人的标题猝不及防地映入我的眼底，每一条都像一个惊雷在我脑中炸响，我感觉自己的心不断往下沉，沉入了无底的黑暗深渊，整个人都在哆嗦。

我想起张医生的话，理智告诉我系统性红斑狼疮并没有那么可怕，但是我无法控制自己点开一个个链接：有的患者肾衰竭、透析了；有的患者股骨头坏死、瘫痪了；有的患者咯血、气管插管了也没救回来；有的……我不敢再往下看，他们的今天，会不会成为我的明天？皮疹、关节肿痛已经让我心有余悸，但这可能只是个开始？有一天我是不是也会两条腿肿得皮都撑破、肚子鼓得像皮球一样？我是不是也会掉很多头发直至秃头？我是不是再也不能跳舞了？我是不是连活着也会成为奢望？我会不会特别倒霉、早早地就需要透析来维持生命，抑或出现多个器官衰竭、早早地离开人世？爸妈怎么办？想到这些，我喘不过气来，只感觉脊背发凉，宛如身处冰窖。

掀开被子的一角，我偷偷看着妈妈。病房门外透进来微弱的光照着她，我看见她在睡梦中紧皱的眉。虽然我不让她陪床，但她终究是不放心，执意过来陪我，她说“妈妈和你一起”，然后就怎么也赶不走了。我的妈妈，记忆中的她从不为俗事操心，对人对事也总是从容自若。但这短短几天她就像换了一个人，面容憔悴、心事重重。看我不开心，她也会笑着安慰我说：“没事，咱们不是来了最好的医院嘛，再说了，现在医学这么发达，咱们不怕。”但她不知道，她的笑和从前不一样了，有深深的忧虑藏在她的鱼尾纹里。我有世界上最好的爸爸妈妈，可我还没来得及报答他们，万一我真的……他们会不会没勇气继续活下去？想到这里，我竭力忍住哽咽的声音，眼泪却打湿了枕头。也不知道过了多久，我迷迷糊糊地睡着了。我做了个可怕的梦，梦里都是断垣残壁，世界末日一般的景象，让我感觉很累很累。醒来时，东方既白，又是新的一天。

科普问答时间

1. 系统性红斑狼疮真的是“不死的癌症”吗？

“不死的癌症”这种说法最初是民间用来指代确诊后无法根治但又不会使患者直接死亡，需要终身治疗的疾病，但这种解读其实并不科学。系统性红斑狼疮的临床表现在不同患者中有极大的差异。部分患者最初发病症状较轻，经过规范的药物治疗后并不会影响患者正常生活，甚至可以停用激素；但也有部分患者最初发病时症状较重，可能导致器官功能严重受损，危及生命，此时往往需要应用大剂量激素和较强的免疫抑制剂。一般来说，大部分患者经过治疗能控制病情、延缓疾病进展。

2. 系统性红斑狼疮可能出现哪些临床表现？

系统性红斑狼疮的临床表现多样，涉及多个器官和系统，但并不意味着每位患者都会出现所有器官系统受累的表现。不同患者的临床表现各不相同，病程和疾病严重性也不一样。除了皮肤、黏膜改变外，系统性红斑狼疮还可能出现以下情况。

（1）全身症状：系统性红斑狼疮患者起病时常常伴随着全身症状，如发热、疲倦、乏力、食欲减退和体重下降。全身症状通常也是系统性红斑狼疮患者再次出现疾病活动的警示。

（2）肌肉关节受累：系统性红斑狼疮患者常有关节肿痛，多见于双手小关节、腕关节和膝关节，但较少发生关节红肿。全身肌肉疼痛和压痛也不少见，部分患者伴随上臂、大腿肌无力和肌酸激酶升高。

（3）肾脏受累：近半数的系统性红斑狼疮患者病程中会出现肾脏受累，称为“狼疮肾炎”，主要表现为尿中大量泡沫、下肢和眼睑浮肿，伴或不伴高血压。严重者可出现肉眼血尿、尿量减少或无尿，乃至急性肾衰竭。如果狼疮肾炎长期控制不佳，病情可逐渐进展为慢性肾功能衰竭，晚期发生尿毒症。部分患者有输尿管平滑肌受累，可发生输尿管扩张和肾盂积水。

（4）神经系统受累：系统性红斑狼疮患者出现中枢或外周神经系统受累，称为神经精神狼疮。最常见的弥漫性中枢神经系统狼疮表现为认知功能障碍、头痛和癫痫。部分患者出现情绪障碍和精神症状，包括抑郁呆滞、兴奋狂躁、幻觉、猜疑、强迫观念等。系统性红斑狼疮患者中枢神经系统受累是重症表现，具有较高的致残率和致死率，需要尽早识别并给予合适的治疗。系统性红斑狼疮患者的外周神经系统受累可表现为手套袜套样感觉减退、麻木，也可表现为对称性下肢肌无力、麻痹甚至瘫痪，部分患者肌无力可在短时间内从下肢上升至躯干、上肢。

（5）呼吸系统受累：最常见症状为胸膜炎导致的胸腔积液，积液较少时表现为胸痛、胸闷，尤其是在深呼吸或咳嗽时，积液较多时可出现呼吸困难。肺动脉高压也不少见，表现为进行性加重的活动后气短、干咳和胸痛等，肺动脉高压症状隐匿，但严重影响患者的预后和生活质量。重度肺动脉高压猝死风险高，预后极差，因此一旦有相关表现，一定要做心脏超声进行排查，如果确诊，应及时治疗并规律复诊。较少见的肺部表现还有急性狼疮性肺炎、肺间质病变、弥漫性肺泡出血、肺萎陷综合征等。

（6）心血管系统受累：最常见的表现为心包炎，可以无症状或表现为胸骨后或心前区疼痛、胸闷、气急及心慌等，伴或不伴心包积液。相对少见的表现有心肌炎、心脏瓣膜病变和冠状动脉受累，可导致心律失常、心力衰竭、外周血管栓塞、心绞痛和急性心肌梗死，引起死亡。此外，系统性红斑狼疮患者动脉粥样硬化和冠心病的发生率显著增高，需加强筛查。

（7）消化系统受累：部分系统性红斑狼疮患者以食欲减退、腹痛、呕吐、腹泻起病，可能出现胃肠血管炎、失蛋白肠病、假性肠梗阻、胰腺炎等，严重者可并发危及生命的腹部急症。肝脏受累在患者中很常见，但大部分为无临床表现的转氨酶指标升高，仅少数出现严重肝损伤。

（8）血液系统受累：系统性红斑狼疮患者常出现白细胞减少、贫血、血小板减少或淋巴结肿大等表现。白细胞减少通常不易察觉，但可导致抵抗力下降，易发生感染。贫血者常出现乏力、心悸、头晕、注意力难以集中等表现，伴随口唇黏膜、皮肤苍白。血小板减少的患者可表现为皮肤瘀点、瘀斑或紫癜、鼻出血、口腔黏膜血疱或月经过多、伤口不易止血等。血小板严重减少时可发生内脏出血，如脑出血、血尿、呕血、便血及黑便等，可危及生命，需要及时干预。

（9）其他表现：部分系统性红斑狼疮患者可继发干燥综合征，可出现眼干涩、异物感、灼热感、泪少及视物模糊等眼干症状，也可出现口干症状。还有部分患者可继发抗磷脂综合征，可出现动静脉血栓、反复自发流产。少数患者可出现威胁视力的眼底病变，如视神经受累和视网膜血管炎，若未得到及时有效的治疗，可在数天至数周内致盲，因而一旦发现视物模糊，需及早干预。

系统性红斑狼疮患者的临床表现复杂多样，不仅需要医生仔细甄别，也需要患者细心留意。尤其是已确诊的患者，如果再次出现原来发病时的表现，或者出现了新的表现，往往预示疾病再次活动，需要及时复诊。

3. 没有长皮疹，也会是系统性红斑狼疮吗?

很多人认为系统性红斑狼疮一定会长红斑、长皮疹，但实际上，系统性红斑狼疮并不是一种简单的皮肤病。尽管大多数患者会在病程中出现各种各样的皮疹，但并非所有患者都会出现皮肤表现。系统性红斑狼疮患者的临床表现复杂多样，除了皮肤黏膜，还可能涉及多个器官系统，同时血液存在大量自身抗体。狼疮的诊断需要结合临床表现和血清学指标综合判断。

4. 哪些临床表现属于轻度，哪些临床表现属于重度?

通常会根据患者整体疾病的活动情况，将狼疮分为轻度、中度和重度。轻度狼疮通常指临床表现程度较轻、无重要器官受累的患者，如轻度关节炎、小范围的皮疹、轻度白细胞 / 血红蛋白 / 血小板减低。中度狼疮的临床表现更多、程度更重，可以有器官受累，但并不威胁器官功能或生命，如中重度关节炎、范围较大的皮疹、浆膜腔积液及皮肤血管炎等。重度狼疮通常指具有危及器官功能或生命的临床表现的患者，如急性肾功能不全、累及神经系统（神经精神狼疮）、狼疮性肺炎、肠系膜血管炎、严重血小板减少及急性溶血等。在医学上，医生会通常应用一系列评分标准来综合评估患者的疾病严重情况。

5. 发病时是轻型狼疮，以后也是轻型狼疮吗?

不少系统性红斑狼疮患者在最初发病时仅有低热、皮疹、关节痛，没有重要器官的受累，用小剂量的激素和温和的免疫抑制剂就能很好地控制病情，这些患者无疑是相对幸运的。但这并不意味着可以对病情掉以轻心，尤其不能根据自身感觉随意停药。贸然停药可能会导致疾病的复发，而每复发一次，原有的器官损伤就会加重一次，同时还有可能出现新的器官受累。轻型狼疮在多次的复发中，有可能会发展为重症狼疮。病情复发反而会导致使用激素剂量更大，长期药物累积的不良反应也会增加。因此，控制疾病长期处于稳定状态尤为重要。

一波未平一波又起：狼疮肾炎

新的一天开始了，该做的检查还得继续做。张医生让我把24小时的尿都收集起来，然后送去做化验。我也是在这时候才发现，尿里泡沫很多，但之前完全没有关注。还有我一直以为脚踝肿痛是关节的问题，这才注意到小腿也有点肿，医生查体的时候一按就有个小坑，要过会儿才能回弹；脸其实也有点肿，之前以为就是脸上的红斑、晒伤或者过敏的关系；肚子也有点胀，我以为是吃了不干净的东西或消化不好。这些线索串联在一起，我脑海里又浮现起网络上的可怕图片，不敢再往下想……

张医生证实了我的猜测——我得了狼疮肾炎！他建议我做肾穿刺活检，可以明确肾炎的类型及活动度等情况。听到肾活检，妈妈紧张地说："这孩子从小都没怎么打过吊针，肾脏穿刺得遭多大罪啊，能不做吗？"张医生解释说，根据我的情况，他们评估了一下，最好还是能做肾穿刺，这样有助于后续制订比较精准的个体化治疗方案。当然了，肾穿刺是有创操作，虽然总体比较安全，但不能说没有任何风险。爸爸妈妈还在犹豫，我却心意已决："医生，做吧，只要对治疗有好处，我一定配合。"

既然避不开，就坦然面对吧！即使为了我亲爱的爸妈，我也得勇敢接受命运的挑战！我已经没有太多选择余地了。"肾活检结果能让医生制订更精准的治疗方案"这句话打动了我，我不怕痛，也不怕风险，我必须努力配合，积极治疗，才有机会重返我心爱的舞台，才能不让父母为我夜不能寐。很快，医生给我安排了肾脏穿刺，整个过程其实还算顺利，除了穿刺前我因为太紧张了，居然测出血压有点儿高，吃了一颗降压药才恢复正常；穿刺时其实没什么特别的感觉，也没有想象中的剧痛，很快就结束了。就在我觉得肾穿刺不过如此的时候，万万没想到，最难受的其实是穿刺后躺着不能动的那个阶段。太难熬了，腰酸背疼。我绷着身体、也绷着神经，直挺挺、一动不敢动地躺着，生怕肾穿刺后创口出血。迷迷糊糊中，我又想了很多事情，一会儿为自己自豪，觉得自己好勇敢，以后也一定可以克服一切困难，好起来！一会儿又陷入深深的无助和悲凉，我才 20 岁，就已经狼疮肾炎了，万一治不好，我以后该怎么办？我还有以后吗？

肾穿刺报告出来了，张医生安慰我说还行，是Ⅳ + Ⅴ型狼疮肾炎，至少不是最差的Ⅵ型，但活动性比较强，需要尽快积极治疗。后续治疗的方案很快确定了，张医生决定马上开始激素和下一步治疗。其实入院第二天，医生就准备开始用激素治疗了，但我当时因为顾虑重重，和医生商量能不能等全部评估完再给我用药，这样用药会更准确一些。张医生考虑了一下，同意了我的要求。现在，诊断明确了，肾穿刺和其他检查结果也都出来了，我没有理由再拖延治疗了。

科普问答时间

1. 狼疮肾炎患者有哪些症状？

肾脏是系统性红斑狼疮最常累及的器官，约 50% 的患者有肾损害的临床表现，而肾组织病理检查发现肾脏病变者可达 90%。狼疮肾炎临床表现多样，轻者可表现为无症状性蛋白尿和 / 或血尿，重者可出现肾病综合征或新月体性肾小球肾炎，病变持续和复发还可导致慢性肾功能不全甚至肾衰竭。患者可出现尿量异常（少尿或夜尿增多）、血尿、泡沫尿、水肿及高血压等表现。尿检中蛋白尿最常见，多数有镜下血尿。

2. 狼疮肾炎患者要做哪些检查？

尿液检查对狼疮肾炎的筛查和评估非常重要。狼疮肾炎患者尿液检查可见血尿、蛋白尿、白细胞尿（脓尿）或管型尿等。另外，可进一步完善尿微量白蛋白、24 小时尿蛋白、血清肌酐等检测。诊断狼疮肾炎的金标准是肾活检，即取少量肾脏组织样本在荧光和电子显微镜下观察肾脏疾病的具体表现。肾脏病理类型和活动度是狼疮肾炎治疗方案选择的基础，对狼疮肾炎诊断、活动性评估、治疗选择及预后判断有重要意义。

3. 狼疮肾炎患者是否一定会发展为尿毒症、需要透析？

不一定。近年来，随着狼疮肾炎治疗方案改进和个体化，狼疮肾炎治疗缓解率显著提高。我国狼疮肾炎 10 年肾脏存活率为 81% ~ 98%，但狼疮肾炎复发率仍较高（33% ~ 40%）。10% ~ 30% 的狼疮肾炎患者会进展为终末期肾病，可能需要透析治疗，具体取决于疾病的严重程度、社会经济因素、治疗依从性以及初始治疗的疗效等。因此，狼疮肾炎患者需要规律用药、密切监测。

从自信到自卑只需要几片小药丸：糖皮质激素的副作用

“激素”这类药物，虽然在“江湖”上名声不好，但疗效又真的很神奇。张医生说我病情重，进展快，需要大剂量激素冲击。果然，激素冲击才两天，我脸上的红斑就淡了不少，关节肿痛也立竿见影地消失了！但我却依旧高兴不起来，心里有着重重顾虑。用药之前，医生详细给我解释过，“激素”是糖皮质激素的俗称，激素是双刃剑，虽然有治疗效果，但大剂量使用时会出现食欲亢进、脂肪重新分布（发胖）、水钠潴留（肿胀）、血压升高、血糖升高、消化道出血、失眠……长远来看，可能会出现骨质疏松、感染风险增加……听得我不寒而栗。医生宽慰我说，不是所有副作用都会出现，而且用上激素的同时会使用一些辅助药物以预防这些副作用。哪怕我一万个不愿意，但是我也知道，权衡利弊，激素目前依旧是治疗活动期红斑狼疮起效最快最有效的药物。我签字的时候表现得爽快，但签完字，我还是从网上搜了激素的副作用，前前后后读了十几遍。每次看着看着就会走神，“满月脸”“水牛背”“毳毛”这些字眼实在太有冲击力了，我不敢想象自己的脸肿起来、背厚起来、肚子鼓起来的样子。形象管理、身材管理是舞者最基本的必修课，从学舞蹈开始，我就开始严格控制饮食，把体重控制在45千克左右。每一次看着别人大快朵颐的时候，我饿着、忍着、练着；但现在，我之前所有的努力都可能毁于一旦……

用上激素之后，我的胃口果然变得很好，时时刻刻觉得饿，不是饭点也很想吃东西。以前我对食品精挑细选，很多东西都不爱吃。现在，我看什么食物都觉得很好吃，就算一碗白米饭都让我觉得又香又甜，回味无穷。不是我没有自制力，是我被激素"挟持"了，完全身不由己。我已经用强大的毅力尽量控制了，但完全无法抵挡食物的诱惑。夜里做梦，我经常梦到吃炸鸡，甚至梦到自己去偷学校食堂厨房里的东西吃……才一周，我的脸圆了，腰也肉眼可见地变粗了。照这样的趋势下去，我想用不了多久，自己就会变成又虚又胖的"发面馒头"。之前我还会关心脸上的皮疹好没好，但现在根本不敢照镜子，更不敢称体重。看到朋友圈里同学们发布的比赛照片，她们身姿婀娜、青春靓丽。原本我也应该在那里，与她们一起笑容灿烂地举起奖杯。但现在，那里的一切暂时都与我无关了。我与她们，因为这些"激素"小药片，似乎已经相隔了千山万水。从未体会过的自卑感呼啸而来，狠狠击中了我。我还能瘦回去吗？还能回到我心爱的舞台吗？我不知道前路会怎样……

科普问答时间

1. 治疗SLE一定要用糖皮质激素吗？

糖皮质激素具有强效抗炎和免疫抑制的作用，在治疗SLE中扮演着至关重要的角色，是SLE诱导缓解治疗最常用且国内外指南一致推荐的控制SLE病情的基础药物。糖皮质激素的剂量因人而异，重症患者可能需要进行大剂量激素冲击治疗，轻症患者可仅用小剂量糖皮质激素。减量方法及疗程也应根据病情决定，切忌自行减量或停药，以避免病情复发。

2. 服用糖皮质激素需要注意什么?

我们的身体也会分泌少量糖皮质激素，自身糖皮质激素的分泌具有特定的节律，在每日早上七八点达到高峰。为了让药物更好地发挥作用且尽可能减少药物对下丘脑 - 垂体 - 肾上腺轴的抑制作用，口服糖皮质激素建议于每日早上七八点服用。使用剂量大的时候，或因为控制病情需要，可能会分成早晚两次服用。由于糖皮质激素对胃肠道有刺激作用，一般建议饭后服用。

3. 糖皮质激素有哪些不良反应?

患者在使用糖皮质激素过程中，需要密切关注不良反应。糖皮质激素会引起人体水、盐、糖、蛋白质和脂肪的代谢紊乱，出现向心性肥胖、满月脸、水牛背等。年轻人在大剂量应用激素时还容易出现痤疮，老年人则容易出现双下肢水肿，并可能出现或加重高血压、糖尿病、高脂血症等疾病病情。长期服用还会出现感染风险增加、胃肠道反应和骨质疏松甚至股骨头坏死。但这些不良反应并非一定会出现，需要密切监测。

4. 如何预防糖皮质激素的副作用呢?

（1）骨质疏松：糖皮质激素在治疗过程中会加速骨骼中骨质的流失，导致骨质疏松，严重时可出现病理性骨折。为了降低这一风险，通常建议患者在应用糖皮质激素治疗的同时常规补钙，而对于已经出现骨质疏松的患者则建议同时补充钙剂、活性维生素 D 和双膦酸盐等抗骨质疏松药物。由于患者夜间血钙浓度比较低，钙吸收性会增强，因此在睡前 2 小时左右服用钙剂有利于钙的吸收，还可以避免食物的影响。除了药物的补充，日常生活方式的调整也非常重要，包括改善饮食习惯，增加富含钙质的食品摄入，如海产类、豆制品类、乳品类、蔬菜类、坚果类，以及其他添加钙食品。同时应避免过量饮用碳酸饮料和咖啡。建议适当运动，但避免负重。狼疮患者易并发早期骨梗死，激素可能加速梗死发生，必要时建议用药前进行糖皮质激素个体化用药基因检测。

（2）胃肠道反应：应用糖皮质激素可增加胃酸分泌，过多胃酸对胃肠道黏膜具有损伤作用，部分患者可能出现胃部不适、恶心、腹痛及黑便等症状。通常，我们会根据激素用量来选择适当的抑制胃酸生成的药物和胃黏膜保护剂来缓解激素副作用。口服激素剂量较大时，可建议患者将药物分两次在早晨和晚饭后服用。

（3）血糖、血压和血脂：长期应用糖皮质激素会影响人体的糖和脂肪代谢，易并发血糖、血压升高，需门诊定期随访。若出现血糖和尿糖升高应给予对症处理，可按糖尿病予以降糖药物和 / 或胰岛素治疗，避免发生低血糖或酮症酸中毒。定时监测血压，若出现头晕、头痛等症状时，应马上卧床休息，及时就医，必要时规律服用降压药物。

（4）形象受损：长期应用激素类药物可导致脂肪重新分布，出现向心性肥胖，如满月脸、水牛背、体重增加及痤疮等。这些外观上的改变可能会影响红斑狼疮患者的自我形象，进而导致一些患者因为不满意自己的外观而选择拒绝或中断治疗。突然停药或自行减药，可能导致疾病复发加重。然而，随着病情改善和激素剂量逐渐减少，结合健康饮食和适当运动，这些由激素引起的身体变化都可以得到缓解。因此，患者应在医生的指导下，耐心地进行治疗，同时采取适当措施来管理这些副作用。

（5）失眠：起病初期，患者本身对自身疾病的担心、焦虑容易导致精神过度紧张、失眠。此外，初次使用中到大量的糖皮质激素可能会导致患者中枢神经系统兴奋、入睡困难，极少数情况下甚至会导致患者行为改变、幻觉或妄想等副作用。营造一个良好的睡眠环境，避免声、光等刺激，适当使用助眠药物可以帮助患者度过这一时期。

我成了名副其实的药罐子：治疗狼疮的常用药物

除了静脉输液里的激素，我每天还要吃近二十颗药，包括羟氯喹、吗替麦考酚酯、他克莫司、钙片、维生素 D、泮托拉唑、阿司匹林及缬沙坦等，一堆药名令我眼花缭乱。一天三四次地吃药，每次花花绿绿一吃一大把，我感觉自己成了名副其实的“药罐子”。医生又叮嘱我，因为现在尿蛋白很多，尿量很少，所以就算吃药，水也不能喝太多，要控制饮水量，怕到时候水进去出不来，腿会更肿。想起以前自由喝水的时光，恍若隔世，真的是失去才知道珍惜！每次半吞半咽吃完这么多药，我的胃都得难受好一阵子。妈妈心疼得直掉泪，偷偷跑去问医生药能不能少吃点。医生仔细检查了一遍医嘱，说这些药现阶段都很必要，没有一粒是多余的；后续快出院前还得把静脉输液里的激素药换成口服，那时候口服药可能还会更多。总而言之，药一粒都不能少。妈妈抹完眼泪，强颜欢笑地回来了。我其实一直在办公室门口听着，失望的同时又心疼妈妈。

查房的时候，张医生特意跟我解释了一遍这些药物的用处。有些药是配合激素用的，为了预防或减少激素副作用，比如钙片、维生素 D、护胃药，得吃；有些药是为了帮助激素减量的，起到控制并稳定病情的作用，比如羟氯喹、吗替麦考酚酯、他克莫司，得吃；还有的药降尿蛋白，缬沙坦，也得吃。我都能理解，我住在风湿免疫科病房，这些医生都是名校毕业的学霸，非常专业，我绝对信任他们。他们为我制定的治疗方案一定是最优选，所有的药物，只要病情需要就得用。但我顾虑的是："我需要一直用这么多药，一辈子把药当饭吃吗？我还会有停药的那一天吗？"看我情绪低落，张医生赶紧补充："不不不，当然不用一直这样吃！因为目前是诱导缓解阶段，激素量也大、药物相对比较多，等后续病情稳定、维持治疗阶段，激素会慢慢减量；如果病情平稳，两三年过后，很多药物都能减下来的，到时候两三颗小药片你就当保健品吃，不要有负担。"两三年？两三颗？我心里暗暗叫苦，我本来以为吃上几个礼拜、最多几个月就能好，并没有想过两三年之后也依旧需要吃药。张医生也觉察到我的心思，安慰我说："咱们一步步来吧，跟疾病斗争的过程是很漫长的，坚持就是胜利！而且现在医学进步太快了，说不定到时候有更好的治疗方案呢！"张医生的话又给了我一丝希望，是啊，我们处在一个科技高度发达的新时代，那么多科学家夜以继日地在研发新药，我一定能等来更好的新药，停掉这可恶的激素！

科普问答时间

1. 为什么要服用免疫抑制剂？

其实糖皮质激素和免疫抑制剂都是用来抑制系统性红斑狼疮患者体内过度活跃的免疫系统，减少免疫系统错误攻击身体自身组织，从而减轻炎症、防止器官损伤。不同的是，激素起效快、作用强、长期使用副作用多，而免疫抑制剂疗效确切但起效相对较慢、长期使用副作用比激素相对要小。在疾病的急性期，通常同时联用激素和免疫抑制剂，但此时主要靠激素发挥作用控制病情；在疾病控制相对稳定时，免疫抑制剂开始起效，此时靠免疫抑制剂发挥作用控制病情，激素得以“功成身退”，慢慢减量。如果不同时联用免疫抑制剂，那么激素减量的过程中，疾病有可能再“卷土重来”，故免疫抑制剂有时候也被称为“激素助减剂”，能让激素减量的过程更顺利，预防复发。

2. 硫酸羟氯喹是免疫抑制剂吗？

硫酸羟氯喹是一种比较特殊的免疫抑制剂，其免疫抑制作用较弱，主要起免疫调节作用，可以一定程度上抑制异常的免疫应答但不会干扰机体正常的免疫防御功能，这是激素和其他治疗系统性红斑狼疮常用的免疫抑制剂所不具备的优势。对无用药禁忌的系统性红斑狼疮患者，推荐长期使用硫酸羟氯喹作为基础治疗，以降低疾病活动度和发生器官损伤和血栓的风险，提高生存率。需要注意的是硫酸羟氯喹尽管比较安全，也有可能（概率较低）诱发眼底视网膜病变和导致缓慢型心律失常，因此用药前需进行眼科检查和心电图检查，用药后需要每年进行一次眼科检查和心电图复查，必要时还可能根据症状或需要增加复查频率。

3. 为什么同样是系统性红斑狼疮患者，用的免疫抑制剂却各不相同？

病友之间有时会互相沟通病情和用药，常常有患者产生疑惑，为什么别人用的免疫抑制剂和自己的不一样？其实，医生在选择免疫抑制剂时，需要综合考虑每位患者的病情、临床表现、各种药物常见的不良反应。例如有些患者起病急、病情重，通常需要强效的免疫抑制剂如环磷酰胺。有些患者关节疼痛症状明显，没有其他器官受累的表现，通常会选择对关节症状更有效的甲氨蝶呤、来氟米特等药物。有些患者血细胞明显减少，需要使用对骨髓造血影响小的药物，如他克莫司、环孢素。有些患者肝肾功能有明显损伤，那选择药物时就要避开可能会加重肝肾功能损伤的药物，选择对肝肾功能损害较小的药物如吗替麦考酚酯。所以，医生在选用免疫抑制剂时，绝不是心血来潮，而是经过了慎重的权衡利弊。

4. 免疫抑制剂说明书上的不良反应这么多，能不能不吃？

免疫抑制剂在辅助控制病情、预防复发方面的作用不可替代。诚然，免疫抑制剂的不良反应常让人望而生畏，但也请务必记住，说明书上罗列的不良反应，并非一定会发生在某位患者身上。不良反应的发生有一定的概率，和每个人的身体情况、年龄、遗传、生活习惯等多种因素有关。部分不良反应是轻微和暂时的，不影响治疗，只要加强监测即可。如果出现严重副作用，应立即停药并与医生沟通，进行及时有效的处理，通常都可以控制不良反应。因此，需要严格遵循医生的指导使用药物，并积极监测任何可能的不良反应。

5. 系统性红斑狼疮患者能完全停药吗？

目前，系统性红斑狼疮患者需要长期药物治疗，使病情处于稳定状态。绝大部分患者不能完全停药，在疾病控制、长期稳定的情况下，每日可以使用 1 片或以下的糖皮质激素和硫酸羟氯喹来控制病情。只有极少部分病情很轻的狼疮患者，在病情控制稳定数年后，可以尝试减停激素，单用硫酸羟氯喹治疗，并尝试逐渐减少羟氯喹剂量。但这些患者需要非常密切地监测病情活动情况，如果发现有复发的迹象，需要早处理、早治疗。

总之，和其他的慢性病一样，系统性红斑狼疮的药物治疗是一个长期的过程，药物的增加、减量和转换都需要经过医学上的慎重考虑，不能凭感觉自己更改。经过规范的治疗，在病情控制稳定后，药物会进入逐渐减量的阶段，用药负担也会减轻。近年来，随着医学的迅猛发展，许多新药的出现或许能够使狼疮的治疗进入无激素时代，让我们拭目以待！

世界为我颠倒：狼疮脑病

经过风湿免疫科医生们的精心治疗，我的病情总算稳定下来了。就在我渐渐觉得红斑狼疮也没那么可怕的时候，却经历了一场惊心动魄的“风波”。

住在隔壁病床的阿姨出院了，当天下午又来了一位 30 多岁的姐姐，她叫小燕，刚刚被诊断为红斑狼疮。我还没来得及因为可以有人一起聊天交流、彼此安慰而感到高兴，就发现小燕有点怪怪的，她会自言自语，会莫名其妙地对陪着她的丈夫各种指责。后来，小燕的丈夫告诉我们，她是个很聪明的姑娘，性格温柔，通情达理。他们有一个女儿，一家人和和美美。谁料平静的生活突起波澜，一个月前他发现小燕有点不对劲儿了，性格变得很怪，一开始也没在意。不久之后小燕开始自言自语，还莫名其妙地打女儿、骂老公，搞得家里鸡飞狗跳。小燕丈夫这才意识到问题的严重性，赶紧带她来医院。辗转就诊了许多科室，最后在风湿免疫科确诊了红斑狼疮。医生让她马上住院，还说她变成这样是红斑狼疮导致的。我心里觉得很奇怪，小燕脸上一点红斑都没有，为什么她会是红斑狼疮呢？

没想到就在当天晚上，我经历了惊魂一刻！晚上11点的病房静悄悄的，我正迷迷糊糊要睡着。一声尖叫吓我一跳，一下从床上坐了起来。打开灯，只看见小燕披头散发、表情狰狞，正在拼命扇自己耳光，脸上都有了红印子。小燕丈夫试图抓住她的手，也不知道她哪来的力气，居然没抓住。突然，小燕抓起床边的热水瓶砸向他，热水瓶碎片和热水四溅，幸亏她丈夫躲得快没伤到。这时两个护士冲进病房，值班医生也跑了进来。大家七手八脚把小燕按在床上，给她打了一针后，她才慢慢安静下来，半个小时后终于沉沉睡去。我吓得心惊肉跳，一晚上再也没睡着。我听小燕丈夫和护士说，昨天晚上在家里小燕也砸了好多东西，还拿把刀追着他。这个大男人一边说一边抹眼泪，看向小燕的眼里却满是心疼。我不知道怎么安慰他，心里也惴惴不安，担心自己是不是有一天也会变成小燕这样。小燕好歹还有个守护神，而我……

第二天查房，张医生把我叫到了办公室，跟我说：“昨天晚上吓着了吧？小燕经治疗后会慢慢好转的，别害怕。”同病相怜，我想起昨天小燕丈夫那无助痛苦的眼神，同情心油然而生，摇摇头说：“没关系，我不怕。但是张医生，我怕的是我以后是不是也会那样？”张医生拍了拍我的肩膀说：“你真是一个勇敢的好姑娘！不用担心，系统性红斑狼疮的病情复杂多样，有好多种类型，每个人都不一样：有些人只表现为皮肤红斑、关节痛，这种类型就比较轻；有的表现为狼疮肾炎；有些人像小燕一样表现为狼疮脑病，包括精神异常、性格改变甚至脑出血、脑梗死、癫痫发作，这种类型比较重；也有些人表现为溶血性贫血或者血小板减少，还有些人表现为肺出血，这几种就可能很凶险；当然也有人可以同时有好多种表现。你现在病情好转，以后只要规范治疗，应该不会出现狼疮脑病；即使真的出现了，像小燕这样，经过积极治疗，也会好起来的。”我怀着忐忑的心情回到病房，期盼小燕能够早日好转，也祈祷自己病情维持稳定。

过了几天，小燕果然慢慢好起来了，医生也解开了绑住她手脚的束缚带。小燕老公衣不解带地陪着小燕，嘘寒问暖、无微不至，脸上也渐渐有了笑容。我也尝试着开始和小燕聊天，发现她完全不记得那天晚上的事情了，对自己的疯狂行为表示十分震惊。小燕回忆说：“那段时间我感觉自己脑子里乱哄哄的，每时每刻周围都有很多人说话，有人不停地骂我，还有人说要杀了我。我好害怕，一会儿觉得自己是个坏人，一会儿觉得周围很多人想害我，甚至我老公也想杀了我。世界在我眼里是颠三倒四、乱七八糟的。我没法睡觉，没法思考，就像行走在地狱里一样……”小燕丈夫拍着她的手，泪流满面地安慰着：“都过去了，都过去了！你一定会恢复健康的，我们一家都会好好的！等你好了我们带着女儿去你一直想去的九寨沟玩！”

后来我们先后出院了，我一直和小燕保持着联系，互相鼓励互相安慰。小燕说她吃了激素胖了，我安慰她等激素减量了会瘦回去的；我说我现在跳舞十分钟就会很累，小燕就给我打气说我一定能恢复到以前的体力，也一定能成为优秀的舞蹈家。再后来他们一家真的去了九寨沟，看到小燕发过来一家三口快快乐乐在一起的照片，我由衷为她感到高兴。

科普问答时间

1. 什么是狼疮脑病?

系统性红斑狼疮患者出现中枢神经系统受累称为狼疮脑病，是重症表现，常常与较高的致残率和致死率有关，会严重影响患者的生存质量。所以，一旦患者出现神经精神症状，一定要尽快就诊，积极治疗。

目前，关于神经精神狼疮还没有统一的诊断标准，也没有特异性的辅助确诊指标，主要是通过临床症状、体征、脑脊液化验、影像学检查以及电生理和神经心理方面的综合评估，进行排除性诊断，最主要的是需要通过这些辅助检查，排除感染、药物副作用以及肿瘤、代谢性疾病。

2. 系统性红斑狼疮患者的神经精神症状有哪些?

已经确定可能见于系统性红斑狼疮患者的神经精神症状大致分为 19 种，其中 12 种症状与中枢神经系统有关，7 种症状与外周神经系统有关。中枢神经系统受累表现主要包括无菌性脑膜炎、狼疮性头痛、癫痫、脱髓鞘综合征、脑血管病、脊髓病变、运动障碍（舞蹈病）、急性精神错乱、认知功能障碍、情感障碍及精神异常等。外周神经系统受累表现包括急性炎症性脱髓鞘性多发性神经病、自主神经病变、重症肌无力、单神经病变、脑神经病变、神经丛病和多神经病变。

3. 狼疮脑病的治疗方法有哪些?

一旦考虑神经精神症状是由狼疮所致，首先建议做腰椎穿刺明确病情。下一步需要根据腰椎穿刺脑脊液检查结果和神经精神狼疮发生的可能病理生理机制做出治疗选择。狼疮脑病的发病机制非常复杂，目前认为有两种主要原因导致其发生。一个是与自身免疫介导的神经炎症有关，对于这部分患者需要使用大剂量激素，甚至是激素冲击治疗，同时联合免疫抑制例如环磷酰胺，对难治性病例可以考虑使用利妥昔单抗。另一个是与局部血管病变导致的缺血有关，血管缺血性损伤导致神经精神表现的产生，这部分患者可能同时存在中高滴度的抗磷脂抗体，需要根据病情使用抗凝和/或抗血小板治疗。对于严重的神经精神症状还需要给予抗癫痫以及精神类表现的对症治疗来控制症状。

民以食为天：狼疮患者的饮食注意事项

经历了漫长曲折的治疗，终于盼到了出院的一天！我又高兴又忐忑。住院时每天有医生来看我，这让我很安心，但是医生说我现在免疫力低，住院时间过长容易出现感染，现在病情稳定就应尽快出院。住院时每天都期待出院的我，当这一刻真的到来时，又生出许多不安。医院里，我每天只需要做检查、吃药，听医生的话就能过好一天；而出院，意味着我要面对许多问题，例如我的生活、我的学业、我的未来……而我现在根本还没想好应该怎么办。回家路上我就在想，进了小区，要怎样才可能尽可能不遇到熟人，要是能直接进入自己的房间该多好。结果，怕什么来什么，刚到小区门口就遇见了邻居叔叔，他看着我的眼睛瞪得溜圆，惊讶地问："姑娘，你怎么胖了那么多？""可能最近吃太多了吧，哈哈！"我强装镇定，勉强挤出一个笑容，然后迅速逃进电梯。到家后，我站在镜子前，看着那个既熟悉又陌生的自己。大剂量激素治疗已经悄然改变了我的样貌和身材。臃肿的身体承载不了轻盈的舞步，我再也无法像以前那样自由地在舞台上旋转。我的舞蹈梦，被迫按下了暂停键。但现在我也顾不上那么多，当务之急，是放下怨天尤人的情绪，好好调理身体。

我靠在厨房门上，看着妈妈忙碌的背影。妈妈一边看出院小结一边准备食材，生怕遗漏了什么关键信息。出院前，我们专门找张医生问了饮食需要注意什么。张医生说的话我都背下来了："均衡营养，适量摄入优质蛋白，比如牛奶、鸡蛋。避免吃太咸、太油腻、太甜的东西，要控制总热量的摄入，还需要注意避免光敏性食物，比如香菇、芹菜、无花果等。"张医生还很仔细地把具体的注意事项都写在出院小结里，于是这张出院小结就被我妈奉为宝典，并把"饮食注意事项"单独塑封了起来贴在厨房墙上，以方便随时查看。以前我妈为了让我多吃点东西就已经费尽心思，每次都准备不同的菜，荤素搭配，还讲究色香味俱全。这下，她做个饭更麻烦了。

蒸锅里腾起热气，屋子里弥漫着令人馋涎欲滴的香气。但我想起镜子里自己圆圆的脸，强忍着大快朵颐的欲望，小口吃着妈妈准备的美食。妈妈似乎看穿了我的心思，一边帮我夹菜一边说："你呀，别担心。医生说了，只要病情控制以后激素慢慢减下来，再搭配合理饮食，你一定能恢复到以前的样子。再说，你以前真的太瘦了，胖点也好，反正你怎么都好看。你现在什么都别想，好好吃饭就行。"是啊，我以前为了控制体重，经常快速扒拉几口了事，还经常不吃晚餐，总是把妈妈的唠叨当成耳边风，还嫌她不理解我。现在才知道，妈妈的爱都藏在饭菜里面。我一口一口地吃着饭菜，细嚼慢咽，第一次体会到妈妈的手艺原来这么棒。岁月静好，人间至味是清欢。

科普问答时间

1. 系统性红斑狼疮患者饮食原则有哪些?

均衡的饮食和适当的营养有助于改善系统性红斑狼疮患者炎症状态，提升骨骼和肌肉的健康状况，有利于病情恢复。系统性红斑狼疮患者的总体饮食原则应遵循低糖、低脂、低盐（低钠）、适量优质蛋白的原则。

2. 系统性红斑狼疮患者具体该怎样吃?

（1）控制碳水化合物摄入比例：碳水化合物是提供能量的营养素之一，过量摄入会导致肥胖。应避免过量碳水化合物的摄入，所占能量供应比例不超过 55% 为宜。

Tips：建议主食粗细粮搭配，避免谷物过度精加工，减少精制糖、甜食、甜饮料等的摄入。

（2）避免高脂肪摄入：限制饱和脂肪的摄入量，增加单不饱和脂肪的摄入量和多不饱和脂肪的摄入量，增加 n-3 脂肪酸摄入量，避免反式脂肪。

Tips：食用油建议选择富含单不饱和脂肪酸的油类如橄榄油、菜籽油、葵花籽油、亚麻籽油等，尽量减少使用猪油、棕榈油、椰子油等饱和脂肪酸含量高的食用油，避免肥肉、内脏、烘焙食品、油炸食品，同时可增加深海鱼等富含 n-3 脂肪酸的食物摄入量。

（3）中等量蛋白摄入：研究表明，过量的蛋白质摄入会增强机体的免疫功能，对自身免疫性疾病不利。对于无肾脏受累的狼疮患者，饮食以中等量蛋白质摄入为宜，量为每日每公斤理想体重 0.9 ~ 1.1 克，其中 50% 以上应为优质蛋白。

Tips：优质蛋白是指那些含有人体必需氨基酸且这些氨基酸的比例接近人体需求的蛋白质，主要来源于动物性食物如瘦肉、鱼类、蛋类、乳制品和大豆制品如豆腐、腐竹等。

（4）摄入足量膳食纤维：膳食纤维由具有可食用的碳水化合物聚合物组成，能够抵抗内源性消化酶，在小肠中既不被水解也不被吸收。膳食纤维可以降低血清中自身抗体和炎症细胞因子的水平，对降低狼疮疾病活动度有益，建议患者每日摄入足够的膳食纤维。

Tips：膳食纤维主要存在于植物性食物中，如谷物（燕麦、荞麦等）、蔬菜、水果及坚果等。

（5）按需增加维生素 D 摄入：维生素中特别要提到的是维生素 D。维生素 D 是人类必需的一种脂溶性维生素，除了发挥调节钙磷代谢、维持骨健康的功能外，还参与机体免疫调节。人体维生素 D 的主要来源于皮肤经阳光中紫外线照射后合成的维生素 D_3，另一来源则是食物中获取，包括经阳光照射的蘑菇、深海鱼类脂肪。

Tips：狼疮患者的血清维生素 D 水平明显低于健康人群，由于患者日常需要避免日晒，在阳光照射不足的情况下，人体是很难从食物中获取足够的维生素 D 补充的。因此，狼疮患者应定期监测血清维生素 D 水平，并在医生指导下按需补充维生素 D。

（6）适量摄入无机盐类：钠摄入过量可引起高血压，狼疮患者遵循低钠饮食，无肾脏受累的狼疮患者每日钠摄入量以不超过 2 000 毫克为宜。此外，由于糖皮质激素的使用，患者常易合并骨质疏松症，因此狼疮患者的钙摄入量应充足，以每日 1 200 毫克左右钙含量为宜。

Tips：2 000 毫克钠相当于 5 ~ 6 克盐（约 1 个普通啤酒瓶盖的量），患者还应注意避免腌制品等高钠食物及其他含钠调味品的过量摄入；含钙丰富的食物包括牛奶、酸奶、奶酪等，但值得注意的是，随着狼疮患者补钙意识的增强和钙剂的补充，部分患者存在钙摄入过量问题，建议患者定期监测血钙浓度，在医生指导下合理补钙。

3. 如果是狼疮肾炎患者又该怎么吃?

狼疮肾炎患者可能会出现尿量改变、水肿、血尿或蛋白尿，甚至进展为慢性肾功能不全。狼疮肾炎患者的膳食应在狼疮患者平衡膳食的基础上，根据 2024 版成人慢性肾脏病食养指南，强调植物性食物为主，并依据慢性肾脏病分期合理限制每日蛋白摄取量，要保持优质蛋白、低糖、低脂、低钠、限磷及控钾饮食，以达到减轻肾脏负担，延缓肾病进展，减少并发症的目的。

狼疮性肾炎患者需要注意的膳食原则如下。

（1）限制蛋白摄入：慢性肾脏病Ⅰ期或Ⅱ期患者推荐蛋白摄入总量为每日每千克理想体重0.8～1.0克，慢性肾脏病Ⅲ～Ⅴ期患者实施低蛋白饮食，蛋白摄入总量为每日每公斤理想体重0.6克，其中优质蛋白占蛋白总量50%以上。

Tips：优质蛋白通常富含于动物性食物和大豆中。动物性食物可适当选择白肉类食物如鱼禽类，而红肉如猪肉、牛肉、羊肉等尽量少吃，一般每周1～2次，每次不超过50克。当出现肾性贫血时，可适当增加进食次数，以便补充血红素铁。其次可选择植物蛋白如大豆及其制品如豆腐、腐竹等作为蛋白质的来源。而鸡蛋和牛奶因为含磷量高，应限制在每日不超过1个鸡蛋及300毫升牛奶的范围。因此在选择蛋白质食物来源时，可优先选择鱼禽类，其次是大豆类，最后是蛋、奶、畜肉。

（2）优化碳水化合物来源：慢性肾脏病Ⅰ期或Ⅱ期患者主食建议以谷薯类为主，1/3为粗杂粮。对于慢性肾脏病Ⅲ～Ⅴ期患者，为减轻其肾脏负担，同时保障优质蛋白质摄入，需实施低蛋白饮食，主食要在谷薯类为主的基础上进行优化。米面食物中含蛋白质高且非优质蛋白质，会增加肾脏负担，因此要减少米面食物摄入，可选择蛋白质含量低、能量密度高的食物作为主食（如红薯、土豆、木薯、山药、芋头、沙葛等食物，小麦淀粉、红薯粉、土豆粉、木薯粉、西米、绿豆粉丝及豌豆粉丝等制品），也可选择水生蔬菜，如莲藕、马蹄等食物来补充能量。有条件者可选择低蛋白大米、淀（米）粉和肾病专用能量补充剂等低蛋白高能量食品来辅助增加能量，可帮助患者丰富食物选择，提高膳食干预依从性，改善生活质量，从而延缓疾病进展。

（3）低钠：推荐患者每日盐摄入量不超过 5 克，避免进食烟熏、烧烤、腌制等过度加工食品，限制酱油、味精、鸡精、各种酱料等调味品的摄入。对于出现水肿的患者应在临床营养师或专科医生的指导下实施低盐膳食，每日盐摄入量不超过 3 克，水肿严重时每日盐摄入量不超过 1 克或给予无盐饮食，同时定期检测血钠、血钾水平。

（4）限磷：控制每日膳食磷摄入量不超过 800 ~ 1 000 毫克，以维持血磷在正常范围。慢性肾脏病Ⅲ ~ Ⅴ期患者，在实施低蛋白饮食的同时，多选用磷 / 蛋白质含量比值低的食物，兼顾钙磷摄入。应限制摄入磷含量高的食物，如瘦肉、蛋、奶、肝及肾等动物性食物，以及海带、紫菜、芝麻酱、花生、干豆类及坚果粗粮。

Tips：与动物性食物相比，植物性食物中的磷吸收利用率低，因此推荐以植物性食物为主。在选择加工食品时，通过阅读食品标签，避免选择含磷添加剂较多的食品。

（5）控钾：肾脏功能不全的患者因为血清钾浓度升高而产生高钾血症，可能出现肌肉酸痛、抽搐、心律失常、恶心、呕吐及腹泻等，甚至呼吸困难、感觉异常及精神改变，因此控制钾的摄入非常重要。对于每日能排尿 1 000 毫升以上，可不用担心摄入过多钾而导致高钾血症。出现高钾血症的患者应及时就医，同时严格控制高钾食物摄入，每日钾摄入量不超过 2 000 ~ 3 000 毫克，除了应慎重选择水果、薯类（土豆、红薯、山药、芋头及藕等）、果脯、豆类及坚果以外，还应当注意蔬菜的含钾量。西红柿、绿叶菜的含钾量比瓜类蔬菜高，菜汤含钾亦高，尽量不喝，叶类蔬菜宜水煮后弃汤食用。

（6）适量饮水，量入为出：对于无水肿且尿量正常的患者，每日饮水量 1 500 ~ 1 700 毫升；对于存在水肿和 / 或尿量较少的患者，需要根据每天的尿液排出量以及透析脱水量等来计划饮水量，量出为入，并在临床营养师或专科医生的指导下实施低盐膳食，同时需减少摄入含水多的食物，避免加重水肿。

4. 系统性红斑狼疮患者能吃光敏性食物吗？

光过敏是指经紫外线照射（如日晒）后，暴露部位的皮肤出现红色斑疹、丘疹，伴灼热及痒痛感。有时可出现多形红斑、固定性荨麻疹和盘状红斑。皮肤病变的严重程度与光照射的强度、距离及照射时间成正比。光过敏见于约半数狼疮患者。光敏性食物是指含有光敏性物质的食物，其中最常致病的是呋喃香豆素，其与表皮 DNA 结合后，可提高机体对长波紫外线的敏感性。而研究证实呋喃香豆素在狼疮患者体内的最小红斑量（即产生肉眼所见最弱红斑所需要的剂量）较健康人群显著减少，因此正常或过量的呋喃香豆素摄入有可能诱发或加重狼疮患者的光过敏现象。狼疮患者尤其是有光敏性皮疹的患者应尽量避免食用光敏性食物。如果不小心食用了也不必过度担心，呋喃香豆素的口服生物利用度、体内代谢的个体差异性很大，少量食用经人体消化吸收入血后在人体内不一定达到光毒性剂量，但食用后仍应避免晒太阳，出门时注意加强防晒。

生活中常见的光敏性食物有以下几种。

（1）蔬菜：灰菜、紫云英、雪菜、莴苣、茴香、苋菜、荠菜、芹菜、萝卜叶、菠菜、香菜及油菜等。

（2）水果：无花果、柑橘、柠檬、杧果及菠萝等。

（3）菌类：蘑菇、木耳及香菇等。

（4）贝壳类：泥螺等。

渴望重回阳光下：狼疮患者的日常护理

晨露在窗外绽放，珠光宛如微小的灯笼，点缀在每一片草尖。我靠着窗台，思绪随着清晨的微风飘向远方。一转眼，休学已经1年了，我的情况现在还算不错，激素剂量也从每天8片缓慢减到了现在的每天1片，去医院复查的次数也逐渐减少了。张医生说我的病情已经稳定，后续维持治疗、定期复查就可以了。

“宝贝，都收拾好了吗？”妈妈关切的声音从背后传来，打破了我的遐思。今天是我重返校园的日子，一大早，妈妈就为我准备好了出行的装备，宽边的帽子，轻薄的长袖外套，和高SPF值的防晒霜。

装备整齐后，我深吸一口气，跨出了家门。整整1年没来，再次看到这熟悉的校园，它既亲切又让人心生怯意。我们选择了一条树荫密布的小道，阳光透过树梢，斑驳陆离地洒在地面上。经过操场时，我情不自禁放慢了脚步。绿茵场上，有男生正在踢足球，他们在阳光下自由地奔跑，欢声笑语飘扬在空中，洋溢着青春的活力。我心里满是羡慕。自从确诊系统性红斑狼疮后，我已经成了名副其实的“宅女”，若非必要，绝不在白天出门，一般只在傍晚出去散步，阳光已然成为我生活中的奢侈品。虽然张医生说只要做好防晒就可以，但我一想到之前去海边旅行回来后脸上就开始长皮疹，就依然心有余悸。曾经我也怕晒太阳，但那时是怕晒黑；现在怕晒太阳是为了避免诱发病情活动。如果不会诱发病情活动，我多想好好拥抱这阳光……

走进宿舍，室友们纷纷迎了上来：“哇，你终于回来了！我们都很想你！”“看看，你一点都没变，还是那么漂亮！”虽然我知道她们是在安慰、鼓励我，但依旧感动不已。她们的拥抱让我真真切切感受到，我回来了！妈妈离开之前千叮咛万嘱咐：“生活要有规律，早睡早起！有空出去散个步，别老待在宿舍里！学习不要有压力，开心就好……”舍友们为我举办了简单却温馨的欢迎会，我们围坐在一起，分享着各自的心事。我也敞开心扉，跟她们说了这一年生病后的经历和感受，每一次病情变化时的惊心动魄，每一次接受治疗时的辛酸坎坷。是的，我曾经怨天尤人，但我也学会了坚强和珍惜；我曾经想过放弃，但坚持让我看到了希望；我看到了生命的脆弱，懂得要珍惜生命的宝贵。我也知道，或许在未来，还有更严峻的考验在等着我，但这一刻，能够回到校园，我已经足够感恩，感谢生命里所有的包容、温暖和爱！

科普问答时间

系统性红斑狼疮患者在日常生活护理中有哪些注意事项？

（1）调整好心态，保持乐观情绪，树立信心。

（2）系统性红斑狼疮患者在病情处于活动期时，应多休息。病情稳定后从事一些力所能及的工作，但不宜过劳。适当锻炼身体，注意节制性生活，病情活动期应严格避孕（但禁止服用含雌激素成分的避孕药），病情稳定半年以上才可考虑妊娠。

（3）注意预防感冒，积极防治各种感染，如急性扁桃体炎、肺部感染、肠道感染等，都易诱发并加重病情。

（4）加强口腔护理，讲究个人卫生，勤换内衣，勤洗澡，保持会阴清洁。禁止染发烫发、文身、文眉、脂肪填充等侵入性美容操作。

（5）注意戒烟、戒酒。烟酒会加重患者病情，需警惕。

（6）平时要避免日晒和紫外线的照射，对阳光敏感者尤应如此。外出活动最好安排在早上或晚上，尽量避免上午 10 点至下午 4 点日光强烈时外出。外出时应撑遮阳伞或戴宽边帽，穿浅色长袖上衣和长裤。不食用或少食用具有增强光敏感作用的食物。

（7）预防寒冷。注意室温和湿度，一般温度宜保持在 25～28℃，夏天最好用自然风，如使用空调，室温也要保持在 28℃以上，湿度在 50% 以上。做饭、洗衣、洗菜、洗手均要用热水。平时避免进食冷冻食品和冷冻饮料；冬天要穿暖，戴手套、帽子，严寒天气避免外出。对有雷诺现象的患者更应重点保护手脚，以促进局部血液循环。

（8）注意有的保健品对患者非但无益，反而有害。如人参、西洋参、绞股蓝及其复方制剂，由于这类保健品在一定程度上提高了免疫球蛋白，使免疫复合物增多，激活了抗核抗体，从而可能加重或诱发病情。若确需使用，需请专业中医师评估。

（9）注意补充优质蛋白和多种维生素，少吃含高脂肪、高胆固醇的食物。狼疮肾炎患者长期有蛋白从尿中丢失，应及时补充优质蛋白质如牛奶、鸡蛋、瘦肉及鱼等。

（10）适当活动。在病情缓解期可以适当活动和锻炼，以增强体质，而且还能够防止长期应用激素引起的体重增加、骨质疏松、肌肉萎缩等等。但是所进行的活动以运动结束后不感到疲劳为度，可以慢跑、散步、打太极拳等比较柔和的有氧运动，不推荐剧烈运动。

我拒绝了那个心仪的他：狼疮与生育

转眼6年过去了，这是我20岁生病那年觉得遥不可及的未来。那次出院时，一方面激素剂量还是很大，去人多的地方容易感染；另一方面因狼疮肾炎，我的尿蛋白水平会持续一段时间，所以医生建议在家静养。当时因为外表和身材都发生了变化，我也需要时间调整身体和心理状态，便休学了1年。经历了住院的种种，我第一次真正明白“健康是无价之宝”“身体是革命的本钱”这些最朴实的道理。虽然我热爱舞蹈，之后体力也恢复得差不多了，体重也回落了一部分，但高强度的练舞还是让我倍感压力。思考再三，我申请调换专业到舞蹈编导，并考上了研究生。如果注定不能在台上翩若惊鸿，那我依旧庆幸自己至少还可以在幕后轻舞飞扬。

在一次筹办艺术节活动的时候，我认识了浩宇。他是我们校友，美术专业，比我高几级，在学校附近开了个工作室，教学生画画、备考。别看他年纪轻轻，却已经拿了不少奖、出版了很多书；待人温和有礼，老师、学生都挺喜欢他。有次我们的活动流程出了点纰漏，在我们一筹莫展、焦急万分的时候，他镇定地提出了替代方案，又陪我们通宵加班，最终完美化解危机。在整个过程中他没有一点抱怨或焦躁，这让我也备受安慰和鼓励。后来，我们熟悉了，也会发信息聊聊天，还会约着跟其他共同的朋友吃饭。我逐渐意识到自己看到他、想起他时总会莫名开心。我知道我动心了，但是我更清楚我应该把这份心动埋在心底。在系统性红斑狼疮的蝴蝶病友群里，我读到了蝶友们不同的人生：有一位小姐姐确诊系统性红斑狼疮后，住院期间她老公就丢下她跑了；有病友合并抗磷脂综合征，反复流产，为了怀孕生娃受了数不清的罪；也有病友怀孕后病情复发，被送进了重症监护室抢救……当然也有幸福结局，但我不敢奢望奇迹会发生。最开始生病，我总是追问“为什么偏偏是我”；现在，我总会想“为什么发生在那些姐妹身上的事情就一定不会发生在我身上呢？”既然如此，我何必给自己、给别人带来额外的风雨呢？

就在我患得患失的时候，出乎意料地接到他的邀约，而且是只约我一个人吃饭。餐厅里，他数次欲言又止后，终于红着脸小心翼翼问：“我们……能不能在一起？”我心底涌出暖暖的感动，但随即又被巨大的酸楚淹没。我不敢看他的眼睛，低下头轻轻说：“对不起。”他沉默了一会儿，问我能不能告诉他原因。我坦诚相告：虽然我很欣赏他，自己的病情也还算稳定，但是我终究不能给他一个完整的家——我不打算生孩子。正如日晒会诱发狼疮，怀孕时雌激素的飙升也会让病情复发。这是一个不能根治的病，就算不是生孩子，也可能有其他原因诱发疾病加重，说不定什么时候我的病情就复发了。

他，愣在原地，一言不发；我，落荒而逃。虽然有心痛，也有浓浓的遗憾，却又感到一阵轻松。说出那句“对不起”，就可以不用再继续患得患失了。我长长地呼出一口气，他那么好，值得更好的人。

某次复诊结束的时候，张医生突然问我有没有男朋友。我摇摇头，笑笑说：“没有，我这样子还是算了吧，省得拖累人家。”张医生瞪大眼睛对我说：“姑娘，如果你愿意，你完全可以正常谈恋爱、结婚甚至生孩子啊！”

科普问答时间

1. 为什么妊娠问题尤为受系统性红斑狼疮患者关注？

系统性红斑狼疮的患病人群存在明显的性别差异，女性患者远远多于男性。另外，由于大多数患者处于育龄期，因此患者的生育要求是临床医生和患者都非常重视的问题。随着现有诊疗水平的提升、规范的治疗以及越来越多新型药物的应用，患者的生存状况和既往相比有了明显改善，故而生育已成为女性患者越来越迫切的需求。如何保证患者能够安全地生育、母婴平安，是广大患者普遍关注的问题。

2. 系统性红斑狼疮患者可以怀孕吗？

很多患者都知道，怀孕可能导致疾病活动，严重时可能危及生命；风湿科医生也常常告诫患者，需要做好避孕措施。有时，信息的不全面就导致部分患者认为自己不能生育，每每谈“孕”色变，对怀孕抱有无限恐惧、却又无法压抑住想要成为母亲的渴望，常常难以取舍、来回纠结。其实生育虽然有一定风险，但并不是系统性红斑狼疮患者的禁忌。虽然患者母体和胎儿的健康风险确实较一般人群升高，但在专科医生的指导下进行科学的干预，选择适当的受孕时机，在怀孕各个时期积极配合治疗并定期监测指标，合理用药，能够大大提高母婴平安的成功率，大多数患者都能获得圆满结局。希望广大系统性红斑狼疮患者建立信心，多与专科医生沟通交流，共同制订属于自己的生育计划，早日圆自己的母亲梦！

3. 什么是抗磷脂综合征？

抗磷脂综合征（anti phospholipid syndrome，APS）是一种以反复血管性血栓事件、复发性自然流产、血小板减少等为主要临床表现，伴抗磷脂抗体持续中、高滴度阳性的自身免疫病，其临床表现复杂多样，全身各个系统均可受累。通常分为原发性 APS 和继发性 APS，后者多继发于系统性红斑狼疮、干燥综合征等结缔组织病。APS 患者中有一类表现为反复流产，称之为产科 APS。APS 是导致病理妊娠的少数可以治疗的病因，妥善管理 APS 可有效改善妊娠结局。通常经合理的治疗后，超过 70% 的 APS 妊娠妇女可顺利分娩。因此，出现不明原因反复流产需至风湿免疫科就诊排除是否存在相关疾病。

4. 系统性红斑狼疮会遗传吗？

系统性红斑狼疮具有一定遗传性，但并非女性患者的孩子均会发病。除了基因，系统性红斑狼疮的发病还与表观遗传因素和环境因素等有关。有研究表明，同卵双胞胎出现系统性红斑狼疮的风险（24%～70%）要明显高于异卵双胞胎（2%～5%）；系统性红斑狼疮患者一级亲属出现狼疮的风险较正常人群增加17倍。系统性红斑狼疮患者的孩子在儿童期发病的风险会增加（校正风险比为4.65）。

走出阴霾开启新的生活：狼疮患者的备孕指南

我结婚3年了，我的先生是浩宇。没错，就是他。或许是张医生不停在鼓励我，让我松动了不婚的念头；又或许是浩宇的坚持感动了我。他后来又找我认真聊了几次，他说那天听说我是系统性红斑狼疮患者的时候，之所以愣住，是因为太意外了！他实在想不到我平时看着总是笑呵呵的，其实却经历了这样的变故。他不敢想象那段灰暗的日子我是怎么熬过来的，不知道该如何安慰我，只是遗憾没能更早认识我、陪着我。他也说了他的故事：他很小就没有了父母，一个人孑孓独行在这世界，对他来说，生孩子并非婚姻的必需。他希望有个温暖的家，有相爱的人，平淡从容共度此生。遇到我，他知道了他想和谁一屋两人三餐四季，这便是他最大的梦想。他又说，他很认真想清楚了，不介意我的病，任何人来到这人世间，终究都是会生病的；生病并不可怕，过早放弃人生才是最糟糕的做法。我一开始还能保持理性和冷静，温和地拒绝着他、回避着他。但当那个星光灿烂的夜晚，他说："你若不离不弃，我必生死相依。"我哭得像个孩子，他也陪着我默默流泪。我终于放弃了自以为是的理智，把头埋进他温暖宽厚的怀抱。

爱情让人盲目，幸福让人冲动。这段时间，我总是在想：如果可以，我想要个孩子。他坚决不同意，他说他对目前的生活很满意，二人世界挺好的，他心疼我曾经经历的病痛，不愿意让我再冒任何风险。想到有时候我稍微有点不舒服，他便紧张的样子，我就心软、放弃了；但过几日，这样的想法又会再次萌起。几次反复，我更坚定了自己的想法：要个孩子，我和他的孩子！最后，他拗不过我，答应陪我一起跟张医生聊聊。

那是一个早春，春寒料峭，微雾。他陪我在张医生的诊室坐下，紧紧握着我的手。他的掌心温热而有力，仿佛能将我所有的紧张融化。"我认识你快十年了，真高兴你终于迈出了这一步。"张医生的声音温暖依旧，"系统性红斑狼疮患者完全有可能拥有健康的孩子。但是，在这个过程中，我们需要格外小心，需要详细的计划和严格的管理。我知道你的病情近两年一直很稳定，但打算怀孕前，需要再做个全面的检查，对病情活动情况和妊娠风险进行评估，然后看看药物有没有调整。"

紧接着，张医生向我详细解释了系统性红斑狼疮患者妊娠潜在的风险和备孕具体的注意事项，浩宇仔细地记录着，生怕遗漏任何一个字。

"我们一起努力！"张医生的目光从我的脸上移向浩宇，眼神中充满了鼓励："作为她最亲近的人，你的支持和理解是最重要的！"

浩宇点了点头，把我的手抓得更紧了。"听你的，你愿意试试，我就陪你一起，一步步来，不急；任何时候你改主意了，我都赞同。不管怎样，我们都在一起。”

离开诊室的时候，太阳出来了，阳光很明媚。春风拂过医院的长廊，我的心情如树上新芽，忐忑而充满生机。这条路，虽然充满了未知和坎坷，但握着他的手，我无所畏惧。

科普问答时间

1. 系统性红斑狼疮患者如何做好孕前准备？

有生育要求的患者应充分孕前咨询并评估妊娠风险、不良妊娠结局相关因素、妊娠期安全用药及适当的妊娠计划。

（1）基本信息：年龄、体重指数、有无吸烟饮酒史。

（2）有无合并症：如高血压、糖尿病、高脂血症、甲状腺疾病。

（3）既往妊娠史：需要密切关注胎儿并发症（包括胚胎停育、早期流产、胎死宫内、早产、胎儿宫内生长受限、先天性心脏传导阻滞、新生儿红斑狼疮病史）及孕妇并发症（妊娠期高血压、子痫或子痫前期、溶血肝功能异常血小板减少综合征、狼疮复发等）。

（4）既往血栓事件：包括动静脉血栓史、心脏瓣膜病变、神经系统病变等。

（5）狼疮疾病活动度：包括既往及目前疾病活动度，以及近期有无复发及频率，目前器官损害情况，特别是心、脑、肾和肺等重要器官和系统。

（6）需完善常规检查：血常规、肝肾功能、尿常规 + 尿沉渣、24 小时尿蛋白定量、心电图及心脏超声造影等。

（7）血清学指标：抗双链 DNA 滴度、免疫球蛋白、补体

C3 及补体 C4 水平。

（8）自身抗体：狼疮抗凝物、抗心磷脂抗体、抗 β_2 糖蛋白 I 抗体、抗 SSA 抗体及抗 SSB 抗体等。

（9）常用药：糖皮质激素推荐每日服用泼尼松不超过 15 毫克或等效剂量的非含氟类糖皮质激素，可服用的免疫制剂包括羟氯喹、硫唑嘌呤、环孢素、他克莫司，备孕期禁用环磷酰胺、吗替麦考酚酯、甲氨蝶呤、来氟米特、沙利度胺、雷公藤和靶向治疗药物。

2. 系统性红斑狼疮患者要如何选择妊娠时机？

关于狼疮患者妊娠的最佳时机、禁忌证目前并无高质量循证医学证据支持，主要基于临床观察研究结果与临床专家共识。

狼疮患者在同时满足下述条件时方可考虑妊娠：狼疮病情稳定维持至少 6 个月以上、每日口服泼尼松不超过 15 毫克（或等效剂量的非含氟类糖皮质激素）、停用可能致畸药物（如环磷酰胺、甲氨蝶呤、吗替麦考酚酯、来氟米特及雷公藤等）至所需时间、24 小时尿蛋白定量不超过 0.5 克且无重要脏器损害。

不推荐有如下任意情况者妊娠：肺动脉高压、重度限制性肺疾病［如用力肺活量（forced vital capacity，FVC）< 1 升］、严重心力衰竭、慢性肾衰竭（血肌酐≥ 247 微摩尔每升）、既往严重的子痫或子痫前期以及难以控制的溶血肝功能异常血小板减少综合征导致胎儿丢失、既往 6 个月曾出现 SLE 病情活动或卒中。

3. 系统性红斑狼疮患者在妊娠期前后，用药有哪些注意事项？

围妊娠期可选择的药物包括糖皮质激素、羟氯喹、钙调磷酸酶抑制剂（环孢素、他克莫司）、硫唑嘌呤、阿司匹林、肝素/低分子肝素及静脉注射免疫球蛋白等。有些药物是推荐在整个妊娠期间继续使用的，特别是羟氯喹。若无用药禁忌，羟氯喹可以稳定疾病、减少血管堵塞的风险，同时对胎儿也有一定的保护作用。女性狼疮患者妊娠安全性尚不明确的药物，如利妥昔单抗、贝利尤单抗、泰它西普等。避免使用的药物包括沙利度胺、甲氨蝶呤、吗替麦考酚酯、雷公藤、环磷酰胺及来氟米特等，需停药 3~6 个月；特别注意来氟米特，常规停药需要 2 年才能怀孕，如果进行了药物清除治疗，则停药 6 个月以后可以考虑备孕。当然，具体用药情况还是需要咨询风湿免疫科专科医生。

4. 系统性红斑狼疮患者可否进行辅助生殖？

辅助生殖技术需卵巢刺激，雌激素水平升高，可能加重狼疮疾病活动度。因此建议有辅助生殖需求的患者在没有出现并发症、疾病稳定、抗磷脂抗体阴性及使用无致畸药物期间，尽早评估辅助生殖治疗。处于中-重度活动期患者建议推迟辅助生殖操作。患者在辅助生殖期间，应密切监测，一旦出现狼疮点火效应（病情复燃）需积极应对。具体需要由风湿科医生和生殖科医生共同评估决定合理方案。

鼓足勇气迎接生命新起点：狼疮患者的孕期监测

幸福来得那么突然！备孕半年毫无动静，就在我快丧失信心的时候，验孕棒上赫然出现了两条杠！我兴奋地一把抱住了浩宇，眼泪也随即涌了出来：经历了那么多，我们还在一起，并即将迎接属于我们两个人的新生命！虽然我知道前路不一定一帆风顺，但现在开始我们是 3 个人一起面对了，再也不是我一个人！

怀着雀跃而忐忑的心情推开了张医生诊室的门。他笑眯眯地看着我说："今天有喜事？看你激动的样儿，是怀孕了吧？"我感觉我的嘴角弧度无法控制地上翘着，连连点头。张医生也很开心，为我开具了孕期评估病情的检查后，再三叮嘱我："一定要遵医嘱吃药，定期评估复查。不要紧张，保持心情愉快也很重要，其他问题交给医生，也需要到生殖科医生那里定期评估，每个月来我这儿报到一次哦！"我谨记着张医生的嘱咐，每天按照表格一丝不苟地吃药，但看着这么多药：环孢素、羟氯喹、泼尼松、阿司匹林、叶酸、维生素 D……心里还是会很忐忑：万一这些药影响了宝宝发育怎么办？万一宝宝生出来有缺陷怎么办？万一宝宝养不大怎么办？每当这种时候，浩宇总会默默地握住我的手说："没事，有我在！"

终于顺利度过了孕早期，我也渐渐放松了焦虑的心情。宝宝 16 周了，张医生安排我做了第一次胎儿心彩超。超声检查过程中，B 超医生做了很久，眉头轻皱，我的心紧绷到极点，就怕医生说宝宝心脏不好。幸亏医生最后说："目前没发现明显的问题，但是必须按时复查哦！"到 18 周再次进行胎儿心超时，医生的眉头皱得打结，我连大气都不敢出。感觉经历了"半个世纪"那么长后，医生给胎儿 B 超专家许主任打了电话。许主任匆匆赶来接过了 B 超探头，又过了"半个世纪"之后，许主任严肃地告诉我："宝宝的心脏传导系统出了点小问题，你马上去找张医生吧，我会和张医生沟通好的！”我的心情一落千丈，真是怕什么来什么啊！我不禁自责，我吃了那么多药，还是害了宝宝！宝宝还能健康地发育吗？我还能顺利生下宝宝吗？一时间我脑子乱成一团，浩宇拉着已经麻木的我找到了张医生，张医生安慰了我之后立即安排我住院。住院5天，我输了“人免疫球蛋白”，还吃了地塞米松。张医生也向我解释道，宝宝心脏的问题并不是我服用的药物导致的，而是我体内自身抗体通过胎盘引起了轻度的房室传导阻滞。幸好我们及时发现了这个问题，采用相应的治疗方法大概率能治好宝宝的心脏。果然，再次复查心彩超的时候，许主任很高兴地告诉我，之前宝宝的房室传导阻滞消失了！那一刻，我的眼泪又下来了，和浩宇紧紧握着手，为我们的宝宝感到庆幸！

经历了这次有惊无险的风波之后，我对吃药没有了顾虑，但仍无法控制对宝宝的担忧。每次复查，张医生都说我一切顺利，红斑狼疮病情也很稳定。生殖科医生们也定期对我的宝宝做了各种检查和评估，告诉我宝宝一切正常。在张医生和生殖科医生的保驾护航下，我的肚子一天比一天大，顺利到了孕38周。张医生为我做了产前评估之后，把我交给了产科医生。因为红斑狼疮孕妇都是高危妊娠，产科医生们也特别照顾我，怕我感染，把我安排进了单人病房。我偷偷拉住主管医生：“我怕疼，能不能给我剖宫产？”医生笑着拍了拍我的手说：“对于系统性红斑狼疮患者来说，由于妊娠期间糖皮质激素以及患者自身免疫环境的影响，剖宫产后出现感染的风险会更高、手术伤口的愈合可能相对较慢，也可能会出现一些血栓风险，我们这么不容易都过来了，还是坚持到最后吧，好吗？放心，如果产程不顺利，我们会改成剖宫产，一切以你和宝宝的安全为前提。”

“哇……”随着一声清脆的啼哭，我的女儿来到了这个美丽新世界，她用嘹亮的哭声宣示着她的健康，也抚慰了被阵痛折磨了一夜的我！这一刻，我又流泪了。风风雨雨，一路走来，前尘往事，所有经历过的苦和痛，如走马灯一般在我脑海里过了一遍。而此刻看着女儿红扑扑皱巴巴的小脸蛋，所有的苦痛，所有的担忧，都在这一刻烟消云散，女儿就像云层里透出来的一束阳光，在刹那间照亮了我整个人生！浩宇的眼里闪烁着泪光，看着我和女儿的目光浓得化不开，我知道，从此他的心里又多了一个牵挂一辈子的人。

科普问答时间

1. 系统性红斑狼疮的患者在孕期应该如何定期随访监测？

系统性红斑狼疮患者在妊娠期间的病情复杂多变，患者需要自妊娠后在风湿免疫科及产科定期随诊，严密监测患者的病情变化和胎儿的生长发育。根据指南的要求，狼疮患者应在28周前每4周随诊1次，自28周起每2周随诊1次。在风湿免疫科随诊的同时，也应同期在产科随诊。若患者在随访期间发生病情变化或胎儿检查出现异常结果，应该缩短随访时间间隔，尽早观察病情变化，并及时予以积极治疗。

2. 定期随访监测的具体项目有哪些？

（1）孕4～10周：随访频率为每4周1次。

风湿免疫科：血常规、肝肾功、凝血功能、补体、甲状腺功能、抗核抗体谱、抗双链DNA、抗SSA抗体、抗SSB抗体、免疫球蛋白、补体、抗磷脂抗体谱、尿常规、24 小时尿蛋白、心电图及超声心动图。

产科：早孕超声确认妊娠；建立产科档案；确认预产期；测量基线血压、体质量；病毒及相关感染病原的筛查：人类免疫缺陷病毒（HIV）、乙型肝炎病毒（Hepatitis B Virus，HBV）、丙型肝炎病毒（Hepatitis C Virus，HCV）及一组与生育相关的病原微生物筛查试验，简称为 TORCH。

T：弓形虫（Toxoplasma gondii）

O：其他（Others）如梅毒螺旋体（Treponema pallidum）

R：风疹病毒（Rubella virus）

C：巨细胞病毒（Cytomegalovirus）

H：单纯疱疹病毒（Herpes Simplex Virus）。

（2）孕 10 ~ 16 周：随访频率为每 4 周 1 次。

风湿免疫科：狼疮妊娠病情评估。

产科：11 ~ 14 周进行妊娠母体血清学筛查或无创胎儿游离 DNA 检测及胎儿超声颈后透明带扫描（nuchal translucency，NT）检测等。

（3）孕 16 ~ 28 周：随访频率为每 4 周 1 次。

风湿免疫科：狼疮妊娠常规病情评估；若患者存在抗 SSA 和 / 或抗 SSB 抗体阳性，应每 2 周监测胎儿心脏彩超，评估有无胎儿心脏异常的出现。

产科：24 ~ 28 周筛查妊娠糖尿病；监测胎心率；18 ~ 24 周超声筛查胎儿畸形。

（4）孕 28 ~ 34 周：随访频率为每 2 周 1 次。

风湿免疫科：狼疮妊娠常规病情评估。

产科：每两周进行彩色多普勒超声检查，评估胎儿脐动脉、子宫动脉等；筛查有无胎儿宫内生长受限；并根据母亲和胎儿的情况与患者商议分娩方式；进行生产和分娩的相关宣教。

（5）孕 34 周至分娩：随访频率为每周 1 次。

风湿免疫科：狼疮妊娠常规病情评估、产前评估。

产科：孕 28 ~ 34 周。

（6）分娩后至产后 6 个月：随访频率为每 1 ~ 3 个月 1 次。

风湿免疫科：狼疮哺乳期常规病情评估；哺乳期药物调整，静脉血栓预防。

产科：哺乳宣教，产后康复锻炼。

总而言之，狼疮患者在妊娠期间面临疾病复发的风险，同时，体内的异常免疫状态和特定自身抗体也可能威胁到胎儿的正常生长发育。因此，狼疮患者在怀孕期间必须进行定期而严格的医疗随访，以便及时监测疾病的任何变化和胎儿发育中的潜在问题，并接受适当的治疗措施。通过这种积极的健康管理，狼疮患者可以大大提高孕期的安全性和胎儿的健康状况，朝着平安顺利分娩的目标迈进。

3. 若存在抗 SSA 和 / 或抗 SSB 抗体阳性，妊娠患者需要注意哪些事情？

抗 SSA 抗体或抗 SSB 抗体阳性的孕妇，其胎儿患新生儿红斑狼疮的风险增加，文献报道 10% 可能出现新生儿红斑狼疮皮疹、部分出现一过性血细胞减少或轻度一过性氨基转移酶异常，但随着胎儿体内来自母亲的自身抗体清除均可恢复。最需重视的为胎儿心脏房室传导阻滞。在抗 SSA 或抗 SSB 抗体阳性孕妇中，若既往妊娠未发生新生儿异常，胎儿完全房室传导阻滞（Ⅲ度）发生率约为2%；若既往妊娠存在新生儿红斑狼疮累及皮肤或心脏，则该风险增至13%～18%。房室传导阻滞的发生在孕26周后罕见，故对该事件建议的监测时间为孕16～26周。若妊娠期间胎儿心脏超声检查提示Ⅰ～Ⅱ度房室传导阻滞，可予地塞米松每日4毫克治疗，短期使用帮助其逆转；如果已经明确胎儿存在完全性房室传导阻滞且无其他心脏炎症的证据，则不再主张药物治疗。因此，建议抗SSA或抗SSB抗体阳性孕妇妊娠期间服用羟氯喹，可能降低胎儿心脏房室传导阻滞风险，同时积极监测并及时应对可能出现的胎儿心脏传导系统异常非常重要。

我有信心成为一个好妈妈：狼疮孕后监测和哺乳

我已经目不转睛看着女儿半个小时了，天哪，怎么会有这么可爱的小姑娘啊！怎么也看不够！她正睡得香，脸蛋肉嘟嘟的，睫毛长长的，鼻子翘翘的，小嘴粉嫩嫩的，简直太完美了！这一刻，一路走来的辛苦和艰难都烟消云散。我想象着过两年她就会扎着羊角辫蹦蹦跳跳、喊着妈妈然后扑进我怀里；再过几年她就要背着小书包上幼儿园了，不知道会不会哭鼻子；然后，她就会变成亭亭玉立的大姑娘，她也会喜欢跳舞吗？再后来，不知道哪个幸运的小子会娶她，她的婚礼会是怎样的……想着想着，我忍不住笑了，又哭了，因为感到幸福！

但是在莫大的幸福笼罩下，随之而来的是更加浓厚的焦虑和不安。我的心里就像放了一个极度不稳定的天平，或许是激素的波动扰动了两边的砝码，让我忽而幸福忽而焦虑、患得患失。夜深人静的时候，我常辗转难眠：现在的幸福是真实的吗？我，还有我的他，我的她，都可以一直这样好好的吗？我最近手腕很酸还有点痛，头发也掉了很多，是病情复发了吗？我又想起最开始生病的时候也会关节痛。如果复发了，我还能照顾我的孩子吗？我还能活到看着她上学、结婚吗？我还在哺乳，我吃的药真的对她没有影响吗？她会不会遗传这个病？如果我病情复发了，浩宇怎么办呢，他一个人带孩子……我是不是终究还是害了他们、拖累了他们……

正当我陷入焦虑和悲伤不能自拔的时候，浩宇突然从后面抱住了我。原来他也没睡着，又或许是被我压抑的叹息惊醒了。他轻轻地说："老婆，不要怕，有我在。"他轻轻拍着我，就像拍着我们的小宝宝一样："你不要担心，你已经超级厉害了，最难的阶段都已经熬过来了，我们一定会好好的，我们的宝宝也一定会好好的！"他又说："你生宝宝还要喂奶，太辛苦了，你得多休息。过几天我们去找张医生复查。你自己别瞎琢磨了，好不好？"

原来爱真的可以治愈一切。听他说完这些，我似乎觉得也没什么可怕的，只要我们一家人在一起。就像吃了定心丸，我擦掉眼泪，终于沉沉地睡去。产后6周，我们去找张医生复查，化验指标都还不错。浩宇天天抢着抱孩子、换尿不湿，我的关节痛也好起来了，掉头发也慢慢在改善。静静地看着浩宇抱着孩子各种逗她玩，我心里想：我一定能成为一个好妈妈，因为我有最棒的孩子和最好的爱人，还有身后默默支持我的爸爸妈妈、亲朋好友。

科普问答时间

1. 对妊娠分娩后系统性红斑狼疮患者有哪些指导意见?

第一类情况: 顺利地、病情平稳地度过了漫长的妊娠期，完成了分娩。随着体内雌孕激素水平下降，病情复发的概率也是显著低于漫长的妊娠期，接下来的产后过程多半也会是平稳。建议如下。

(1) 宝宝足月，也就是产后1个月，需风湿科门诊进行一次病情评估。之后每1～3个月门诊随访1次。病情评估后酌情调整治疗方案，并密切随诊至产后6～12个月。

(2) 分娩前用药，尤其是激素及免疫抑制剂在产后4～6周内不作调整，包括口服糖皮质激素、羟氯喹、硫唑嘌呤、他克莫司、环孢素。

(3) 哺乳是大家最关心的问题，鼓励系统性红斑狼疮妈妈进行母乳喂养。母乳中含有大量对胎儿有益的物质，而且母乳喂养有利于孩子的心理与生理健康发育，也有利于母体的恢复，当然，系统性红斑狼疮相关抗体并不会通过乳汁传给宝宝，因此，我们推荐患者进行母乳喂养。

第二类情况: 在妊娠期间有病情反复，但病情活动为轻中度，给予调整激素、免疫抑制剂如硫唑嘌呤、他克莫司、环孢素等的治疗，之后病情稳定至顺利分娩，这类患者常常服用小量到中等剂量糖皮质激素及免疫抑制剂，在分娩后仍需密切监测病情，建议如下。

(1) 宝宝足月，也就是产后1个月，需风湿科门诊进行一次病情评估。不足1月内，若患者有关节痛、新发皮疹、不明原因发热等临床表现，需提早复诊。之后每1个月门诊随访

1次。病情评估后酌情调整治疗方案，并密切随诊至产后6～12个月。

（2）分娩前用药，尤其是激素及免疫抑制剂在产后4周内不作调整，包括口服糖皮质激素、羟氯喹、硫唑嘌呤、他克莫司、环孢素。分娩后由于激素水平回落，部分患者病情趋于平稳，可逐渐进行激素的减量。

（3）病情稳定的情况下依旧鼓励系统性红斑狼疮妈妈进行母乳喂养，同第一类人群。但这类人群可能激素用量大于第一类。若每日口服泼尼松不少于20毫克（或同等剂量糖皮质激素），正常哺乳，但建议弃用前4小时乳汁即可。若每日口服泼尼松少于20毫克（或同等剂量糖皮质激素）者，可以正常母乳喂养。

利妥昔单抗、贝利尤单抗、泰它西普等生物制剂，哺乳期应尽量避免应用；但如果确实控制病情需要，应在医师指导下、权衡利弊后使用。若患者病情治疗需要，免疫抑制剂需要调整为环磷酰胺、吗替麦考酚酯、来氟米特、甲氨蝶呤，则建议停止哺乳。

第三类情况：在妊娠期间病情反复，尤其是在妊娠中后期出现复发的患者，这类系统性红斑狼疮患者多数仍服用较大剂量的激素及免疫抑制剂维持疾病，且病情仍控制不理想，或者有重要脏器受损，这种情况下，建议患者需在分娩后及时转诊风湿科，或者2周左右风湿科门诊随访。这类患者可能需要激素加量甚至需要使用环磷酰胺等药物治疗，不建议母乳喂养。

第四类情况：部分系统性红斑狼疮患者合并抗磷脂抗体阳性者，建议产后12～24小时重新启动抗凝治疗，预防性抗凝治疗至产后4～6周；既往有血栓病史者恢复原长期抗凝治疗方案。

2. 在哺乳期间使用糖皮质激素或羟氯喹，或其他免疫抑制剂，药物是否会通过乳汁影响宝宝？

目前乳汁中药物含量常用“婴儿可用剂量/母亲使用剂量”进行计算，计算结果小于10%被界定为安全。每日口服泼尼松小于20毫克（或同等剂量糖皮质激素）者可正常母乳喂养；如果系统性红斑狼疮患者每日口服泼尼松不少于20毫克（或同等剂量糖皮质激素），为减少婴儿的糖皮质激素暴露风险，建议服药4小时后再进行哺乳，应丢弃服药后4小时内所产生的乳汁。羟氯喹可降低产后系统性红斑狼疮复发风险，且通过乳汁分泌的浓度很低，对婴儿发育无明确的不良影响，因此建议产后继续服用。硫唑嘌呤代谢产物为6-巯基嘌呤，在乳汁中含量极少，哺乳期可继续应用，但应注意监测不良反应。乳汁中环孢素和他克莫司浓度很低，哺乳期可继续使用，必要时监测血药浓度。

环磷酰胺、吗替麦考酚酯、来氟米特及甲氨蝶呤对婴儿发育可能产生影响，且缺乏相关安全性数据，因此建议哺乳期禁用。

3. 对于新生的宝宝而言有什么注意事项？

（1）系统性红斑狼疮患者所生新生儿，如未合并先天性免疫缺陷且无其他禁忌，推荐按计划接种疫苗。个别孕中晚期接受生物制剂治疗的系统性红斑狼疮患者，其宝宝应在出生后至少6个月内避免接种减毒活疫苗。

（2）推荐对抗体滴度高的系统性红斑狼疮产妇所分娩的新生儿或既往有新生儿红斑狼疮的产妇所分娩的新生儿进行密切观察及随访，在新生儿出生后2周、满月后至出生后6个月内每个月都应进行随访，此后每3个月随访1次，至少持续至1岁。对于出现皮疹的新生儿，应避免使用紫外线灯照射。

再见，蝴蝶：治疗狼疮的新型药物

我现在每隔半年找张医生复查评估一次，其实每次化验的结果都差不多，药也已经减到很小的剂量维持，暂时不需要进一步调整了。但我已经习惯了定期去跟张医生汇报我的近况，他陪着我一步步走到今天，在我心里他就像我的亲人、兄长，看见他我就觉得安心。最近，我刷手机看到标题为“狼疮根治不是梦”的推文，说有狼疮病人用 CAR-T 治疗后所有口服药都停掉了，而且停药后观察了一年也没有复发。这么神奇吗？我雀跃不已。科学家和医生都太了不起了！见到张医生后，我跟他讲了这个新闻，问他是不是真的。张医生说：“是啊，多年前我就跟你说过，科技的进步一定会带来新的治疗手段，甚至完全可以不用激素。近几年的确涌现了很多针对系统性红斑狼疮的新型药物，生物制剂已经广泛应用，CAR-T 在临床研究中也取得了很好的疗效，还有很多新药在研发，我们也对未来狼疮能够治愈充满信心。”

回家的路上，我在附近的公园长凳上坐了下来。哪怕我知道狼疮根治或许还有很长的路要走，但张医生的话依然令我喜极而泣。我想要抱抱 20 岁的那个自己，那个听到诊断是“系统性红斑狼疮”后大脑一片空白的女孩，那个多少个夜晚躲在被窝里泪流满面不知前路在哪里的女孩，那个激素冲击后胖胖的脸上长满了痘痘的自卑女孩，那个怀孕后日日忐忑不安的准妈妈……我想告诉她：你快看，狼疮可以根治了！你快看，你的所有坚持和勇敢，都是值得的！

有一只漂亮的蝴蝶飞过来，停在路边绽放的非洲菊花瓣上，扑扇了几下翅膀，又飞到了红花檵木树篱上。我朝它摆摆手：“你好啊，蝴蝶！”它没理会我，抖抖翅膀，还是飞走了。我目送着它远去，渐渐消失在蓝色的天幕里。再见吧，蝴蝶！

科普问答时间

1. 系统性红斑狼疮能根治吗？

多数常规治疗只能控制病情活动，起不到根治的效果。但是，目前已有一些新型治疗能够很好控制病情，且随访过程中疾病无复发。相信在将来，随着新型药物的出现和普及，系统性红斑狼疮根治不是梦。

2. 目前国内治疗系统性红斑狼疮有哪些新型药物？

系统性红斑狼疮是一种累及全身多系统的自身免疫病，病因多样，发病机制未明，异质性大，目前治疗仍然面临巨大挑战。在过去十余年间，随着研究的深入和技术的发展，一些针对系统性红斑狼疮发病机制环节中关键靶点的特异性药物——生物制剂不断应运而生。相较于传统药物，生物制剂是更为精准的靶向治疗手段。首个应用于系统性红斑狼疮的生物制剂是利妥昔单抗，但它并非为狼疮而研发，其主要适应证为B细胞淋巴瘤。利妥昔单抗可用于治疗难治性或重症狼疮。迄今为止，已有数十种生物制剂已完成或正在经历以红斑狼疮为适应证的临床药物开发研究，主要包括以下几种。

(1) 贝利尤单抗：贝利尤单抗是首个批准用于治疗系统性红斑狼疮的生物制剂，2011 年获得美国和欧盟批准，2019 年 7 月获批在中国上市，适用于正在接受标准治疗的活动性、自身抗体阳性的系统性红斑狼疮患者。贝利尤单抗是一种重组的人源化单克隆抗体，是B淋巴细胞刺激因子（B-lymphocyte stimulator，BLyS）的靶向抑制剂，通过和BLyS特异性结合，阻止BLyS与B细胞上的受体结合，从而抑制自身反应性B细胞的存活、诱导B细胞的凋亡，减少自身抗体的产生，减轻疾病的活动。

目前研究显示，贝利尤单抗可以降低系统性红斑狼疮患者体内抗双链DNA抗体滴度，改善补体C3、C4水平，帮助激素减量，改善疾病活动度，减少狼疮复发率且安全性良好。

（2）泰它西普：泰它西普是一种针对B淋巴细胞刺激因子（BLyS）和增殖诱导配体（a proliferation inducing ligand，APRIL）“双靶点”的重组抗体融合蛋白。2021年3月，泰它西普正式获国家药品监督管理局批准用于治疗系统性红斑狼疮。BLyS和APRIL在B细胞发育中起关键作用，而它们的过度表达是系统性红斑狼疮中B细胞增生和自身抗体产生的重要原因，抑制BLyS/APRIL能更加有效地降低机体免疫反应，达到治疗的目的。

3. 目前国外还有哪些治疗狼疮的新型药物？

（1）阿尼鲁单抗：阿尼鲁单抗是一种全人源单克隆抗体，是干扰素（interferon，IFN）受体拮抗剂。其通过与干扰素受体的亚基1相结合，进而阻断干扰素的活性。大多数的系统性红斑狼疮患者体内存在干扰素信号转导增加，这与疾病活动度和疾病严重程度的增加相关。2021年7月，美国食品药物监督管理局（Food and Drug Administration，FDA）批准其适应证：在接受标准治疗的基础上，用于中重度系统性红斑狼疮成年患者的治疗。

（2）伏环孢素：伏环孢素是一种口服药物，属于新型的钙调磷酸酶抑制剂，在2021年被FDA批准与免疫抑制剂联合应用治疗成人活动性狼疮肾炎。与环孢素相比，它的活性提高了3～4倍，而且相关代谢产物清除得更快，同时对胆固醇和甘油三酯的影响更小，糖尿病的风险更低，因此具有更强的疗效和更高的安全性。

（3）CAR-T或CAR-NK细胞疗法：系统性红斑狼疮的发病和进展与B细胞密切相关。CAR-T细胞疗法就是一种将T细胞工程化，使其能够识别并消灭特定B细胞的方法，与抗CD20单抗相比具有更加持久有效的B细胞耗竭作用。目前CAR-T疗法已广泛应用于治疗B细胞肿瘤，2021年国外的研究团队首次尝试将其用于治疗重度难治性系统性红斑狼疮，并且取得了显著效果。根据2024年2月22日新英格兰医学杂志报道，8例SLE患者接受CAR-T治疗后均在6个月进入缓解期；病情指标SLEDAI-2K降为零；抗双链DNA抗体等消失，补体和尿蛋白正常；长期随访（最长达29个月）显示病情无复发。国内研究者也正在进行探索，CAR-T疗法为SLE治愈带来了曙光。CAR-NK细胞疗法则应用同样的原理，将NK细胞工程化，使其能够识别并消灭体内异常活化特定B细胞，从而控制SLE。

上述生物制剂或细胞制剂在临床研究中多显示出积极的治疗效果，且安全性较高，但临床使用时间尚短，存在较多的未知因素，故而在妊娠妇女等特殊人群中的应用缺少充分证据支持。随着对系统性红斑狼疮发病机制的深入研究，越来越多不同种类的新型药物或治疗手段正在被开发和应用到临床中，生物制剂及细胞靶向治疗显示出了光明的治疗前景。

第二篇

外星人的手：类风湿关节炎

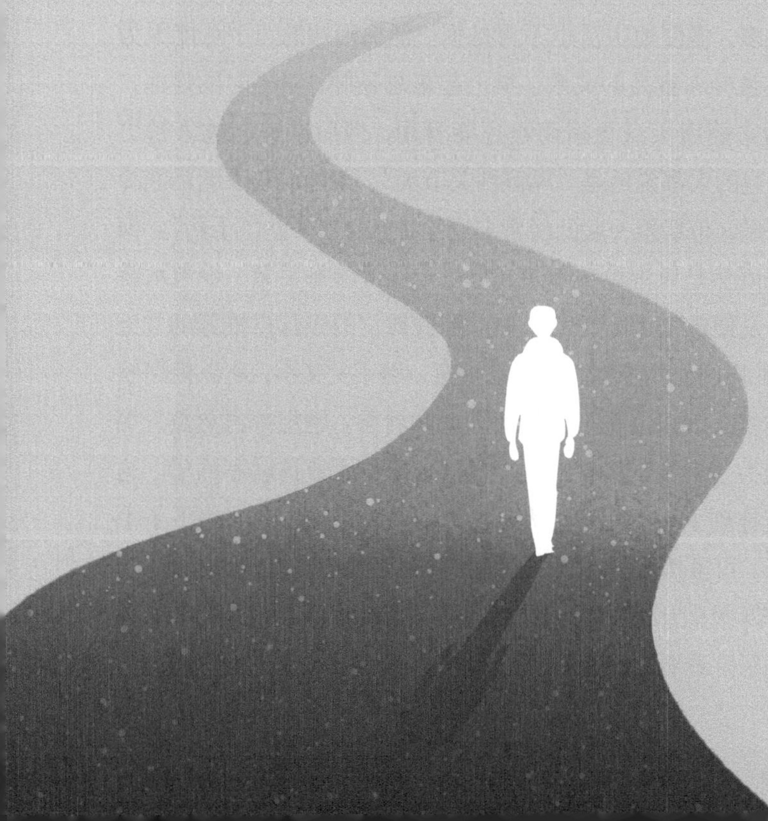

梅阿姨的困惑：风湿还是类风湿

江南的阴雨季节开始了，梅阿姨已经有些变形的膝关节又开始隐隐作痛。每当天气变化，她的关节比天气预报还要准，动起来就跟家里的摇椅一样“嘎吱嘎吱”，疼痛自是不用说。

梅阿姨早年从沿海的家乡拖儿带女跟丈夫来到这个浙中的小城市，以卖水产为生，当时用来做生意的本钱都是跟老乡借的，又加上还有两个小孩嗷嗷待哺，所以夫妻俩是出了名的勤劳，早出晚归。梅阿姨为人也很热情，在市场里人缘很好，回头客很多，慢慢地生活也不再拮据。但梅阿姨的双手可能因为长期接触冷冻食品的关系，早上起来总是肿，时不时的疼痛，刚开始去药店买点止痛药吃还能管用，但后来肿痛越来越厉害。身边的人都说她是“风湿性关节炎”，跟她的双手老是泡冷水有关系，市场里一起的经营户还给她推荐了一些“土药”。梅阿姨想既然是风湿性关节炎，那肯定跟潮湿有关系，少泡水就好，于是便戴上手套干活，加上隔壁摊位的经营户推荐的“土药”，肿痛倒也能控制。除了忙生意，她子女又小，所以梅阿姨起早贪黑，怎么也腾不出时间去医院看看。她想着再熬熬，等子女长大了就把市场里的生意停了，不忙了或许就不痛了。这一拖就拖到了小女儿考上大学，梅阿姨也慢慢跟老伴停下了手里的活。可虽然日子好了，梅阿姨却因为关节痛整夜睡不着。

今年暑假小女儿看到自己妈妈日渐变形的双手，极力劝梅阿姨去医院看看。到了医院风湿科，风湿科的金医生说她是“类风湿关节炎”，不是“风湿性关节炎”，而且已经到了晚期、出现关节畸形了。这到底是怎么回事？两种疾病又有什么区别呢？

科普问答时间

1. 风湿和类风湿是不是一回事，和天气有关吗？

说起“风湿”，相信大多数人的理解是：刮风下雨变天时，就会腰腿疼痛、手脚关节疼痛、关节僵直……风湿患者有时比天气预报还要准！其实风湿性关节炎和类风湿关节炎是两种疾病。风湿性关节炎是风湿热的主要表现之一，临床以关节和肌肉游走性红肿、疼痛为特征，与A组乙型溶血性链球菌感染有关，寒冷、潮湿等因素可诱发本病。下肢大关节如膝关节、踝关节最常受累。风湿热不仅累及关节，患者还可能出现皮下结节、红斑，甚至累及心脏，引起风湿性心脏病，严重的需要进行换瓣手术。简单地说，风湿热是细菌诱发的免疫反应，早期需要使用青霉素来阻断细菌感染的过程，以防引起后续一系列症状。

2. 类风湿关节炎是怎么回事？

类风湿关节炎是一种自身免疫病，主要病理基础是滑膜炎，滑膜过度增生会侵蚀关节，容易累及双手、足小关节，跟风湿性关节炎累及大关节不同。如治疗不及时，类风湿关节炎会造成关节破坏甚至毁损，最终导致关节功能丧失、残疾，所以需要积极治疗。

3. 还有哪些风湿疾病会引起关节肿痛？

除了类风湿关节炎，其他风湿疾病如骨关节炎、痛风、强直性脊柱炎、反应性关节炎及银屑病关节炎也会引起关节肿痛甚至畸形，部分系统性红斑狼疮和干燥综合征等也表现为关节疼痛、肿胀。但不同疾病表现也不一样。

（1）骨关节炎：关节肿胀是以骨性膨大为主，摸上去肿胀的地方是硬的，一般不会出现类风湿因子（rheumatoid factor，RF）或类风湿关节炎标志性抗体如抗环瓜氨酸肽抗体。

（2）痛风：初次起病多累及第一跖趾关节，急剧红肿热痛，难以忍受，有些患者还会出现发热等全身症状。急性期血尿酸值也可能正常或下降，无法用血尿酸是否升高来判断是否痛风发作。

（3）强直性脊柱炎：累及人群多为青壮年男性，多以腰背痛起病，也可累及外周关节，大部分患者 HLA-B27 阳性。

（4）反应性关节炎：关节疼痛前多有前驱感染的病史，如呼吸道、泌尿道、肠道甚至生殖道感染，受累关节多不对称。

（5）银屑病关节炎：多有银屑病史。

（6）系统性红斑狼疮、干燥综合征：该类疾病多累及女性，但可能存在其他脏器受累，且抗核抗体阳性。疾病的诊断需要专业医师参与，切忌通过互联网自行诊断。早期诊断、早期治疗，方能阻止关节功能受损。

4. 类风湿关节炎能治愈吗?

不能。但不能治愈并不代表无法治疗，只要早期诊断、早期治疗可以完全保持关节功能，恢复正常生活质量，甚至达到维持小剂量药物即可长期缓解的目标。目前有很多药物可供选择，包括口服的传统药物、生物制剂、小分子靶向药物等。通过医生合理的评估和个体化的选择，大部分患者都能够得到很好的控制，可以正常学习、工作和生活。

最后，再次强调，关节肿痛要及时去正规医院正规专科就诊，以免延误治疗时机，造成不可逆的关节损伤。

刘妈妈以为湿气太重得了类风湿：类风湿关节炎的病因

刘妈妈今年 50 多岁了，家住一楼，环境比较潮湿。去年冬天开始，她每天早上起床后会感觉手指僵硬，握拳困难，活动后可以慢慢缓解。邻居说她这个症状就是因为环境湿冷、湿气太重引起的。于是她开始采用艾草熏蒸及其他祛湿治疗，但症状并没有改善。后来逐渐出现手指关节肿痛，影响干家务活，这下她有点慌了，自己不会是得了风湿病吧？刘妈妈对着手机搜索了一下，发现症状真的对得上，果然是风湿病！想到村里的王老家有治疗风湿病的祛湿偏方，她立刻就去王老家里求药。王老一听刘妈妈症状就给她诊断了风湿病，并直言刘妈妈真是有见识，还好及时来看，不然关节肿痛发展下去还会导致瘫痪，夸得刘妈妈心花怒放又暗自庆幸，觉得自己真有先见之明，然后开开心心地拿着偏方回家了。服用了几天，关节肿痛症状很神奇地消失了，刘妈妈直呼神药，对王老赞不绝口，甚至还送了一面锦旗。时间就这样过去了 1 个月，这期间她经常给自己艾草熏蒸，并尽量避免接触潮湿环境，但就在刘妈妈以为风湿病已经好了的时候，关节肿痛又出现了。她再次找到了王老开了药，就这样吃吃停停过去了大半年，关节肿痛一吃药就好、一停药就反复；药的疗效也越来越差，有时候关节很难消肿，她的脸还胖了一大圈。刘妈妈心里泛起了嘀咕，看来王老的药有依赖性，得去大医院看看。

风湿免疫科的金医生接待了刘妈妈。根据刘妈妈的症状，金医生开了检查，最后诊断为类风湿关节炎，给她开了改善病情抗风湿药和其他对症治疗的药物，并叮嘱她规律服药。过了1个多月后刘妈妈症状消失了，后来继续规律服药，再没有复发过。

科普问答时间

1. 类风湿关节炎是因为湿气重引起的吗？

在中医里，类风湿关节炎是风湿病的一种，属于痹症。根据中医辨证分型可分为风湿痹阻证、寒湿痹阻证、湿热痹阻证、瘀血阻络证、气血两虚证及肝肾不足证等。可见湿气与类风湿关节炎有很大的相关性，但并非所有的类风湿关节炎均为湿气引起，因此需辨证施治。

从西医的角度来看，类风湿关节炎是一种自身免疫性疾病，患者多在20~60岁发病。大部分患者在基因上具有类风湿关节炎倾向，在某些因素如吸烟及感染等刺激下可逐渐发展成类风湿关节炎。因此，避免吸烟等可能延缓类风湿关节炎的发病。该疾病还具有遗传倾向，类风湿关节炎患者的亲属发病率较正常人群明显升高。

2. 出现关节肿痛及晨僵一定是类风湿关节炎吗？

答案是否定的，关节肿痛及晨僵还可能见于其他系统性疾病如系统性红斑狼疮、炎性肌病及干燥综合征等，并且这些疾病可能同时伴随着内脏受损。因此当已经出现了关节肿痛、晨起关节僵硬时，需及早就医以明确诊断。早期治疗可有效改善关节肿痛症状、防止关节畸形，以及避免重要脏器损害。

3. 类风湿关节炎与潮湿的环境有关系吗？

不少类风湿关节炎患者拥有神奇的预测天气的能力——在阴雨天气时，他们的关节肿痛及僵硬的症状会加重，因此他们可以通过关节症状提前感知今天是否要下大雨。这个神奇的能力提示潮湿的环境可能会使关节炎症状加重。其实目前已经有研究证明环境中的湿度增大可以增加关节中炎症因子的分泌，从而促进关节炎的加重。因此适当保持环境干爽有利于保持关节症状的稳定。

类风湿关节炎是一种“湿”的关节炎，内湿与外湿均参与关节肿痛及僵硬的发生发展。保持良好的生活方式，早期并规律就医可以帮助患者祛除关节内的“湿（肿）”，使关节干干爽爽，活动自如！

刘妈妈眼中娇气的陈阿姨：类风湿关节炎的早期症状

刘妈妈和陈阿姨是一对好闺蜜，两人年轻时就经常一起逛街、聊天。现在退休了，两人更是形影不离，一起逛街、聊天、打牌、跳广场舞，还经常约上几个姐妹来一场说走就走的旅行，日子过得别提有多滋润了。可最近陈阿姨总是因为各种原因爽约，今天说膝盖痛不想走路，明天说颈肩痛起不了床。即使是在一起玩，陈阿姨也常常以各种理由扫大家的兴。就比如那天，两人一起爬山，原本约好了爬到山顶去吃“幸福农家乐”，结果爬到半山腰，陈阿姨却怎么也不肯往上爬了，说自己的两条腿就像灌了铅一样，爬不动了。这让刘妈妈实在有些不解，觉得陈阿姨真是越老越娇情，要知道她以前可是“运动达人”啊。

一天，刘妈妈、陈阿姨还有其他几个姐妹在一起排舞，打算在2周后的社区重阳节活动中表演，可是陈阿姨的动作老是做不到位，手举不高、步子跨不大，跟不上大家的脚步。刘妈妈终于忍不住问：“老陈，你到底是怎么回事啊，怎么越老越娇气了？”陈阿姨长叹一口气：“哎，我可能是真的老了，关节痛得厉害，有时候都没法走路。早上起来的时候双手就像被冻住一样，拳头也捏不紧。整天觉得没力气、头晕、没胃口。你说，我不会得癌症了吧，也不敢去看医生。”刘妈妈一听，着急了：“你怎么不早说，走！咱们这就看医生去！”

两人之前身体都很健康，也没怎么去过医院。想着不是关节痛嘛，那就看骨科，结果骨科医师给陈阿姨检查了之后说：“阿姨，你这个跟我们骨科没关系，应该去风湿免疫科查一下，看看像不像类风湿关节炎。”“啊，类风湿关节炎？那是啥病？风湿免疫科？这是看什么的？”刘妈妈和陈阿姨一头雾水，赶紧挂了风湿免疫科的号。

经过一系列的检查，医生告诉她们，陈阿姨得了类风湿关节炎。刘妈妈疑惑地问医生：“这个病是什么原因引起的？”医生告诉她们，类风湿关节炎是一种自身免疫性疾病，由于免疫系统错误地攻击关节组织，导致关节炎症和疼痛。刘妈妈似懂非懂，又问："这个病就是关节痛？"医生告诉她，类风湿关节炎的早期症状主要包括关节疼痛、僵硬和肿胀，这些症状通常出现在双手、双腕、双膝等关节部位。此外，还可能出现疲劳、食欲不振、低热等症状。刘妈妈和陈阿姨听了之后，恍然大悟。原来陈阿姨一直觉得关节痛、僵硬、乏力，就是类风湿关节炎的早期症状。可是陈阿姨一直不当回事，结果导致了病情的加重。

看着陈阿姨满面愁容，刘妈妈赶紧安慰她："别怕、别怕，我们好好吃药，很快就能好。"医生告诉她们，类风湿关节炎无法根治，但是可以通过药物治疗和非药物治疗来缓解症状、控制病情。药物治疗主要是使用免疫抑制剂、抗炎药等；非药物治疗包括物理治疗、关节保护、健康生活方式等。类风湿关节炎一般不会影响寿命，只要好好配合治疗，就能恢复正常生活。

陈阿姨听了医生的建议，表示一定积极配合治疗。她开始调整生活习惯，注意饮食健康、加强锻炼、保持良好的心态。同时，她也定期到医院进行检查，确保病情得到有效控制。经过一段时间的治疗和调整，陈阿姨的病情得到了明显的改善。她的关节疼痛减轻了，也能正常跳舞、爬山了。她逢人就说刘妈妈的陪伴和医生的帮助让她重获新生。

科普问答时间

1. 类风湿关节炎早期患者有哪些表现？

在早期，很多患者会经历数周到数月的疲倦无力、体重减轻、低热和手足麻木刺痛等非典型症状。随后出现关节肿胀、关节压痛及晨僵等关节症状。2016 年欧洲抗风湿病联盟提出 7 个问题来评估关节痛是否为类风湿关节炎：①一年之内出现关节症状；②掌指关节出现症状；③晨僵持续时间不少于 60 分钟；④早晨症状最为严重；⑤一级亲属有类风湿关节炎；⑥握拳困难；⑦掌指关节挤压试验阳性。回答“是”的条目数量越多，则关节痛是类风湿关节炎可能性越大，越要引起重视，及时专科门诊就诊。

2. 得了类风湿关节炎为什么要尽早治疗？

目前类风湿关节炎普遍被认为是一种“不死的癌症”，一些患者因担心药物的副作用果断拒绝治疗。事实上，药物的副作用一般是可控的，而关节肿痛如不进行及时治疗，患者可在 1～2 年发生骨关节侵蚀、关节功能丧失，造成不可逆的破坏，严重时生活无法自理，极可能出现其他并发症如间质性肺病、皮肤血管炎、神经病变等。因此为防止关节病变的进展及出现不可逆的破坏、并发症，应当尽早治疗，及时地控制疾病活动，缓解病情进展，保护关节功能及预防并发症。

3. 如何帮助身边的类风湿关节炎患者？

类风湿关节炎是一种慢性病，病程较长，患者不仅经历着疼痛、活动受限等身体不适，还承受着许多负面的心理反应。作为身边的亲人朋友，可以从以下几方面提供帮助，鼓励患者保持积极心态，树立战胜疾病的信心。

（1）协助日常护理：类风湿关节炎可能会影响患者的日常活动，因此可以协助他们完成一些日常任务，如购物、烹饪、打扫卫生等。同时，注意保持患者居住环境的通风、干燥、温暖，以减少潮湿和寒冷对关节的刺激。

（2）监督药物治疗：类风湿关节炎患者通常需要长期服用药物，作为身边的亲友，可以监督患者按时服药，并注意观察药物副作用，如有异常应及时向医生报告。

（3）协助康复训练：在医生的指导下，可以协助患者进行关节康复训练，如关节活动度训练、肌肉力量训练等。这有助于改善关节功能，提高患者的生活质量。

（4）提供营养支持：类风湿关节炎患者可能会出现营养不良的情况，可以提供营养支持，鼓励患者多摄入富含蛋白质、维生素的食物，如瘦肉、鸡蛋、牛奶及新鲜水果等。

（5）鼓励社交活动：社交活动有助于缓解压力，改善心情。可以鼓励患者参加一些社交活动，如参加兴趣小组、志愿者活动等，以丰富他们的生活。

总之，类风湿关节炎是一种常见的自身免疫性疾病，早期发现和治疗对于控制病情非常重要。我们应该关注身体的异常症状，尤其是关节部位的疼痛、僵硬和肿胀等。一旦出现这些症状，应及时就医检查和治疗。同时，保持良好的生活习惯和心态，也是预防类风湿关节炎的重要措施。最后，让我们珍惜身边的亲人和朋友，给予他们必要的关爱和支持。

张奶奶有双外星人的手：类风湿关节炎的晚期临床表现

星星是奶奶一手带大的。星星 5 岁时，因为爷爷中风了，奶奶回了老家。这两三年因为疫情关系，奶奶一直没有再过来。奶奶做的小枕头已经很旧了，但星星一直舍不得换，说是有奶奶的味道。每次视频对话时，星星总问奶奶啥时候回来。爸爸妈妈商议，爷爷奶奶腿脚不便，星星出生后又从没有回过老家，这次过年全家回趟老家。听到这个决定，星星内心无比期待。

坐完高铁又坐汽车，兜兜转转，快天黑了星星一家才到山区老家。星星第一次来，对什么都新鲜。奶奶早就在家等着了，早在1个月前，得知星星全家要来过年，奶奶就筹备上了。星星一进院子，就大声叫喊："奶奶，奶奶。"奶奶应声从屋子里出来，见了星星一把搂在怀里，亲了又亲，笑个不停。

去内室看了卧床的爷爷后，奶奶领着星星出来，在堂屋吃点心。这时星星见到有位蓝衣服老奶奶颤巍巍地走进院子里，一边走一边喊奶奶的名字。奶奶迎上去，一边扶住蓝衣奶奶的胳膊一边向星星爸爸说："还记得你兰姨不？"又转头和星星说："快叫张奶奶。"星星眨眨眼，脆生生喊了声："张奶奶好！"张奶奶布满皱纹的脸笑起来，连声应道："好！好！听见动静了，送点刚烙的饼过来。"说完张奶奶伸手将饼递了过来。星星顿时睁大了眼睛，这是一双多么可怕的手啊！除了手上布满皱纹和色斑，两只手的手指弯弯曲曲，手指的指节也特别大。星星吓坏了，一把拉住爸爸的衣袖，小声问爸爸："爸爸，张奶奶的手怎么像怪兽的手？"张奶奶不好意思地缩了缩手，叹道："哎，老毛病了，奶奶得了风湿，吓到孩子了吧？"爸爸安抚地拍了拍星星，对张奶奶说："兰姨，我记得我小时候，您的风湿病就挺严重的，这么多年了，一直没看好吗？"张奶奶摇了摇头，无奈地说："怎么不看，偏方都不知道吃了多少，胃都快吃坏了，钱也花了不少，总不见好，现在年纪大了，随他去吧。”星星爸爸听了正色道：“那怎么行，偏方不能乱吃，我有个同学在市医院风湿科，听他说过现在治疗风湿病都有正规的药物，还有些新的特效药，我带您去医院看看吧？”张奶奶头摇得像拨浪鼓：“不去不去，看不好白瞎了钱。”顿了顿，她又犹豫地说：“不过这两年我那小女儿也是这里痛、那里痛，不知道是不是也有风湿病。”星星爸爸听了，起身拿了手机对张奶奶说：“手先拍张照，我发我同学看看。”不一会儿，爸爸就接到了电话。挂了电话，爸爸和张奶奶说：“兰姨，我同学说，您的手是典型的类风湿关节炎表现，该早点去正规医院看的。这个病不好好看，不光是关节变形，有些是会影响内脏、影响寿命的。而且类风湿关节炎有些是会遗传的，您的女儿也该去看一下。”张奶奶听了，迟疑地点了点头，说道：“如果她也是风湿就麻烦了，是该一起去看看呐！”

星星在老家待了 10 来天，过完春节回家时，张奶奶也来送行。她哆哆嗦嗦硬要将一袋糕点塞进车里，念叨着让星星路上吃。星星爸爸也嘱咐张奶奶，等过完元宵节去市医院好好看病，他会帮张奶奶联系安排。车上星星对爸爸说：“爸爸，张奶奶太可怜了，你可得帮帮她啊！”爸爸笑着摸了摸星星的头。

过完寒假，星星上学了，但是他并没有忘记有着一双外星手的张奶奶，时不时会从爸爸口中打听张奶奶的消息。爸爸说，张奶奶去市医院风湿科看过了，的确就是类风湿关节炎，这个病不光导致了张奶奶的“外星手”，张奶奶一直以来的贫血也和它有关。经过治疗，张奶奶的手也不疼了，贫血也改善了，走起路来头也不晕了，胸也不闷了，人的精神状态好了很多。另外，张奶奶的女儿也是这个病，所幸诊断治疗得早，关节还没变形，全身关节肿痛也控制了。星星听了特别高兴，问爸爸，那张奶奶的手还会变回和我们一样吗？爸爸说，张奶奶的女儿也问了同样的问题，医生说，由于病史太长，已经破坏变形的关节是回不去了，只能保护现有的关节不再继续变形，所以这个病应该早诊断、早治疗。星星似懂非懂地点点头，原来张奶奶的手不是怪兽，这个病才是怪兽啊，而且这个怪兽还得趁早打呢！

科普问答时间

1. 什么是类风湿关节炎？

类风湿关节炎（rheumatoid arthritis，RA）是以侵蚀性关节炎为主要表现的慢性、系统性、自身免疫性疾病。该病以女性多发，目前病因不明，考虑与遗传、环境、免疫等因素有关。患者不仅会出现关节病变，同时还可能会累及身体重要脏器。该病并不是传说的“不死的癌症”，在经过系统、规范的治疗后，大部分患者能改善症状，控制病情，有较好的生活质量。

2. 类风湿关节炎有哪些关节表现？

类风湿关节炎表现为关节晨僵（晨起关节僵硬）、关节肿胀、疼痛，随着疾病进展，甚至会发生关节畸形，影响日常活动，致残率高。最常见的受累关节为手关节，表现为掌指关节、近端指间关节、腕关节肿胀疼痛，后续可出现关节强直、活动受限、掌指关节半脱位、手指偏斜，可出现扭曲变形，表现为“天鹅颈”或“纽扣花”样变形。另外，其他多关节可受累，比如颈椎、肩关节、肘关节、髋关节、膝关节、踝关节及足趾关节等。

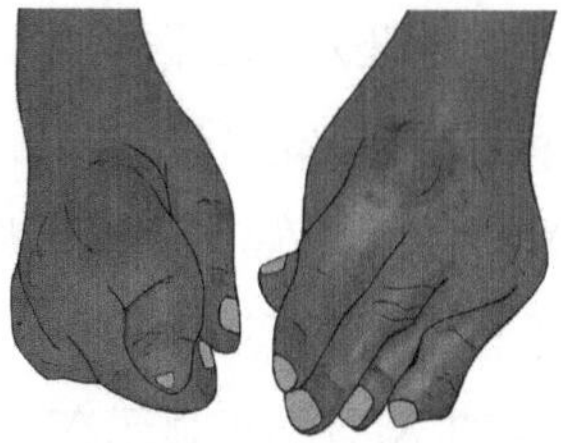

双手对称性关节畸形

3. 类风湿关节炎患者终末期关节变形要如何治疗？

类风湿关节炎无法治愈。任何鼓吹能根治类风湿关节炎的“神医”“神药”，都需要提高警惕，加强甄别，谨防上当受骗，以免浪费钱财、延误治疗。目前，类风湿关节炎有全球统一的规范的诊疗指南，治疗目标是使疾病长期维持在缓解或低疾病活动度状态，除了改善症状外，最关键的是防止关节破坏，保持关节正常功能。无论患者疾病处于哪个阶段，尤其关节已完全变形，均需结合患者自身情况正规治疗，控制疾病活动，防止疾病进一步进展，避免加重关节破坏。积极治疗后，若关节功能差，可考虑外科手术辅助治疗，如行关节置换术等。

陈阿姨的烦心事：类风湿关节炎的关节外表现

陈阿姨年逾半百，性格开朗，是一位备受学生喜爱的老师，同时在教师界也颇有声望。5 年前，她因为手指关节肿痛，被诊断为类风湿关节炎，但所幸她接受了及时的治疗，症状控制得不错。一开始她还定期去医院复诊，但因为关节痛还好、她也嫌去医院麻烦，后来就只是在社区配药。然而，近期陈老师的烦心事接踵而至。尽管关节不再疼痛，她却发现眼睛越来越干涩，视线模糊，有时甚至红肿刺痛。还有，不久前例行健康体检中，胸部 CT 检查结果显示存在“间质性肺病”。在得知她患有类风湿关节炎后，体检中心的医生建议陈阿姨尽快去看风湿科医生。陈阿姨满心疑惑，类风湿关节炎不是影响关节吗，难道眼睛和肺出现的问题也跟类风湿关节炎有关吗？

陈阿姨怀着忐忑的心情来到了风湿病金医生的门诊。金医生仔细看了陈阿姨的病历资料，解释道：类风湿关节炎是一个系统性疾病，除了关节受累，确实可能引起包括皮肤、眼睛、肺、心血管和神经系统在内的多器官损伤。当然，这些病变一般不会同时出现，而且不同患者表现不一样、严重程度也不一样。陈阿姨眼睛干涩，还有发作性红肿刺痛可能是巩膜炎，需要去眼科专科再进行评估；胸部 CT 提示间质性肺炎，但目前程度较轻，陈阿姨也没有明显胸闷、气促、咳嗽等，需要密切随访、复查。对于出现系统性病变的类风湿关节炎患者，治疗上可能需要加用糖皮质激素，并且相应调整免疫抑制剂治疗。

陈阿姨喜忧参半，一方面因为类风湿关节炎已经影响到眼睛和肺了，另一方面又庆幸目前肺的病变程度比较轻。类风湿关节炎，是关节炎，但又不只是关节炎。

科普问答时间

1. 陈阿姨的眼睛究竟怎么了？

可以看到陈阿姨的“眼白”发红有血丝，为巩膜炎。和陈阿姨一样，很多类风湿关节炎病人眼睛越来越干涩，视线模糊，有时甚至红肿刺痛，出现干眼或巩膜炎，严重的巩膜炎会使巩膜变得非常薄，逐渐软化，甚至穿孔。眼部问题需眼科与风湿免疫科医生协同治疗，通常症状能够得到控制。

2. 除了巩膜炎外，类风湿关节炎患者还可能出现哪些眼睛病变?

（1）角膜溃疡：类风湿关节炎可以引起角膜炎和溃疡，导致眼睛疼痛和视力下降。

（2）巩膜下出血：患者可能出现巩膜下出血，导致眼球表面发红。

（3）结膜炎：类风湿关节炎还可能导致结膜炎，眼睑充血、疼痛和异物感等症状。

这些眼部病变需要及时诊断和治疗，以避免对患者视力和眼睛健康造成长期损害。

3. 类风湿关节炎患者还可能出现哪些关节外改变?

（1）肺部病变：在内脏中，类风湿关节炎最常影响“看不见”的肺。肺部 CT 检查可见磨玻璃、部分蜂窝样改变，为间质病变。严重者可能出现活动耐量下降、憋喘、咳嗽及咳痰等表现，建议类风湿关节炎患者至少每年复查肺部 CT，及早发现问题、及早治疗。

（2）皮肤病变：类风湿关节炎可能伴随皮肤病变，如类风湿结节，主要出现在身体受压或频繁摩擦的部位，如双手的小关节周围、足部或肘部等，结节可能疼痛，亦可能因贴近关节影响功能。严重时，患者可能在四肢出现持续性的溃疡，伴随疼痛和感觉麻木。这些症状一旦出现，应立即求医，并可通过积极治疗得到有效控制。

（3）心血管病变：类风湿关节炎患者如果出现胸闷、胸痛等情况的时候，需警惕是否合并心血管系统疾病，如心包积液、心功能衰退以及动脉栓塞等。这些严重症状出现时，需要心血管科医生与风湿科医生共同合作以决策最佳治疗方案。

（4）血液系统：大约10%的类风湿关节炎患者可能会出现贫血，表现为全身乏力，需在控制类风湿关节炎的同时，注意铁剂的补充。

（5）骨质疏松：因长期关节疼痛、炎症导致的活动减少和局部骨密度降低，可能导致类风湿关节炎患者发展成肌少症和骨质疏松。补充钙质和维生素D，加上适量的体育活动，对预防骨质疏松有积极作用。

（6）心理健康：关节痛和行动不便会导致情绪低落、食欲下降及睡眠障碍，有可能造成抑郁和焦虑等心理问题，严重时需接受药物治疗。

刘妈妈口中的“肺痨鬼”：类风湿关节炎的肺部病变

刘妈妈是十里八村有名的“大喇叭”，只要她知道的事情，一天之内人尽皆知。这天，她又在村里“广播”，说一直在外面打工的那个小陈，最近回来后一直咳，可能得了肺痨，大家都离他远点，免得传染给大家。

我就是刘妈妈口中的“肺痨鬼”小陈。被刘妈妈这么一说，大家见到我都避之不及，生怕我会传染他们。我心里很不痛快，但仔细一想，最近的确是咳得越来越厉害，且没好转的趋势，甚至有时候走快了会喘不过气。我被刘妈妈说得心里七上八下，不会真的是肺痨吧？

我赶紧到社区医院就诊，医生听了我的描述后，给我拍了CT。CT 检查结果出来，医生说我的肺确实不太好，得赶紧去大医院呼吸科看看。我心一沉，看来被刘妈妈说中了，这下大家更要叫我“肺痨鬼”了。我马不停蹄地挂了市医院呼吸科的号，呼吸科的医生问了我很多问题，包括有没有关节痛之类的。我很奇怪，肺跟关节有什么关系？但我这几个月的确出现关节痛，自己以为关节痛是跟干活多、累着了有关系的。化验结果出来，医生说我有风湿，把我转诊到风湿免疫科。我是彻底摸不着头脑了。风湿免疫科的金医生看了我的胸部 CT 检查结果和化验单，诊断类风湿关节炎、间质性肺病：关节痛是类风湿关节炎引起的，咳嗽是间质性肺病造成的，但间质性肺病归根结底跟类风湿关节炎有关系。我为自己不是肺痨鬼而庆幸，但又对这个前所未闻的疾病感到非常担忧。不是肺有问题吗，怎么还跟关节炎扯上关系了？

科普问答时间

1. 类风湿关节炎引起的关节痛有哪些特点？

类风湿关节炎顾名思义，它最常见的表现就是关节炎，最常见累及的部位是手，包括腕、掌指、近端指间关节，其次是足趾、膝、踝、肘及肩等关节，疼痛多呈对称性、持续性，但时轻时重，疼痛往往伴有压痛。若疾病不能得到有效控制，关节进行性破坏，晚期病人关节周围肌肉萎缩、痉挛可加重关节畸形，最常见的关节畸形包括掌指关节半脱位、手指向尺侧偏斜、“天鹅颈”样或“纽扣花”样表现及腕和关节强直。

2. 类风湿关节炎常见化验有哪些?

临床上普遍使用且对类风湿性关节炎诊断价值最高的自身抗体是类风湿因子（RF）和抗环瓜氨酸多肽抗体。高滴度抗环瓜氨酸多肽抗体或RF阳性的类风湿性关节炎患者更易发生骨破坏，合并心血管疾病、肺间质病变等关节外表现，是类风湿性关节炎预后不良因素。另外，抗角蛋白抗体、抗核周因子抗体、抗突变型瓜氨酸波形蛋白抗体（抗MCV抗体）、抗氨甲酰化蛋白抗体（抗CarP抗体）和抗葡萄糖-6-磷酸异构酶抗体（抗GPI抗体）对诊断类风湿性关节炎也有一定的价值。而在评估类风湿关节炎疾病活动方面，红细胞沉降率（简称“血沉”）、C反应蛋白则具有重要意义。

3. 类风湿关节炎常见肺部表现有什么?

（1）间质性肺病（interstitial lung disease，ILD）：是类风湿关节炎最常见的肺部表现，患者呼吸道症状通常隐匿出现，主要表现为劳力性呼吸困难和干咳，7%～58%的患者是通过胸部影像及肺功能检查发现的。类风湿性关节炎相关ILD最常见病理类型是非特异性间质性肺炎、寻常型间质性肺炎；机化性肺炎、淋巴细胞性间质性肺炎、急性间质性肺病和细支气管炎也相对常见。

（2）肺类风湿结节：类风湿关节炎患者中有1%的患者胸

部X线检查存在肺类风湿结节，然而高分辨率CT可发现肺结节的比例高达22%，这些结节常常多个、边界清楚，直径在几毫米到几厘米之间。

（3）胸膜炎：通常表现为单侧或双侧胸腔积液。

血液里的风湿：类风湿关节炎的化验单解读

自从有了孩子，我的生活特别充实。虽然因为孩子夜间频繁吵闹，每天都睡不好，但看着孩子娇嫩的脸庞，甜甜的笑颜，胖嘟嘟的小手在眼前晃动，听到他咯咯的笑声，就觉得自己又满血复活，斗志昂扬地迎接新一天。

天还没亮，就被孩子踢醒，逗他玩了一会儿，起床帮孩子穿衣服。只觉得近来手指特别不灵活，早上起来很僵，孩子衣服的扣子也像和自己作对一样，比平常要多花好几分钟才扣好。虽然已是三月，春寒料峭，晨间的温度还是偏低，我想着或许是温度太低、自己最近又太累的缘故。

然而，接下来的日子里，天气回暖，双手指感觉却越来越不灵活，半夜或早上起床的时候尤其明显。更可怕的是，有几个手指关节还开始肿痛。左手腕、脚底也觉得发胀，一用力就痛。我想，完了，自己肯定得了风湿病。

把孩子交给母亲后，我赶紧去了医院。在风湿科候诊的时候，目光扫过边上坐着的几位病患，好几个人的手指或是肿胀或是各种扭曲变形，让我不寒而栗。“我的手也会变形吗？以后我要怎么生活？孩子还这么小，我该怎么照顾他？”一阵悲凉涌上心头。

轮到我就诊了，我惴惴不安地走入诊室，把自己的病情告诉了金医生，期望她能给我一个答案，更期望她告诉我，“你不是风湿病，只是太疲劳了”。经过一番仔细地询问和关节检查，金医生说：“你的关节病变，首先考虑类风湿关节炎，当然，由于你年纪比较轻，我们还需要排除像系统性红斑狼疮、干燥综合征等其他风湿疾病。接下来你需要抽血做一些化验，还需要做个关节彩超，来帮助明确诊断、评估病情。然后我会根据结果帮你制定适合你的治疗方案。”

下午，我拿到了检查报告，看着那叠满布各种箭头的化验单，还有B超单上写着的“符合类风湿关节炎”，我整个人都是懵的。那天虽是春光明媚，空气中弥漫着春日独有的清香，但在我的周围却是阴云密布、雷声阵阵。我捧着那叠沉重的检查报告返回诊室，接受“审判”。

金医生应该是看出了我的惶恐和紧张，温和的目光看着我，轻柔地对我说：“的确是类风湿关节炎，但目前为早期，并不严重，不用这么紧张。我先把化验结果给你解释一下，这关系到你后续的治疗和复诊。”

科普问答时间

1. 如何判断是不是类风湿关节炎？

类风湿关节炎的诊断需要结合病程、关节表现、实验室检查进行综合判断。有助于诊断的化验指标包括以下几种。

（1）类风湿因子（RF）：是诊断类风湿关节炎的一个常用

指标。79.6% 的类风湿关节炎患者 RF 是阳性的。但是 RF 阳性，并不一定是类风湿关节炎，因为很多其他自身免疫疾病如干燥综合征、系统性红斑狼疮等，RF 也可以阳性；慢性肝炎或肝炎病毒携带者，RF 也可能阳性。即使正常老年人，也有可能出现 RF 阳性。因此 RF 阳性时，还要结合关节症状及其他检验指标比如抗 CCP 抗体、血沉和 C 反应蛋白等，方能综合做出判断。

（2）抗 CCP 抗体：全称是抗环瓜氨酸多肽抗体，是类风湿关节炎高度特异的指标。如果这个抗体阳性，患类风湿关节炎的可能性为 96%。

另外，如果有关节肿痛的症状，即使 RF 或抗 CCP 抗体阴性，也不能排除类风湿关节炎，因为有一部分类风湿关节炎患者这两个抗体可以为阴性，尤其是一些老年患者。有症状或指标异常时，建议找风湿专科医生进一步诊断。

2. 得了类风湿关节炎，每次要复查哪些指标？如何判断病情严不严重？

（1）C 反应蛋白（C-Reactive protein，CRP）：主要反映急性炎症，用以评估类风湿关节炎疾病活动度（病情严重程度），与关节肿痛、晨僵等症状关系密切。但需要注意，CRP 升高并不是类风湿关节炎活动的特异指标，因为感染、外伤等也可以导致 CRP 升高，所以要结合关节肿痛的症状并排除其他感染因素来综合解读 CRP 的变化。

（2）血沉（erythrocyte sedimentation rate，ESR）：也是炎症性指标，一般来说类风湿关节炎患者病情在活动时会出现 ESR 升高。然而 ESR 也受多种因素影响，比如结核、外伤、贫血、恶性肿瘤等均可以导致 ESR 升高。正常人群也可能出现血沉升高，比如 12 岁以下儿童、妊娠 3 个月以上妇女、月经期妇女以及 60 岁以上老年人。因此也要综合判断。

所以，如果得了类风湿关节炎，CRP 和 ESR 可以帮助评估病情活动程度，此外需要结合关节肿胀、疼痛情况等综合判断。另外，类风湿因子的高低和病情活动程度没有直接关系，并不用于判断治疗效果。

3. 类风湿关节炎已经控制稳定了，为什么还经常要查血常规、肝肾功能？有时还要查肿瘤指标、传染病指标、免疫球蛋白等？

俗话说“是药三分毒”，类风湿关节炎患者治疗时服用的抗风湿药物，或是注射的生物制剂，都有一定的不良反应。定期复查血常规、肝肾功能，就是为了监测患者是否有副作用产生，以便及时调整治疗方案。而且，类风湿关节炎活动时，会出现血小板升高，也可能合并脾大导致白细胞、血色素、血小板减少，或合并肾炎或自身免疫性肝病。定期复查血常规、肝肾功能、免疫球蛋白等指标，有助于早期发现这些合并症。

类风湿关节炎患者本身免疫功能紊乱，容易合并其他疾病，感染、肿瘤发生率高于普通人，这些合并疾病会影响类风湿关节炎的治疗。每年复查一次结核、病毒感染指标，以及肿瘤标志物相关的检查，也是非常必要的。

4. 类风湿关节炎患者能停药吗？

类风湿关节炎作为一种慢性疾病，多数患者需要终身服药，就像高血压、糖尿病患者一样。但是，如果能早发现、早诊断、早治疗、规范用药，就可以显著改善预后，减少关节损坏、关节畸形，并且能尽早缓解疾病，将药物减到尽量少的剂量和种类。

风湿不仅仅贴膏药：治疗类风湿关节炎的传统药物

在浙中南一个宁静的小村庄里住着一位已近70岁的肖奶奶。岁月在她脸上留下了深深的印记，但那双明亮的眼睛中却依旧流露出坚毅与执着。虽然儿女们都已经在大城市里安家立业，但她的生活依旧如故，忙碌于农事与家务。她常说，这是她一辈子的习惯，劳作让她感到充实。然而，最近她遇到了一件烦心事——她的双手、肩膀出现肿痛，早晨起床时感到双手像被冻住一般，要活动好一会儿才能活动自如。肖奶奶一开始并没有太在意，以为只是年纪大了、关节老化的结果。

然而，没过多久，关节肿痛的症状逐渐加重，已明显影响她的日常生活。肖奶奶不得不去药店买一些药，她听了店主的推荐，购买了一种风湿膏药，并按店主的指导将膏药贴在关节疼痛的部位，几次用下来，确实感到疼痛有所缓解。

但是好景不长，贴膏药逐渐不能改善双手和肩膀的疼痛，而且脚踝也开始肿痛。此外，节俭的肖奶奶将一剂膏药连续贴了3天，贴膏药的部位开始发红、发痒，还出现了一些小水疱。

肖奶奶的女儿得知母亲关节痛的症状后，陪伴她来到城里的医院。接诊的金医生在询问病情和体检后，让她进行抽血化验和X线检查。检查结果出来后，医生告诉肖奶奶她得的是类风湿关节炎。这是一种慢性自身免疫性疾病，目前还没有根治的方法，但可通过规范的药物和辅助理疗来控制症状。金医生给肖奶奶开了口服药物，并嘱咐她要定期复诊，同时建议她要进行适当的关节康复锻炼。肖奶奶贴膏药部位的皮肤可能出现了过敏或者因单剂膏药使用过久产生的刺激性皮炎，需停止使用。肖奶奶遵照医生的嘱咐治疗，一段时间后，她关节痛的症状得到明显缓解。

在就诊中，医生还告诉肖奶奶类风湿关节炎需要综合治疗，不能仅仅依靠止痛药或者膏药。综合治疗包括药物治疗阻止关节破坏，物理治疗、康复锻炼改善关节功能等多个方面。医生告诉肖奶奶，膏药作为中医的外治法之一，具有悠久的历史和独特的理论体系，是一种很好的辅助治疗手段，可以帮助缓解症状，但类风湿关节炎作为全身的系统性疾病，绝不能仅仅依赖膏药。膏药也需要正确使用以避免不良反应。

科普问答时间

1. 如何正确通过中西医结合治疗类风湿关节炎？

传统中医学是一个宝库，几千年来中华民族积累了大量治疗的经验，主要包括中医内治、中医外治、穴位敷贴、中药热敷及中药足浴等手段。但患病时一定要寻求正规治疗，由专科医师根据病情，给出个体化的方案并随疾病变化动态调整治疗措施。切忌自行购买偏方、土药、止痛药进行治疗。缓解症状并不一定能阻止关节破坏，规范治疗极其重要。

2. 医师开具膏药后，应该如何正确使用？

（1）使用膏药前，应先清洁患处皮肤，以免影响药物的吸收。

（2）贴敷膏药时要平整、牢固，避免移位或脱落。

（3）单剂膏药使用最长不超过 24 小时。

3. 使用膏药过程中应该注意哪些皮肤不良反应？

出现皮肤起风团、水疱、瘙痒及红肿等不良反应，应立即停止使用，并咨询医生。

吃药还是打针：治疗类风湿关节炎的生物制剂

张阿姨原本是一位勤俭持家的包装厂工人，今年 43 岁。由于近年来工厂生意一直不温不火，厂里陆陆续续辞退了一些临时工人；去年工厂倒闭，张阿姨无奈下岗回家。面对家庭的生活压力，下岗的张阿姨满脸愁容、忧心忡忡。但生性乐观的她并没有一蹶不振，而是积极地寻找一切可能的就业机会。不久，在邻居的介绍下，她居家做起了手工活儿。有了以前包装厂包装的经验，做起手工活儿来，张阿姨得心应手，每天都能赚到百八十块钱。生活渐渐有了起色，张阿姨脸上的笑容又回来了。可是，不知什么时候开始，她的笑容中夹杂着一丝忧愁。原来半年前她开始出现双手指关节疼痛，尤其是早晨，手指僵硬特别明显，需要活动好一会儿才能握紧拳头。起初她并不在意，以为是手工活儿干多了引起的，把手上的活儿分了一部分给了邻居。可是后来天气慢慢转暖，张阿姨的关节痛非但没有好转，反而越来越严重，还逐渐影响手腕、手肘、肩膀及膝盖等多处关节，疼痛明显时关节也有肿胀。“不会得了风湿病了吧？”张阿姨心里犯嘀咕，于是来到市里面的大医院做检查。果不其然，经过一系列查血化验后，张阿姨被正式确诊为“类风湿关节炎”。医生说需要吃药，还可以打针，但不同的治疗方案在疗效和费用上会有差别。张阿姨一下子也拿不定主意，回家后到处打听怎么治疗这个毛病更好。街坊邻居听说此事，纷纷开始出谋划策。陈阿姨说：“吃中药吧，西药伤肝、伤胃，别吃出其他毛病来。”赵阿姨说：“千万不要吃药，反正也治不好，试试艾灸、理疗，也没副作用。”李叔叔说：“打针吧，听说现在有种生物针，就是有点贵，可以治断根呢。”

公说公有理，婆说婆有理。治疗类风湿关节炎，“吃药”和“打针”到底哪个好呢？张阿姨听了街坊邻居的分析，反而更不知道怎么选择了。她于是再次来到风湿科门诊，征求医生的专业意见。医生听完张阿姨的困惑，笑着说，选择“吃药”还是“打针”，不单是钱的问题，还需要综合评估病情后由医患双方共同决定。不要盲目听信他人建议，寻求正规风湿免疫科医生的帮助、制定适合自己的治疗方案才是正确的选择。

科普问答时间

1. 类风湿关节炎反正治不好，为什么还要治疗？

类风湿关节炎是一种常见的风湿性疾病，持续的滑膜炎会引起软骨和骨的破坏，最终导致关节畸形和功能丧失，而且可能导致多种并发症。如果不治疗，随着病程的延长，患者的致残率将会升高。因此，虽然类风湿关节炎是一种慢性疾病，不能根治，但可以通过规范治疗来控制疾病进展、降低致残率、改善患者的生活质量。

2. 类风湿关节炎治疗药物有哪些？

类风湿关节炎的治疗主要依赖药物。改善病情的抗风湿药物可以有效控制或延缓疾病的发展，是治疗最关键的药物，主要包括传统合成抗风湿药、生物制剂和靶向合成抗风湿药。要针对患者的不同情况选择不同的治疗方案。

3. “吃药”吃的是什么药？有什么副作用？

“吃药”一般就是指传统合成抗风湿药，也叫作慢作用药物，顾名思义，这些药物起效比较慢，需 1～3 个月，比如甲氨蝶呤、来氟米特、柳氮磺吡啶等。由于它们起效较慢，所以患者在治疗初期需要联合消炎止痛药或者小剂量糖皮质激素作为桥接治疗。在用药过程中需要密切关注药物副作用，定期监测血常规及肝肾功能等。

目前，随着医学技术的进步，口服的抗风湿药物中，也存在一类小分子靶向治疗化学合成类药物。他们通过抑制类风湿关节炎发病过程中的关键炎症通路起效，如酪氨酸激酶抑制剂，临床上应用托法替布、巴瑞替尼、乌帕替尼等药物控制类风湿关节炎的病情进展，其起效快、作用强，可联合传统类抗风湿药物或单独应用。

4. “打针”打的是什么针？有什么副作用？

所谓“生物针”一般指注射用的生物制剂。常用的注射用的生物制剂有抗肿瘤坏死因子拮抗剂依那西普、阿达木单抗、英夫利西单抗等，白细胞介素-6（IL-6）受体拮抗剂托珠单抗，T细胞共刺激信号调节剂阿巴西普，抗CD20单抗利妥昔单抗等。还有一类新型药物——靶向合成的抗风湿药，即JAK抑制剂包括托法替布、巴瑞替尼和乌帕替尼等，虽然是口服剂型，但与生物制剂相似，可快速缓解类风湿关节炎病情。生物制剂和JAK抑制剂虽然价格比传统药物昂贵，但可以抑制类风湿性关节炎的核心致炎因子，具有“快、准、强”的优点，而且与口服慢作用药物相比，对胃肠道、肝肾功能的副作用要小得多。不过，并不是所有人都适合使用这类药物，只有当类风湿关节炎疾病活动度高，使用传统合成抗风湿药疗效不佳，且排除肿瘤、乙型肝炎、结核等感染后，才考虑使用。同样，在用药过程中，也需要定期复查血常规、肝肾功能。

生个健康宝宝：类风湿关节炎与妊娠

我是90后，一直以来都过着平凡而幸福的生活。在恰当的年龄遇到了恰当的爱情，与心爱的人携手步入了婚姻的殿堂。我一直梦想着有一个温馨的家和一个可爱的宝宝。在婆婆的殷切期望下，我和老公开始积极备孕，期待着新生命的降临。然而在备孕期间，我出现了不明原因的关节疼痛、晨僵。当被诊断为类风湿关节炎时，我的世界仿佛瞬间崩塌，一切美好都变得遥不可及。

因为我的小姨就患有类风湿关节炎，所以我深知这是一种慢性疾病，需要长期治疗和管理，也知道只要积极治疗多数情况下可以控制，并不会太多地影响我的工作和生活。但治疗药物可能对胎儿产生副作用，同时这个疾病也有遗传给下一代的风险。这些担忧让我和老公陷入了困境，我们害怕药物的副作用，害怕遗传给宝宝。原本善解人意的婆婆也变得焦虑不安，她担心孙儿的健康，更担心这个疾病会影响家族的未来。她开始变得不可理喻，整天找我吵架，甚至想让她儿子和我离婚，原本和睦的家庭变得风雨飘摇。

还好我的老公给了我足够的底气，一直不离不弃。他告诉我，即使真的无法生育自己的孩子，我们还有对方，还可以领养孩子。他鼓励我一定要积极治疗，早日恢复健康。我的小姨也深知我此时的痛苦，特别是从确诊疾病到接受疾病的过程，她用她的亲身经历不断地开导我，并把她的主治医生金医生介绍给了我。

初次与金医生见面，与我想象中风湿病大专家形象大相径庭。她个子不高、戴着一个黑色眼镜，看上去也就四十出头，特别年轻；说话也轻轻的，总带着笑意，给人很温和的感觉。她耐心地听我诉说我的担忧和困惑，然后坚定地告诉我："别担心，这个疾病遗传性相对较低，虽然理论上有 50% 的概率携带 RA 风险基因，但它的发生还需要其他因素的参与，即使你的孩子携带风险基因也不一定发病。一般来说，类风湿关节炎患者一级亲属的发病风险为 2% ~ 5%。而且退一万步讲，即使得了这个疾病，如果好好治疗，就像你的小姨一样，不是也控制得很好吗？也就比别人多吃了几颗药而已了。”听了金医生的话，我和老公瞬间觉得轻松了不少。小姨接着问金医生：“金主任，我外甥女年龄也不小了，她婆婆也整天盼孙子，一边得看病吃药，一边又迫切希望早点怀孕，又担心药物副作用对小孩有影响，真不知道咋办了？”金医生扶了扶眼镜，不紧不慢地回答道：“现在治疗类风湿关节炎的药物非常多，除了甲氨蝶呤、来氟米特等对妊娠有影响的药外，还有对妊娠影响不大的药物如激素、羟氯喹及部分生物制剂。如果怀孕需求迫切，我们可以选用这些影响不大的药物。只要在专业医生的指导下进行治疗和管理，生育健康的宝宝是完全有可能的。”后面金医生针对我的情况，给出了一些建议。还向我们介绍了许多成功案例，让我和我老公看到了希望。

接下来的日子，在金医生的建议下，我开始进行类风湿关节炎的规范治疗。同时，金医生也向我们详细介绍了如何在妊娠期间安全地使用药物，以及如何通过合理的孕期管理和保健，确保母婴健康。经过一段时间的治疗，我的类风湿关节炎得到了有效的控制，并在半年后成功地怀上了宝宝。这个消息让全家人欣喜若狂，婆婆的担忧也慢慢消散。

在孕期，我严格遵守医生的建议，定期进行检查，保持健康的生活方式。在金医生的精心指导下，顺利地度过了妊娠期，最终生下了一个健康、活泼的宝宝。这个宝宝的到来，为我们的家庭带来了无尽的喜悦和幸福。

婆婆见证了这一切，她看到了我和老公坚定的感情，看到了我们的坚韧和毅力，也看到了医生的专业和用心。她明白了，虽然类风湿关节炎是一个需要长期管理的疾病，但只要有了正确的知识和方法，这个疾病就不会成为孕育新生命的阻碍。善解人意的婆婆又回来了，她尽心尽力地照顾着我的身体和情绪，帮助我更好地适应母亲的角色。同时，她也尽自己所能地照顾宝宝，确保他健康成长。我们的家庭逐渐恢复了往日的和谐与幸福。我们全家由衷地感激金医生的帮助和支持，是她让一切美好回归我们的生活。希望通过分享我的故事，给正在备孕的类风湿关节炎的姐妹们带去信心。类风湿关节炎虽然可能给妊娠带来一定的挑战和风险，但只要有了正确的知识和方法，我们完全有可能生下一个健康、快乐的宝宝。让我们一起努力，为健康宝宝的诞生而努力！

科普问答时间

1. 妈妈是类风湿关节炎患者，孩子一定会得这个病吗？

不一定。类风湿关节炎是一种具有遗传倾向的疾病，但它并不是一种完全遗传性的疾病。即使母亲患有类风湿关节炎，孩子也不一定会得这种病。类风湿关节炎的遗传易感基因包括 HLA-DR4 等，但并不是所有携带这种基因的人都会发病。类风湿关节炎的发病由遗传、感染、免疫等多个因素相互作用。根据研究报道，同卵双胞胎若其中之一患类风湿关节炎，另一位患病概率为 12% ~ 15%；异卵双胞胎若其中之一患类风湿关节炎，另一位患病概率为 2% ~ 5%，与其他一级亲属患病风险相似。因此，如果母亲是类风湿关节炎患者，孩子确实有一定的风险也会患类风湿关节炎，但发生风险相对较低。建议定期进行健康检查，并遵循医生的治疗建议，以尽可能减少发病风险。

2. 患类风湿关节炎会不会引起不孕?

类风湿关节炎不会导致女性患者不孕，且孕妇的自发性流产、早产和新生儿异常的发生率均无增加，但类风湿关节炎可导致妇女受孕能力下降、受孕时间延迟。病因可能是疾病导致患者排卵、输卵管运输、受精卵着床和植入等方面的异常，并可能有精子抗体产生和孕酮分泌的不足。同时，类风湿关节炎患者由于心理因素等方面的原因可导致下丘脑 - 垂体 - 性腺轴功能发生紊乱，关节疼痛可导致性生活频次的下降，也可能导致受孕机会的减少。因此，选择合适的时机，调整好心态，联合妇产科调理激素水平，有助于增加受孕成功率。

3. 类风湿关节炎患者怀孕前需要做哪些准备?

首先，在怀孕前需咨询专业医生或风湿病专家。医生评估病情后可提供关于怀孕的建议，并讨论治疗方案。在怀孕前，尽量使病情处于稳定或缓解状态。某些药物可能对胎儿有害，需要在医生的指导下调整药物使用，特别是一些需停药较长时间的妊娠禁忌药物，从而确保胎儿的安全。其次，需保持均衡的饮食，确保摄入足够的营养，包括蛋白质、维生素和矿物质。保持健康的生活方式，戒烟、戒酒，避免过度劳累和不良生活习惯。再次，考虑到妊娠对病情的不确定性及使用药物的限制性，患者需做好足够的心理建设，与伴侣、家人和朋友分享担忧，寻求他们的支持和理解。最后，定期产检尤为重要，这可以确保母婴的健康状况得到及时监测和处理。

4. 类风湿关节炎患者妊娠期间出现病情加重，能“熬”过来吗？

一般情况下，在妊娠期间类风湿关节炎患者的关节肿痛、晨僵、乏力等症状会明显减轻，缓解率为 54%～90%。但是仍有小部分患者的症状会保持不变或加重。有些准妈妈为了胎儿的健康，拒绝使用任何药物，采用“熬”的方式。事实上，这样伟大的“母爱”对母体伤害巨大，对胎儿也未必有好处。病情控制不佳的孕妇生出低体重新生儿的概率要远远大于那些病情控制良好的孕妇。而且在 2016 年英国风湿病协会推荐的围产期用药指南中明确指出，妊娠期女性使用小剂量激素、羟氯喹、硫唑嘌呤及在合适时机使用生物制剂如英夫利西单抗、阿达木单抗、依那西普及赛妥珠单抗等药物，被认为对胎儿及母体的伤害风险低。因此，切勿放大药物副作用，应在风湿科及妇科医生的指导下，严密检测，遵从医嘱用药，可保母子平安。

小娃娃也会得风湿病：幼年特发性关节炎

孩子是国家的未来和家庭的希望，孩子的健康备受大家的关注。蹦蹦跳跳是孩子们的天性，他们通过这种方式来感知世界并表达自己的情感，促进骨骼肌肉的生长发育。如果有一天，孩子和你说关节痛、眼睛不适，你会怎么做呢？

浩浩今年 7 岁，刚上小学一年级，是个活泼机灵的孩子，喜欢运动，放学回家就上蹿下跳，不停歇。最近半年，浩浩老说自己晚上会四肢疼痛，妈妈给他全身检查了一下，发现手脚关节都好好的，不红不肿，按摩几下或者热敷症状也会有所好转，就以为是孩子白天玩累了，没当回事；后来妈妈听朋友说，孩子可能是"生长痛"——缺钙，就去买了钙片，但效果不好。最近这两个月，浩浩的症状越来越明显，早上不想起床，写作业时说手痛，没走几步路就喊脚痛，妈妈一度以为浩浩"装病"不想去学校上课，还批评了他。直到这些天，妈妈给浩浩洗澡时发现他的手腕、膝盖以及脚踝都有点肿，就把他带去了医院，做了相关检查，才知道浩浩并不是"生长痛"或厌学，而是得了一种叫作"幼年特发性关节炎"的慢性关节炎。

张望今年初二，学习成绩优异，平时勤奋好学，每天都学习到很晚才休息。3 个月前，他的眼睛莫名发红，看东西不清楚，以为是用眼过度，就自己买了眼药水滴，眼睛发红的症状是好起来了，但是视力下降比较明显，他和妈妈说可能近视加重了，就一起去了眼科，眼科医生检查后发现孩子得了"虹膜睫状体炎"，给他开了眼药水，同时建议去儿童风湿科看看，排除下风湿方面疾病。在风湿科，医生详细询问了病情发现，张望最近这段时间坐久了、站久了或者早上起床时还会感觉到臀部酸痛，活动一下能好起来，有时候还会脚后跟痛，一直以为太劳累，平时缺少锻炼，就没当回事。经过一系列检查，张望最终被诊断为"幼年特发性关节炎"，随后开始正规的药物治疗，病情得到了控制，视力也得到了恢复。

由此可见，风湿病并不是成年人或者老年人的"专属"，小孩子也会得。孩子如果出现关节疼痛，一定要密切关注、理性对待，不能简单认为是"生长痛"、运动过度甚至孩子在

“装病”，必要时尽早专科就诊，以免耽误病情，让孩子们可以拥有蹦蹦跳跳的美好童年时光！

科普问答时间

1. 什么是“生长痛”？

“生长痛”在孩童阶段比较常见，它是儿童在生长发育时期特有的一种生理现象，多见于3～12岁生长发育正常的儿童，主要症状为下肢疼痛，呈间歇性，尤以膝关节周围和小腿前侧为重，通常出现在午后或夜间，疼痛反复发作，又可自行缓解，间歇期一切正常，一般不会出现关节红肿、压痛，也不影响日常活动，不需要特殊治疗。但是，像浩浩这样，关节症状进行性加重，后续又出现了多关节肿胀，不是“生长痛”的表现，需要警惕关节炎可能，比如“幼年特发性关节炎”。

2. 什么是“幼年特发性关节炎”？

幼年特发性关节炎，是在儿童或青少年时期（< 16周岁）发生的以慢性关节炎（病程> 6周）为主要特征的疾病，是最常见的儿童风湿病之一，发病率大概为1/1 000，之所以叫“特发”，是因为还需要完成相关检查、排除一些可引起类似关节炎的其他疾病。它并不单单是“关节炎”，更是一种全身性疾病，还可以出现关节之外的损害，像张望小朋友就出现了眼睛问题；另外，还可以出现发热、皮疹，还可能累及心脏、肝脏等其他脏器，是造成儿童时期残疾和失明的重要病因。因为普通百姓对它的认知度并不高，早期很容易被认为是“生长痛”或运动过度等，以致延误了治疗。

3. 如何早期识别“幼年特发性关节炎”？

如果出现下列情况，建议尽早就医。

（1）关节炎：出现多个关节疼痛，症状持续不缓解，或孩子表现为走路姿势异常，部分可出现关节红肿，特别是病程超过 6 周。

（2）晨僵：早晨睡醒后出现关节僵硬不灵活。

（3）发热：反复发热，且原因不明确，抗生素治疗效果不理想。

（4）皮疹：发热时出现，退热后减轻或消失，呈淡红色斑丘疹或荨麻疹样皮疹，可见于身体任何部位，以胸部和四肢近端多见。

（5）反复眼炎：眼睛发红、视力下降，特别是眼科检查考虑虹膜睫状体炎。

4. 得了“幼年特发性关节炎”该怎么办？

一旦确诊为幼年特发性关节炎后，就需要到风湿免疫专科接受正规的诊治，要相信医学和科学，千万不要听信偏方，以免延误诊治，导致不良后果。临床中主要治疗药物包括：非甾体抗炎药、糖皮质激素、生物制剂（IL-1 受体拮抗剂、IL-6 受体拮抗剂、肿瘤坏死因子 -α 拮抗剂）和化学合成类的改善病情的抗风湿药物等，需要专科医生全面评估患儿病情后才能出具合理的个体化治疗方案，且需要根据病情及时调整。另外，因患儿发病年龄小，且病情反复发作，孩子和家属往往容易心理压力大，不利于疾病的治疗与康复，因此，可以进行适当的心理干预，包括调节自我情绪，树立战胜疾病的信心，以利于疾病诊治及恢复。

停药的故事：类风湿关节炎的停药指导

“反正吃药也不能断根儿，我就不吃药了。”可是不治疗类风湿性关节炎的后果，你真的能接受吗？

我站在交管所体检处的角落，揣着手瑟瑟缩缩地看着别人快速地通过了体检。要换驾照体检了，内心满满的都是忐忑不安，我那鸡爪似的手一旦被发现，交警也许就会认定我不再适合开车，驾照就得被收回。汽车是我每天最依赖的交通工具，关节怕冷的我没法骑电瓶车和自行车，走路和公交又实在不方便。每天我必须开车接送小孩上学、放学，自己也要横跨半个市区去上班。没有家里老人帮忙，老公工作比我的还忙，都不能帮我通勤，离开汽车我简直会成为半个废人，不光上班不方便，连孩子的学习都受影响。夜半梦回，我百思不得其解，为什么偏偏选中我得了类风湿关节炎这样的不死的癌症，为什么跟我差不多年纪的类风湿关节炎病人大部分手都好好的，最多肿一肿、痛一痛，而我怎么早早关节就变了形。

我作为一个类风湿关节炎患者，最初的症状只是手关节疼痛，偶尔关节会肿，自己熬几天，膏药贴一贴，关节的肿痛就会消失。我觉得应该是上班跟家务太辛苦导致的，并不认为自己有什么大问题，但在闺蜜的催促下，我还是去医院做了相关检查，类风湿因子与抗环瓜氨酸多肽抗体结果高出非常多，就此我被确诊了类风湿关节炎。在经过 3 个月的甲氨蝶呤以及羟氯喹治疗后，肿痛的关节都好了。我想着反正吃药也不能断根，药吃多了又容易有副作用，就把所有药都停了。仅仅过了

3个月，全身很多关节都肿胀疼痛得厉害，完全没办法拧毛巾、梳头，甚至拿筷子吃饭都成了特别艰难的事，晚上痛得觉都睡不着，好几个手指也都变形了，变成了鸡爪似的。

这时候我才意识到可能是类风湿关节炎全面暴发了，我重新来到医院，金医生告诉我擅自停药后果很严重，可能出现病情快速的进展，而且需要花费更大的代价控制病情。我重新开始了用药，原来的甲氨蝶呤以及羟氯喹对我仿佛失去了作用，兜兜转转，花了更多钱，打上了半个月1次的生物制剂阿达木单抗。终于关节慢慢地不痛了，肿胀也退了，但是我变形的关节却再也回不去了，复发后遭受的额外痛苦，为此花费的时间、金钱都不少。担心可能的副作用，想少用点药，结果反而需要更多、更贵的药，真是做了一笔大大吃亏的买卖。面对着鸡爪一样的手，我真的后悔了，可是世上没有后悔药，如果有再来一次的机会，我一定不会选择停药。

科普问答时间

1. 类风湿关节炎患者随意停药可能出现哪些危害?

类风湿关节炎是一种以关节软骨侵蚀为主要表现的全身性自身免疫性疾病。增生的炎症组织会破坏关节和关节周围组织，引起关节畸形和功能障碍。类风湿关节炎并不能完全治愈，需要长期控制，实现临床缓解或更低的疾病活动度，减少残疾发生，改善患者的生活质量。停药可能出现病情复发，引起严重的关节疼痛、变形，此外还会出现肺、肾、血液等其他系统损害。病情一旦复发，再次达到缓解的难度就会大大增加。

2. 类风湿关节炎患者可以停药吗？

类风湿关节炎患者可能同时服用多种药物，随着病情好转可以逐渐减药。病情得到控制的类风湿关节炎患者应在3个月内停用糖皮质激素，之后，在继续维持传统合成抗风湿药治疗的前提下，对已经维持达标状态至少6个月的患者可逐渐减停靶向药物，此后仍处于持续临床缓解者，可考虑减量传统合成抗风湿药，但需严密监测，谨防复发。鉴于类风湿关节炎是一种慢性疾病，不建议停用传统合成抗风湿药。

3. 类风湿关节炎患者减药时需要注意什么？

即使减药，患者在日常生活中仍然需要注意进行生活调理。即便满足达标治疗的标准，也并不意味着患者就能够自行停用药物，仍旧需要坚持随访复查，由风湿免疫专科医生根据具体情况进行用药调整，避免减药过快发生病情的反复。总之，类风湿关节炎治疗是个长期的过程，治疗方案应当根据病情变化进行调整，治疗方案包括药物的使用及减停均需要在全面的评估考量下由医生跟患者协商决定，持续保持病情缓解或低疾病活动，提高患者的生活质量才是治疗的终极目标。

远方的风景：类风湿关节炎的随诊

“金医生，你赶紧说说我妈吧，我真的快要被她气死了！”未见其人已闻其声，而这声音，是我非常熟悉的。果然，一抬头，映入眼帘的是气呼呼的小林和紧跟她身后的徐大姐。徐大姐局促不安，低着头像做错事的孩子，看到这一幕，我也愣了一下，因为第一次见到如此情绪失控的小林。作为医生，见过太多的人情冷暖，所以，总会偏爱和关注那种温暖孝顺的子女，比如小林。

徐大姐是1年多前被确诊为类风湿关节炎的，她是我比较喜欢的那种患者，积极配合治疗，又按时复诊。我对小林的印象也很好，她是个温婉的女孩子，对妈妈很好，每次来都会很详细地和我沟通她妈妈的病情和用药情况，很上心，所以在她的照顾下，徐大姐的病情一直控制得不错。“这是怎么了？”我问。小林生气地说：“金医生，你问我妈吧，我被气得不想说话！”我看向徐大姐，她吞吞吐吐地说：“我把药停了……”这么一说，我才意识到确实有一小阵子没见着她俩了。小林说：“我出差3个月，昨天回家发现我妈的手又肿了，吃饭时筷子都拿不太稳。问了才知道，她最近把药全停了，也不来看病，天天下地干活，每次打电话，都骗我说身体好着呢，也有按时吃着药，没不舒服，结果……你说气不气人！”徐大姐有点难为情，说“金医生，这半年来，我的关节都没痛过了，就以为病好全了，最近村里聊天唠嗑，有人告诉我这些药都很毒的，吃多了伤肝伤肾，还容易得癌症，我就偷偷停了。这阵子农忙，在家也闲不住，就和她爸去地里干了点活，没想到关节又肿痛了，我也不敢和小林说，怕她在外面担心，所以……”

小林又气又恼，说：“金医生，你可要好好说教一下我妈，省得她以后又不听话。另外，能和我说说类风湿关节炎平时需要注意哪些事情吗？我也好盯着她一些！”“徐大姐，这次我非常支持小林，换我，也会很生气，不好好治疗的后果，就是又遭罪，还花钱，你说呢？”徐大姐也很后悔，连连称是。

人们总是向往远方，对类风湿关节炎的患者来讲，最好的远方就是疾病稳定，回归正常生活，而这一切，只能建立在规律随访的基础上。

科普问答时间

1. 类风湿关节炎患者的饮食需要注意哪些？

中国有句古话，“民以食为天”，“吃”一直是人们生活中比较关注和在意的，特别是生病的时候。大家经常在问，哪些东西能吃？哪些不能吃？其实，就类风湿关节炎这个疾病本身来说，没有禁忌的食物，但是要均衡饮食，可以吃些清淡、易消化的食物，适当多吃些新鲜的蔬菜、水果，补充优质蛋白质如牛奶、鸡蛋，少吃辛辣、腌制、油腻的食物，咖啡、饮料之类的也要尽量不吃，不喝酒、不抽烟。

2. 类风湿关节炎的穿衣住行以及锻炼需要注意哪些？

关于穿着，患者平时可以选择舒适和保暖的衣物、鞋袜，尽量不受凉。居住环境清洁安静，通风向阳，保持室内空气新鲜，被褥干燥，选择合适的枕头、床垫，睡觉姿势要以舒适为主。平时，患者要保持心情舒畅，摆正心态，不要紧张、焦虑。天气好的时候，可以选择夏季上午 9 ~ 11 时或冬季下午 3 ~ 5 时出门晒晒太阳，每次 10 ~ 30 分钟，顺带适当运动运动，锻炼一下身体。合理的运动锻炼可以防止肌肉萎缩和关节强直，是患者保持和恢复关节功能最基本、最有效的方法，比如做做简单的手指活动、上肢运动、打太极等，每次半小时为宜，切记不要运动过度。关节疼痛时，也可以适当进行热敷、理疗等。

3. 类风湿关节炎患者用药过程中需要注意哪些？

当确诊为类风湿关节炎后，要选择正规医院的风湿免疫专科随访、治疗。在治疗过程中，会涉及多种药物，一听到吃药，很多患者会排斥，担心药物的副作用。确实，俗话说“是药三分毒”，任何药物都可能存在不同程度的副作用或者不良反应，而药物也是“双刃剑”，只要合理、正确地使用，可以帮助我们战胜病痛、恢复健康。药物治疗，必须严格遵守医生的医嘱，不能自己随意增减药量或停换药物，也要清楚用药的时间、剂量、方法，要熟悉特殊药物的不良反应，定期复查血常规、尿常规和肝功能、肾功能等相关指标，以便医生更好地评估药物副作用及调整方案。同时，必须定期来专科门诊随访，我们建议可以固定 1 ~ 2 个医生作为长期主管医师，以便更好地掌握自身病情变化。

4. 类风湿关节炎患者治疗过程中需要多久复诊？

关于复诊时间，患者刚开始治疗或病情活动的时候，需要 2 ~ 4 周复诊 1 次；在病情好转但还没完全控制时，常规需要 1 ~ 3 个月复诊 1 次；当病情非常稳定短期内不需要调整药物时，也可以适当放宽到 3 ~ 6 个月复诊 1 次。特别要强调一下，任何时候，如果患者出现病情突然变化或者出现发热、咳嗽、腹泻等感染或其他特殊情况，需要及时回院就诊，千万不要耽误。

其实，类风湿关节炎并不可怕，它和“高血压”“糖尿病”一样，属于慢性疾病，虽然至今仍无法根治，但是只要患者充分认识、正确对待，进行合理、规范的诊治，做好日常的“自我管理”，就可以很好地控制疾病，减少并发症的产生或脏器损害。让我们一起为健康努力，争做自己的“主治医生”！

第三篇 逆袭的暖男：脊柱关节病

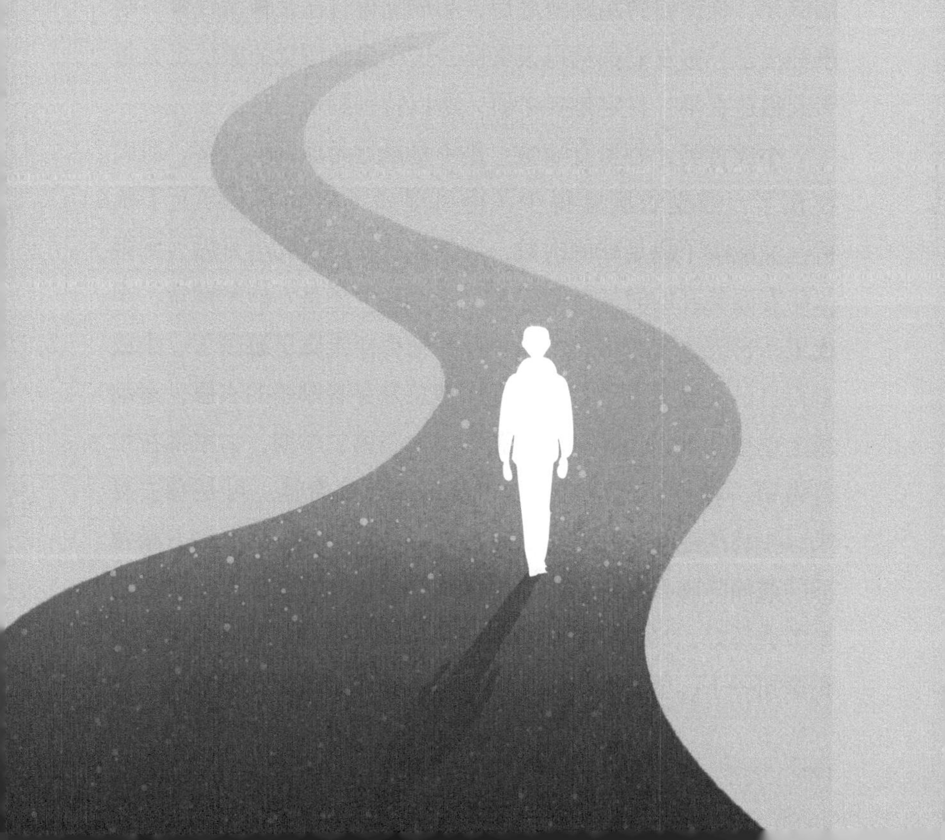

年轻小伙子的“肾虚”：强直性脊柱炎的早期表现

大学生小成年方 20 岁，阳光帅气，热爱运动，在足球场上青春飞扬，吸引着一众学姐学妹的目光。但小成这几个月一直有个难言之隐：每当他结束一天的学习和运动，倒头就睡着，可到了凌晨三四点，当室友们都沉浸在睡梦中时，他却会醒来，并且感觉腰背部非常不舒服，又僵又痛，翻个身都很困难，必须起来到宿舍楼走廊走上一圈才能回来继续睡觉。可睡到早上 6 点左右，就又腰酸背痛到躺不住，只能起床。洗完脸刷完牙，伸伸胳膊踢踢腿之后，小成觉得自己又神清气爽，啥事都没了。室友们都觉得很奇怪：这个爱睡懒觉的家伙怎么每天起得这么早？肯定是要考研，所以特别勤奋吧！

小成苦笑，心里直嘀咕：是不是最近足球踢得太多、肌肉拉伤了？或是衣服穿得少，得风湿病了？于是他穿上了秋裤，又减少了踢足球的次数，果然症状在持续几个月后，到第二年春暖花开的时候就减轻了，除了早上还是不能睡懒觉，半夜里不再需要起床像个幽魂一样在宿舍楼走廊里游荡了。小成觉得自己应该没事了，只是现在他总是穿着厚厚的衣服，运动场上也很少见到他帅气的身影了。大三第二学期，大家都在忙着考研、秋招，倒也没人觉得小成有什么奇怪。可是春去夏来，小成的症状又复发了，凌晨时分他又开始辗转反侧，腰背部的酸痛阵阵袭来，让他难以入眠。白天在教室坐着听课，前半节课还好，半小时后小成就会感觉腰酸难忍，只能在座位上稍微扭一下，坚持到下课。但是每当下课铃响起，小成却无法迅速起身，需要数分钟后他才能慢慢站起来。当座位处有电风扇或者空调吹着他的时候，腰背痛就会明显加重。为此，大夏天小成却每天穿着厚衣服。

1个月下来，由于病痛折磨严重影响睡眠，小成精神萎靡，学习成绩明显下降，差点挂科；人也瘦了一圈，足球也不踢了，对美食也没兴趣了，还特别怕冷，天天穿着厚外套，完全失去了以前青春阳光的形象。粗心的室友们终于发现了小成的异常，小成也向大家倾诉了自己的秘密和痛苦。4个化学系的男生一通网络搜索又经过激烈讨论后，得出了非常一致的结果：小成肾虚了！

小成在室友们的怂恿下，来到了中医科就诊。和蔼的中医科主任在听小成倾诉他的痛苦又进行号脉后，笑眯眯地跟他说："小伙子，你这不是肾虚，你该去风湿免疫科看看啦！"

小成抱着疑惑的心情到了风湿免疫科，接诊的张医生耐心听完他叙述病情后说："小伙子，不用担心，很多你这个年龄的年轻人以为腰背不舒服就是肾虚，其实你很可能只是得了强直性脊柱炎。"接受检查之后，张医生告诉小成："你的症状表现为非常典型的强直性脊柱炎。睡久了腰酸背痛，凌晨时分甚至可以痛醒；早晨起床前和久坐后也会出现腰背部僵硬、疼痛，但活动后能好转。以前强直性脊柱炎经常被误诊为腰椎间盘突出，其实腰肌劳损、腰椎间盘突出，症状表现均为活动后加重，睡觉、休息后能好转，跟我们的强直性脊柱炎正好相反。同时，你的强直性脊柱炎相关基因 *HLA-B27* 也是阳性的，骨盆磁共振成像也发现骶髂关节有炎症水肿的表现。但你不用担心，起病时间不长、程度不重，所以骨盆的骨质并没有被炎症破坏。根据典型的症状、*HLA-B27* 基因阳性和磁共振成像表现，可以诊断为早期强直性脊柱炎，只需要口服药物加上适当的功能锻炼。如果症状未好转，还可以选择新型的治疗药物，比如生物制剂，一定可以控制你的病情。”小成嗫嚅地问：“医生，我会驼背吗？我还能谈恋爱吗？”张医生笑着说：“以前由于检查方法少，大家对这个疾病的认知不足，也缺乏有效的治疗手段，确实导致一些重症的强直性脊柱炎患者驼背甚至残疾。但现在是21世纪，强直性脊柱炎已经成为一种轻症，虽然目前还无法根治，但及时诊断的话，完全可控可治。尤其是你现在处于早期，在规范治疗一段时间后，你就可以康复了，怎么会驼背呢？你可以继续踢足球，可以考研，也可以谈恋爱、结婚生子，二胎、三胎都没问题！”

小成脸红了，这半年来压在心里的大石头也终于放下了。当天晚上，他服用了张医生给他开的消炎镇痛药之后，一觉睡到天亮。渐渐地，足球场上又出现了小成矫健的身影，那个青春飞扬的小成终于回来了！

科普问答时间

1. 什么样的腰背痛要考虑强直性脊柱炎？

腰背痛是一种很常见的症状，普通人群发生率达80%。而以强直性脊柱炎为代表的炎性脊柱关节病导致的腰背痛很有特征性，一般发生在45岁之前，表现为腰背部或者臀部钝痛，较难明确具体定位，往往出现在半夜、早上起床前，伴有腰背部僵硬不适，称之为“晨僵”；这种症状在久坐或保持某一姿势时间比较久时也可出现或加重，休息不能好转，而热水浴、运动或体力劳动却可以缓解。总而言之就是越躺越痛，越动越舒服，称之为“炎性腰背痛”。与之区别的是“机械性腰背痛”，病因常见的有腰椎间盘突出、腰肌劳损甚至椎体骨折等，特点是越动越痛，睡觉或休息后好转。

2. 怀疑强直性脊柱炎，需要做哪些检查？

如果出现了上述的炎性腰背痛，或者症状虽然不典型但近亲属中有强直性脊柱炎患者，就应该及时到风湿免疫科就诊排查强直性脊柱炎。专业的风湿免疫科医生一般会根据不同病情开具不同的检查单，包括强直性脊柱炎的相关基因 *HLA-B27*、病情活动指标如血沉、C 反应蛋白、肿瘤坏死因子 -α、评估关节病变的 X 线、CT 或磁共振成像。还会包括一些常规检查比如血常规、尿常规、肝肾功能等评估患者的一般情况，为后续治疗做准备。根据这些检查结果，医生可以明确诊断、评估疾病程度和活动度，并制定合适的治疗方案。如果选择生物制剂治疗，则还需要排查各种感染（如结核、病毒性肝炎、梅毒、HIV 等）和肿瘤，完善肺部 CT 等检查。

3. X 线、CT 和 MRI，该怎么选？

如果是腰背痛出现时间不长的年轻患者，X 线和 CT 不一定能发现强直性脊柱炎的典型病变，需要做骶髂关节磁共振成像（MRI）或骨盆 MRI（包括骶髂关节和髋关节），有助于及时发现早期骨髓水肿（炎性）病变。而病史比较长，年龄偏大，或者已经表现为步态异常、弯腰受限甚至驼背的患者，则可以选择骶髂关节和脊柱 X 线检查，一般都可以为诊断提供充足的依据。部分患者根据 X 线表现尚无法明确强直性脊柱炎诊断，MRI 存在禁忌，或需要和致密性骨炎或其他骨破坏性疾病鉴别时，也可以选择CT检查。还有部分患者肠胀气明显，骶髂X线图像会受肠胀气干扰而显示不清，也可选择CT检查。

那些驼背的年轻人：强直性脊柱炎的晚期表现

我出生于1990年的浙东沿海城市，正赶上祖国经济发展的大好时代。虽然父母都只是普通工人，但作为独生子，我和同龄的孩子们一样，生活在一个衣食无忧的环境中。父母对我的要求就是好好读书、考上大学，成为一个体面的白领。尤其我的母亲，在生活上无微不至地照顾我，学习上则对我十分严厉。我没有辜负父母的期望，一直是乖孩子，中学考上了母亲看中的重点高中，大学又如愿考上名牌大学，计算机工程专业毕业后顺利回到家乡做了程序员。我的人生旅途至今可谓一帆风顺。接下来就该找个志同道合的姑娘谈恋爱，然后结婚生子，我自己也将成为天天督促孩子好好学习的那个普通的父亲。

我从来没有注意到，我的背一年比一年弯。每天久坐不动的工作令我的程序员同事们的背似乎都有一些弯，但大家都没有在意，还互相调侃说这是工伤。直到有一天，同事帮我介绍了一位美丽温柔的姑娘，我们约在咖啡馆见面。我只记得姑娘见我的一刹那似乎愣了一下，但接下来的聊天进行得很顺利，我们有很多的共同爱好。在无数次失败的相亲后，这一次我真的怦然心动了，感觉自己已经找到了期待已久的人生伴侣。回家后我心里一直喜滋滋的，脸上抑制不住的微笑令母亲也很开心，觉得这位姑娘无论家境、工作、外貌都特别适合我，她甚至已经开始憧憬含饴弄孙的美好晚年。直到我的介绍人同事打电话告诉我，姑娘拒绝了进一步的交往。我的心猛地沉了沉，追问同事能否告知原因。同事吞吞吐吐，犹豫半天后小声说："她说你是个驼背！"

我晴天霹雳一般愣在原地，"驼背"这个词在一瞬间把我的自尊击得粉碎！我跑到镜子前，第一次仔细审视了自己的体型，发现我的背确实比我的同事们更弯。我使劲儿直了直腰，但似乎改善不大，背没法再挺直。母亲不停抱怨那位姑娘："这女孩子真是不识货，我这么好的儿子，怎么会驼背！以后我们找个更好的，让她后悔去吧！"

看着狂躁的母亲，我心中一片悲凉，被心仪姑娘嫌弃的感觉太痛苦了！夜深人静之后，我偷偷在电脑里输入了"驼背是什么原因？"电脑里跳出来的答案里都写着同一个病——"强直性脊柱炎"。我这才想起来，从高二开始我就有睡到半夜里腰痛的问题，有时候早上起来翻身都有点困难，但那时候学业压力大，母亲天天逼着我做题到很晚，她觉得小孩子哪会腰痛？肯定是我找借口不想学习。这种不舒服的感觉时好时坏、时断时续，实在难受了就起来走一圈，还可以忍受。我怕母亲又说我是想偷懒，也没有再提，一晃这些年就这么过来了。难道我就是得了强直性脊柱炎？难道真的是这个病让我的背驼了？

一夜无眠，第二天我请假去了一家大医院的风湿免疫科，母亲坚持要陪我一起去。当风湿免疫科的李医生在电脑里打开我刚做的脊柱X线片子时，我注意到她的眉头皱了起来，表情也变得严肃。我感觉我的腿在发抖，脸上的汗止不住地往外冒。虽然我心里已经有了预感，但当李医生用沉重的语气说："小伙子，你的X线片显示你患有强直性脊柱炎，而且脊柱已经基本强直，是中后期表现，这也是导致你的背部弯曲的原因。如果是早期诊断、早期治疗的强直性脊柱炎患者是完全可以控制并避免脊柱强直的，但是很遗憾，你起病太久，来得太晚，目前的治疗手段已无法逆转强直的脊柱，手术也无法解决，所以只能尽量用药和功能锻炼来避免病情的进一步发展。"母亲当场就急了，几乎是嘶吼着质问李医生："你这是什么意思？我儿子从来没有痛过，为什么会得强直性脊柱炎？为什么会驼背？为什么就治不好了？"李医生看了母亲一眼，问我："小伙子，你回忆一下，这些年你有没有晚上腰背僵硬疼痛的感觉？"我失魂落魄地说："从高二就开始了，已经十多年了！"再后来，我恍恍惚惚地回到家，世界在我眼里一片灰蒙蒙，我感觉自己就像一只折断了翅膀的鸟儿，不知道未来的路在哪里。耳边回荡的是母亲歇斯底里的哭嚎声，和李医生耐心地解释以及叮嘱："小伙子，还是要规范治疗，千万注意不要摔跤，摔跤容易导致骨折……"

今天，在讲述这个经历的时候，我已经能够理性地面对我已经患上强直性脊柱炎十多年的现实，也接受了我的脊柱已经强直而我也确实已经驼背这个事实。在李医生的开导下，我觉得我的人生并没有失去希望，开始规律注射生物制剂治疗及功能锻炼，还学会了八段锦以保持脊柱功能，并且每周都抽时间去游泳。腰背痛已经很久没有来骚扰我的睡眠了，母亲的唠叨我也已经习惯。我相信，未来一定会有一位姑娘懂得我的心，不在意我的背，与我一起携手看尽这世间的繁华与沧桑。我也会成为一个希望孩子能好好学习的普通父亲，并且我一定会更加关心孩子的健康，让他牢牢记住：健康才是美好人生的基石！

科普问答时间

1. 强直性脊柱炎患者为什么会驼背？

强直性脊柱炎是导致中青年男性驼背的主要疾病，由于疾病累及脊柱椎体和韧带，如果疾病活动期炎症没有得到有效控制，就会导致脊柱出现异常，新骨形成、骨质增生，脊柱的韧带逐渐钙化。随着时间的推移和疾病的进展，导致从骶髂关节、腰椎、胸椎到颈椎逐渐进展的强直。原本有柔韧性和缓冲功能的脊柱丧失了生理曲度和活动度，变得像竹子一样，称之为“竹节样变”，也就逐渐变成了驼背。

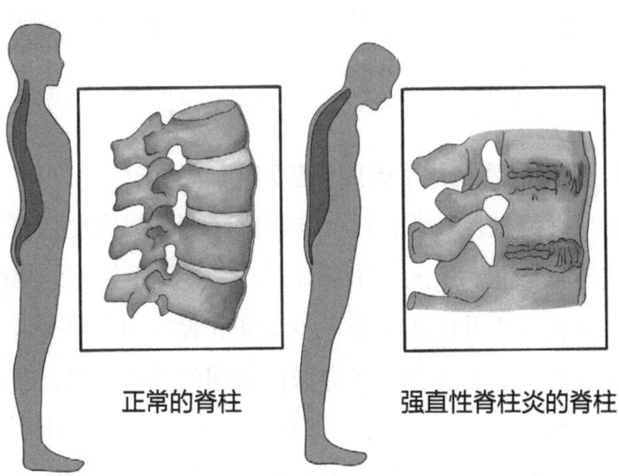

2. 患强直性脊柱炎一定会驼背吗?

不一定。强直性脊柱炎患者出现驼背的因素包括：男性、吸烟、发病年龄早等。最重要的是未及时规范治疗控制炎症，以及未规律进行功能锻炼。所以在出现腰背痛时及时就诊，早诊断、早治疗，保持规律的功能锻炼并戒烟，绝大部分患者可以避免脊柱强直和驼背，也可以避免骨质疏松、骨折等严重后果。

3. 强直性脊柱炎患者平时应该如何避免驼背?

诊断为强直性脊柱炎时，只要还没有出现驼背，经过风湿免疫科医生专业规范的诊治，绝大部分患者都可以避免驼背，但也需要患者一起努力。可以做的事情包括戒烟、终身保持规律的功能锻炼包括游泳、保健操、打太极或者八段锦等不剧烈但拉伸效果比较好的有氧运动。如果骨盆和脊柱没有严重的骨质破坏，可以进行多种运动。平时要避免长时间固定一个姿势，如开长途车、久坐不动、流水线工作等。伏案工作时应保持良好的坐姿，每个小时起来活动几分钟。夜间睡眠则建议低枕头，同时床垫不可过软。

4. 如果已经驼背了该如何应对?

如果已经出现驼背，提示脊柱已经部分或完全强直，并伴有骨质疏松，进入疾病的中后期阶段了。这个阶段，规范的治疗依然重要，是阻止强直进一步发展和骨折的重要手段。患者需要注意的依然是戒烟、终身保持规律的功能锻炼，但需要避免容易摔倒导致骨折的运动，如爬山、快跑、打球，也不建议进行高强度、力量型运动如在健身房撸铁等，更推荐进行游泳、跳保健操、散步、慢跑等跌倒风险小、骨折风险小的运动。此外，还需要进行抗骨质疏松治疗，包括补充钙片、喝牛奶和服用维生素 D，必要时服用双膦酸盐或地舒单抗等抗骨质疏松类药物的积极治疗。

“眼红”的帅哥：强直性脊柱炎的眼部病变

宁宁从小就是一个很讨人喜欢的男孩子，长得玉雪可爱，性格温和，见人就笑，是全家人的心头肉。渐渐长大的宁宁出落得越来越帅，身姿挺拔，大气温和，每天笑眯眯的，是老师眼里的好学生、同学们的好哥们儿。在家，宁宁会不厌其烦地教爷爷使用智能手机，会努力吃完奶奶不停夹到碗里的菜，会给妈妈捶背，也会耐心帮爸爸修电脑。家里因为有宁宁这个小暖男，常常洋溢着快乐的笑声。

天有不测风云，16 岁的宁宁生病了，两个眼睛轮流发红，严重的时候眼睛红得像兔子似的，畏光流泪，疼痛难忍，上课根本看不清黑板上的字。父母急得夜不能寐，带着他去眼科医院就诊，医生说是“葡萄膜炎”，又叫“虹膜睫状体炎”，需要注射剂量比较大的激素药物。每次发作，打针、吃药几周后确实就好了，但时隔几个月就会复发。眼科医生也很奇怪，觉得宁宁的葡萄膜炎比别人更容易复发。一年下来，宁宁变了，胖了很多，脸圆圆的，脖子粗粗的，脸上还长了很多痘痘。更麻烦的是宁宁的脾气变得十分暴躁，动不动就跟爸爸妈妈发火，有一次还跟同学打了一架，老师们觉得曾经那个帅气温和的大男孩一去不复返了。家人们也都小心翼翼地，生怕惹恼宁宁。宁宁自己也很痛苦，因为眼睛老是出问题，严重影响学习，成绩一落千丈，同学们还给他起了个外号叫“玉兔精”，心仪的女孩子也连看都不看他一眼，这些都让宁宁越来越自卑，也越来越烦躁易怒。这一年来，失眠也找上门来，还时不时腰痛，凌晨时分他经常会痛醒，折磨得他精神萎靡。大家感觉宁宁无论是外形还是性情都和生病之前大相径庭，同学们也渐渐疏远他。宁宁的话越来越少，学校成了他最害怕去的地方，甚至动了想退学的念头。心理医生说他已经有了轻度的抑郁症。爸妈急得长了好多白发，却不敢问宁宁到底是怎么了，怕宁宁又要大发雷霆。

当葡萄膜炎复发的时候，爸妈带他到综合性大医院去看。眼科的李主任听完宁宁的故事，若有所思地说：“这叫复发性葡萄膜炎，有一些比较难治的往往跟基因相关，我帮你查一下 *HLA-B27* 基因吧！”结果出来，*HLA-B27* 基因果然是阳性的！李主任请了风湿免疫科的王主任一起参与宁宁的治疗。王主任让宁宁做了一个骨盆磁共振成像检查，发现宁宁骨盆的骶髂关节确实存在炎症：“真相大白了！果然是强直性脊柱炎伴发的复发性葡萄膜炎啊！”看宁宁一家人一头雾水，王主任解释道：“*HLA-B27* 基因阳性的人，有一部分人会得强直性脊柱炎这个病，宁宁半夜腰背痛就是因为强直性脊柱炎的炎症在活动；有一部分人会得葡萄膜炎，而且容易反反复复发作；还有人会得炎症性肠病等。又有一些患者可以同时出现这两种或者3种表现，宁宁就是典型的强直性脊柱炎加复发性葡萄膜炎。不过不用担心，这两种病的病因是一致的，都可以用一种叫阿达木单抗的生物制剂治疗。宁宁这样的病情是符合医保的，费用不贵。在使用阿达木单抗治疗后，治疗葡萄膜炎的激素剂量和疗程都可以大幅度减少，甚至可以不使用激素。这样宁宁的脾气就会好起来，体重也会下降，也不会失眠了，还会变回帅哥的。”宁宁爸妈听得半懂不懂、将信将疑，但看着儿子被疾病折磨得完全像变了一个人，他们决定相信医生，试一试。

在接受阿达木单抗治疗半年后，宁宁的眼睛再也没有红过，一觉能睡到天亮，痘痘也消失了，体重也正常了，笑容又回到了宁宁恢复帅气的脸上。重拾自信的宁宁又和同学们一起活跃在操场上打球了。不过曾经心中的女神，宁宁好像也不那么在乎了。生活重新向宁宁递出了橄榄枝，曾经的烦恼就如一场烟雨，随着时光流逝消逝无踪。父母终于放下了心中的疑惑和担忧，家里也终于又弥漫了欢声笑语。再次复诊的时候，李主任和王主任告诉宁宁：葡萄膜炎已经好了，所幸没有留下后遗症；强直性脊柱炎也十分早期，因为及时发现及时治疗，没有出现骨质的破坏，都不会影响宁宁以后的生活和学习，也不会影响结婚生子和正常寿命。但强直性脊柱炎和葡萄膜炎在宁宁年轻的时候还是容易复发，所以阿达木单抗还要继续维持一段时间，会根据宁宁的具体评估情况，慢慢减量。宁宁开心地笑了，很有礼貌地告别了两位主任，满怀信心地投入了高考的准备中……

科普问答时间

1. 强直性脊柱炎和葡萄膜炎有什么关系？强直性脊柱炎患者一定会得葡萄膜炎吗？

葡萄膜炎是强直性脊柱炎最常见的关节外表现，有 25% ~ 30% 的患者会伴发葡萄膜炎，主要见于 *HLA-B27* 阳性的患者。

可以先有强直性脊柱炎再发葡萄膜炎，也可以以葡萄膜炎为首发症状，再出现强直性脊柱炎的症状。强直性脊柱炎和葡萄膜炎两种表现都存在的患者，两者病情活动也无明显关联，可以没有腰背痛发作而葡萄膜炎很严重，也可以腰背痛很严重而葡萄膜炎没有复发。但大部分强直性脊柱炎患者终身不出现葡萄膜炎。除了强直性脊柱炎，还有很多其他病因导致的葡萄膜炎，需要眼科医生鉴别明确。

2. 患上葡萄膜炎怎么办？

如果出现明显的眼红、畏光流泪，务必到眼科就诊。如果确诊为葡萄膜炎，建议筛查 *HLA-B27* 基因。如果 *HLA-B27* 基因阴性，也没有腰背痛症状，一般不考虑强直性脊柱炎所致葡萄膜炎，遵眼科专科医嘱治疗。如果基因 *HLA-B27* 阳性，则需要到风湿免疫科排查强直性脊柱炎。如果是已经明确的强直性脊柱炎患者发作葡萄膜炎，可以由风湿免疫科和眼科联合制定治疗方案。

3. 葡萄膜炎如何治疗？

如果不符合强直性脊柱炎诊断，则继续进行眼科治疗；如果同时诊断葡萄膜炎和强直性脊柱炎，且程度较重、病情活动，则建议进行肿瘤坏死因子 -α 单抗（主要包括有阿达木单抗、英夫利西单抗、戈利木单抗及培塞利珠单抗等）治疗，对葡萄膜炎和强直性脊柱炎均有效。部分患者虽然强直性脊柱炎不严重，但葡萄膜炎发作频繁，程度较重，或眼科治疗好转不明显，或激素减量复发，也是使用肿瘤坏死因子 -α 单抗治疗的指征。具体需眼科和风湿免疫科联合制定诊疗方案。

都是肠子惹的祸：炎性肠病性关节炎

温柔漂亮的文文大学毕业后成为一名幼儿园老师，她喜欢把脚趾涂上红红的蔻丹，穿上漂亮的凉鞋和裙子开开心心去上班。但是今年夏天，文文却一直穿着厚厚的运动鞋，有时候走路还一瘸一拐的。在男友小林的再三追问下，文文终于红着脸脱下了鞋子，只见她左脚的两个脚趾和右脚一个脚趾都又红又肿，像一根根短短的腊肠，碰一下就痛，但是其他脚趾却白白嫩嫩，完全正常。小林心疼之余也觉得好奇怪，赶紧带着文文去了骨科诊所，医生给她开了双氯芬酸二乙胺（扶他林），文文服用一段时间后，脚趾的肿痛确实好一些了。

一波未平一波又起，没多久文文的左眼突然又红又痛，无法正常看东西。文文赶紧去了眼科医院，医生说她得了葡萄膜炎，除了要进行眼睛局部治疗还要口服激素。经过眼科医师 1 个月的精心治疗，文文的眼睛终于好了，连脚趾也完全好了。文文好开心，幸亏夏天还没有结束，她终于又穿上了心爱的凉鞋，涂着蔻丹的 10 根脚趾沐浴在阳光下，显得特别好看。文文觉得网上说的果然是真的，今年本命年果然各种不顺、各种折腾，幸亏都过去了！

可是快乐的日子才过了 1 个月，一早醒来，文文感觉腰又僵又痛，需要缓一缓才能慢慢起床。起床后又急着上厕所，肚子不舒服，总是拉肚子。妈妈的唠叨又开始了：“谁让你晚上空调开到 18℃？谁让你天天吃冷饮？我看你都快得风湿病了！”文文赶紧逃离妈妈的循环唠叨，拎上包就上班去了。文文很喜欢自己的工作，白天和一群天真可爱的小娃娃玩游戏，腰也不痛了，就是一天得上好几趟厕所，每次都腹泻，体重也逐渐下降。妈妈的唠叨越来越频繁："你怎么这么瘦？让你不要减肥、不要减肥，都快瘦成纸片了！"小林也觉得文文太瘦了，体重已降到了 80 斤，脸色也没有以前红润，但是文文却没在意，她觉得现在的自己才真正成了当下流行的"白幼瘦"美女样式，再也不用身材焦虑了，什么裙子穿上都美美的！

夏去秋来，文文更瘦了，而让文文吓了一跳的是她发现自己腹痛之后拉了脓血便。文文心里开始打鼓，网上一查，说很可能是肠癌！文文赶紧挂了消化科的号，一进诊室，欲语泪先流，哽咽地说："医生，我可能快死了，我肯定得了肠癌了！"消化科丁主任看着又瘦又苍白的文文也吓了一跳，连忙为她安排了肠镜检查并亲自操作。肠镜下丁主任发现文文的结肠内壁有很多大小不等的溃疡，考虑炎症性肠病——溃疡性结肠炎。丁主任详细了解了文文这几个月的经历后，告诉她正是溃疡性结肠炎让她腹泻、吸收不良，消瘦并出现了贫血，还让她去风湿免疫科会诊一下。文文心想："风湿病？还真让我妈说中了！"风湿免疫科张主任听完文文的诉说，为文文开具了检查，结果显示文文的 *HLA-B27* 基因阳性。张主任看着电脑里文文的骨盆磁共振成像结果，指着她的关节炎症图像感慨道："你这些症状其实是一回事，都是肠子惹的祸啊！"

小林和文文一头雾水，这脚趾、眼睛、腰背和肠子风马牛不相及，为什么是一回事呢？张主任指着文文的肠镜报告说："这是典型的溃疡性结肠炎，和克罗恩病都属于炎症性肠病。而你的脚趾红肿叫腊肠趾，眼睛红叫葡萄膜炎，腰背痛叫中轴性关节炎，都是炎症性肠病最常见的肠外病变啊！”文文后悔莫及："那这真的是风湿病？真的是我空调开得太冷，冷饮吃得太多引起来的？”张主任又指着 *HLA-B27* 阳性的报告单解释："炎症性肠病一般都有遗传背景，除了 *HLA-B27* 基因比较常见外，还有 *NOD2* 基因、*IL-23R* 基因等等，但父母和子女不一定发病哦！带着致病基因的人如果出现了肠道菌群失调，或者遇上其他诱因，就会发病，当然具体病因现在还不是十分明确。这个跟空调开太冷或者吃冷饮关系不大，但是健康的生活方式对疾病控制还是有益的。”文文还是十分担忧，焦虑地看着张医生说："医生我这病能断根吗？听说风湿病都要用激素，那我会不会变成个大胖子？呜呜呜~那我怎么穿婚纱啊！”张主任哑然失笑，安慰文文说："不用担心，以前这个病确实非常棘手，很难治疗。但现在医学发展快，有很多新型的药物可以治疗你的病，虽然不能断根，但可以很好地控制和稳定病情，让你可以正常结婚、生孩子，也不需要使用激素。消化科丁主任已经和我商量过了，我们准备给你使用生物制剂阿达木单抗，既可以控制肠道的炎症，也可以治疗你的关节炎、腊肠趾，还可以减少葡萄膜炎的复发！”文文终于舒了一口气，开心地笑了。她其实没怎么听懂，但听明白了她最担心害怕的变胖变丑都不会发生，真是太好了！

经过一年的规范治疗，文文不腹泻了，脸色也红润了，体重也很标准了，脚趾再也没红肿过，眼睛也没有再红过，早上腰背也不痛了，她的本命年终于顺利度过了！经历了这么多，文文也明白了一直呵护她、关心她的小林是值得托付终身的，所以初夏的时候，她穿着心爱的高跟凉鞋和美丽的婚纱，嫁给了小林，从此幸福地生活在一起。

科普问答时间

1. 强直性脊柱炎和炎症性肠病有什么关系？强直性脊柱炎患者一定会得炎症性肠病吗？

炎症性肠病包括克罗恩病和溃疡性结肠炎，和强直性脊柱炎存在一定交叉，据报道有30%左右的强直性脊柱炎患者合并炎症性肠病，而大部分终身不得炎症性肠病；而炎症性肠病患者中10%~20%可以出现强直性脊柱炎的症状，可以累及四肢关节，也可以累及骶髂关节和脊柱，称为“肠病性关节炎”，和强直性脊柱炎、银屑病关节炎都隶属于血清阴性脊柱关节病系列。部分患者还可以合并虹膜炎即葡萄膜炎。

2. 怎样确定有没有并发炎症性肠病？

强直性脊柱炎的病情活动和炎症性肠病的病情活动不一定有关联性，所以即使没有关节痛和腰背痛，一旦出现典型的腹痛腹泻表现、严重时便中带脓血，都需要考虑伴发炎症性肠病。偶尔出现一次腹痛腹泻无须紧张，一般不考虑炎症性肠病，但如果反复频繁出现或者迁延不愈，就需要做肠镜明确。有经验的内镜医生凭肠镜所见结合病理，可以确诊炎症性肠病。

3. 强直性脊柱炎患者得了炎症性肠病该如何应对？

确诊炎症性肠病后，如果强直性脊柱炎病情稳定，也没有出现葡萄膜炎，则由消化科医生诊治为主，口服药包括激素、柳氮磺吡啶、美沙拉嗪及硫唑嘌呤等；如果常规治疗无效，或者病情较重、反复发作，或者同时合并关节症状或者葡萄膜炎，一般建议用生物制剂治疗，首选抗肿瘤坏死因子α单抗，目前常用的包括阿达木单抗、英夫利西单抗和戈利木单抗等，不推荐使用NSAIDs和其他类型的生物制剂。也可选择JAK抑制剂。具体需风湿免疫科和消化科、眼科协同制定个体化诊疗方案。

不可小觑的牛皮癣：银屑病关节炎

这两年，我过得很不好。

现在找工作太难了，我一个来自农村的普通大学毕业生，能有一份还算体面的工作实属不易，我不敢想象万一丢了工作，我年迈的父母沧桑的脸上该会浮现怎样的失望。我的部门经理是个女强人，严厉且严肃，说一不二，我们这些资历不深的员工见了她都两股战战。所以每天工作我都如履薄冰，起早贪黑，任劳任怨，生怕犯错误。而更痛苦的是，我得了“风湿性关节炎”，手关节、踝关节、腰……哪儿哪儿都痛，严重的时候还会肿，连走路、吃饭都受影响。尤其是晚上，疼痛经常折磨得我夜不能寐。我偷偷去了好几家医院，医生都说我的关节炎太奇怪了，是个“四不像”关节炎，有点儿像类风湿关节炎，有点儿像强直性脊柱炎，又有点儿像痛风，但是查了血又哪个都不符合，只能给我点儿止痛药吃。这些奇奇怪怪的病我也听不懂，很多时候止痛药也无法缓解我的痛。经朋友推荐我又去了中医诊所，吃了好几个月“秘方”，依旧没用。我逐渐丧失了信心，不想再折腾了，得过且过吧！

两年来，我忍受着关节炎的折磨，没敢跟公司领导和同事吐露一个字，没有请过一天病假。这种环境，谁敢让公司知道我是个病人，还是个疑难杂症？但是女朋友是瞒不住的，相处4年的女友能够体谅我，但她父母在得知我的情况后则以断绝亲子关系为要挟，坚决要求我们分手。女友顶不住父母的压力，终究跟我提了分手。分手是在一个细雨绵绵的冬夜，当我站在雨里目送着女友含着泪一步一回头地越走越远，最终消失在沉沉夜色中时，全世界的色彩瞬间消失。我一滴泪也没有掉，但我的心里大雨滂沱，我的眼里从此只剩下黑白两色。

关节炎却没有同情我，反而变得越来越严重，虽然我极力掩饰，终于那位严厉的部门经理还是注意到了我的异常：我拿着文件夹的手指末节又红又肿，就像台湾小香肠。那天我才发现，她严厉的外表下有一颗善良柔软的心。在详细问过我的情况后，她帮我联系了她认识的风湿免疫科主任医师，还安慰我："你平时的努力我都看在眼里，生病不是你的错，所以放心治病，不用担心工作的事！"在女友离我而去之后，我第一次感觉到人世间的温度，似乎我的人生还没有山穷水尽。

风湿免疫科的王主任也和以前的医生一样，觉得我的关节炎很奇怪，查了血常规、磁共振成像，还拉起了我的裤腿袖管检查，但除了"血沉、C反应蛋白"升高，啥都没发现。然后王主任问了我一句从来没人问我的话："你身上或者头上有没有出现过皮疹啊？"我很奇怪，王主任为什么问我这个？当时的我不知道，正是这句话逆转了我的人生。这两年我的头皮一直有一块硬币大小的皮疹，不痒也不痛，除了洗头的时候能感觉到它的存在，我平时也没关注。王主任听了，翻起头发仔细看了我头上的皮疹，又问了一句从没人问过的话："你家里亲属有没有人得牛皮癣的？”我说：“我母亲一直有牛皮癣，但这跟我的病有关系吗？”王主任恍然大悟道：“那我知道你是什么病了，但你还是得去一趟皮肤科找银屑病专家确诊一下。”我带着疑惑找到了银屑病专科门诊，皮肤科医生又是放大镜又是皮肤镜，还刮了刮我的头皮，最后明确告诉我：“你的确是银屑病，就是俗称的牛皮癣。”

王主任如释重负地说：“果然是银屑病关节炎啊，怪不得是个四不像！别小看这块小小的牛皮癣哦，正是它引起了你的关节炎。银屑病关节炎是一种非常特殊的关节炎，有一定遗传性。大部分病人都先有很明显的牛皮癣，而你这个牛皮癣不典型，又长得太隐蔽，所以大家都没有想到。还有部分病人先出现关节炎，过 1～2 年再出现牛皮癣的，真是考验我们医生啊！以前银屑病关节炎很难治疗，也非常容易导致关节畸形致残。但现在有很先进的靶向药物可以很好地治疗控制你的病，而且医保可以报销哦！”王主任的话为我灰暗的生活打开了一扇天窗，我心底重新燃起了对美好生活的渴望。经过一系列严格的筛查后，我开始服用一种叫乌帕替尼的药片。半月之后，我感觉我焕然新生，所有的疼痛都悄悄远离，浑身从未有过的轻松，世界在我眼里终于又恢复了缤纷的色彩。

现在我每天服用一粒乌帕替尼，定期去王主任那里复诊评估，睡得香，干得欢，头上的皮疹也悄悄消失了，我也有了新的女友。经理看着我神采飞扬的状态，笑了，我发现她的笑容原来是如此的温暖。朋友们，无论命运给了我们什么打击，请记住永远不要对她失去信心！山重水复疑无路之时，我们再坚持一下，咬紧牙关再坚持一下，或许在下一个转角处，就是柳暗花明又一村。

科普问答时间

1. 银屑病患者一定会得银屑病关节炎吗?

银屑病是常见的皮肤病，有一定遗传背景，部分患者有家族史。据不同文献报道，7%～42% 的银屑病患者病程中会出现关节炎。大部分关节炎出现在银屑病之后，比较容易诊断；也有部分可以先于皮疹发生，诊断有一定难度。绝大部分银屑病终身不出现银屑病关节炎。

2. 如何判断自己患上银屑病关节炎?

如果出现头皮、四肢、胸背部的典型皮疹，表面覆有鳞屑，就要怀疑银屑病，需请皮肤科明确诊断。部分患者没有典型的皮疹，但指 / 趾甲出现密集的点状凹陷，也需要怀疑银屑病。确诊银屑病之后，皮肤科医生会根据病情治疗。无论银屑病病情是否稳定，皮疹是多是少，一旦出现四肢关节肿痛、夜间腰背痛，就需要到风湿免疫科就诊。如果明确存在中轴关节炎（包括骶髂关节和脊柱）或炎性外周关节炎（包括四肢关节），就可以诊断为银屑病关节炎。

3. 银屑病关节炎怎么治疗?

银屑病关节炎是一种程度相对比较严重的慢性关节炎，需要长期治疗。传统治疗包括甲氨蝶呤、环孢素、雷公藤、消炎镇痛药等口服药物。进入 21 世纪之后，银屑病治疗领域涌现了很多有效安全的新药，主要包括：①生物制剂，如肿瘤坏死因子 -α 抑制剂（包括依那西普、阿达木单抗、戈利木单抗、培塞利珠单抗等）、白介素类抑制剂（包括司库奇尤单抗、古塞奇尤单抗、乌司奴单抗等）；②口服靶向药物，如乌帕替尼、托法替布等。这些新型药物可以很好地控制皮疹，缓解关节症状，让患者正常生活、正常工作、正常婚育。但是银屑病关节炎病情复杂，每个患者都有自己的特点，所以需要专业的风湿免疫科和皮肤科医生制定个体化诊疗方案。

真的是命中注定的吗：强直性脊柱炎的遗传性

小伟老家在山西，高中毕业时个子长到 170cm，性格腼腆，瘦弱不堪，体重才 40kg。父母看在眼里，疼在心头，想着这孩子从小没啥病，也就时不时喊喊腰痛，现在农村条件好了，也没短着孩子，为啥小伟就是这么瘦。小伟想出来打工，就到了浙江找做快递员的哥哥大伟，但瘦弱的小伟干不了什么活，经常就在家待着睡睡觉、玩玩手机。

大伟发现弟弟夜里经常辗转反侧，彻夜难眠。问小伟，小伟说："睡到半夜里的时候好难受，腰背那里说不出来的又酸又胀。"大伟很心疼弟弟，有一天无意中刷到娱乐新闻《某明星患强直性脊柱炎，腰痛到无法站立》，突然想到弟弟会不会是强直性脊柱炎呢？第二天哥俩就找到了风湿免疫科的林医生。在听完小伟的诉说后，林医生开出了化验和检查单。结果出来，林医生告诉他们："小伟的强直性脊柱炎相关基因 *HLA-B27* 是阳性的，骨盆磁共振成像提示小伟目前骨盆的关节有炎症，程度还比较重，范围也比较大，骨质也有一些破坏。结合小伟的症状，强直性脊柱炎的诊断十分明确，估计发病已经有一段时间了，目前正处于炎症活动期。小伟一直胖不起来也可能是强直性脊柱炎在作怪，炎症消耗和睡不安稳导致小伟的消瘦。”

说完这些，林医生又看向了大伟：“强直性脊柱炎一般有遗传性，哥哥平时有没有像小伟这样的腰痛呢？你们家里还有没有人有这样类似的不舒服呢？”大伟仔细回忆了一下，似乎印象中没有出现过腰背不适，就打电话问父母。小伟的父母一听，心急如焚，一刻都等不得，连夜坐着火车来看小伟。第二天的门诊，林医生就看到小伟父母带着兄弟俩全都来了。小伟父母十分淳朴，沧桑的脸上写满拳拳爱子之心。在小伟父母的坚决要求之下，林医生为大伟和他父母也检测了 *HLA-B27* 基因，发现小伟母亲和大伟的 *HLA-B27* 基因都是阳性的，而小伟父亲则是阴性的。

根据遗传规律，小伟一家的遗传脉络很清楚，就是小伟母亲把 *HLA-B27* 基因遗传给了两个儿子。小伟母亲回忆自己的父亲早早就驼了背，很年轻就去世了。以前条件不好，从来没看过病，也不知道是不是小伟的外祖父也有强直性脊柱炎，并且遗传给了小伟妈妈。觉得自己没有重视小伟的腰背痛已经十分自责万分心疼的小伟妈妈，一听大伟基因也阳性，还是自己遗传的，又想起年轻早逝的父亲，她一下子瘫坐在地上，脸色苍白，嗫嚅着说不出话来。诊室里顿时一阵忙乱，林医生赶紧扶起小伟妈妈：“不要怕，基因阳性不一定就会发病！其实这个基因没这么可怕，100 个基因阳性的人中只有 1～5 个人得强直性脊柱炎哦，绝大部分人只是基因携带，终生不会发病呢！大伟没有不舒服，很可能只是携带了基因，并没有生病。”

生怕再漏过大伟，小伟妈妈坚持要为大伟检查。幸好大伟的骨盆磁共振成像提示大伟确实没有发病。小伟妈妈平时也没有背痛，林医生帮小伟妈妈做了体检，发现小伟妈妈脊柱功能完全正常，说明小伟妈妈也没有发病。但是小伟妈妈还是十分不安，吭哧了半天才问出来：“医生，那我的孙子、孙女们是不是命中注定都会得这个病啊？那我不是罪人，害了全家！呜呜呜……”林医生笑了，拍着小伟妈妈的手说：“别担心！*HLA-B27* 基因阳性的父亲或者母亲生育的子女，不是每个人基因都阳性的，按照概率就是一半阳、一半阴，大伟、小伟运气不好就都阳性了。但是他们的子女也有可能都阳性，也有可能都阴性，最有可能是几个阳性、几个阴性。而且刚才说了基因阳性也不一定会得病啊！尤其女孩子，即使基因阳性发病率也低于男孩子，病情也普遍较轻。您看您就啥事都没有，大伟目前也没事，以后也不一定发病。再说了，现在我们有非常先进的药可以治疗强直性脊柱炎了，就算像小伟这样发病了，用了药以后也一定会好的，以后该结婚结婚，该生娃生娃，该活100岁还活100岁，不耽误！就算几十年以后您孙子孙女真的生病了，到那时我们还会有更好的药，说不定打一针就根治啦！”听林医生说完，小伟妈妈总算破涕为笑，握着林医生的手不放：“医生，我们虽然家里条件不好，但孩子的健康是最要紧的！所以您只管用最好的药，钱我们去挣！”

3个月后，小伟一家又来到了林医生的诊室，小伟已经使用生物制剂治疗满3个月了。林医生发现小伟变了，脸色红润了，也壮实了好多，检查的炎症指标都恢复了正常。小伟羞涩地说：“医生，这3个月我可舒服了，晚上一觉可以睡到天亮，一点儿都不疼了！就是胖了好多，我已经有 50kg 了！”小伟妈妈又哭了，不过这次她是开心地哭，边哭边从身后拎出来一个袋子，使劲儿往林医生怀里塞，说是老家做的粉丝，必须要林医生尝尝。林医生告诉小伟：“你这样的病情，后续生物制剂可以逐渐减量，估计能减到每 4 周 1 针维持治疗。具体维持多久，到时候再评估，这样钱也能省一点。现在家里的钱还能承受吗？”小伟妈妈连连点头：“能承受！现在小伟病好了，也能跟着哥哥送快递了，一个月能赚五六千呢！”看着开心的一家子，林医生抱着一袋粉丝，惆怅地想：“今天晚饭要不要来个牛肉粉丝汤？”

科普问答时间

1. *HLA-B27* 基因和强直性脊柱炎有什么关系？

HLA-B27 基因在人群中其实很常见，每 100 个人中大约有 5 个人 *HLA-B27* 基因是阳性的，但要发展为强直性脊柱炎，除了基因，还有后天的环境因素，目前比较公认的包括感染、吸烟、肠道菌群紊乱等，但是确切的发病机制非常复杂，目前依然不明确。所以根据不同人种，只有 1% ~ 5% *HLA-B27* 基因阳性的人会得强直性脊柱炎，绝大部分只是携带基因而终身不发病。

而强直性脊柱炎患者中有约 90% *HLA-B27* 基因是阳性的，还有约 10% *HLA-B27* 基因阴性，这部分病人可能存在非 *HLA-B27* 的其他致病基因。所以基因阴性得强直性脊柱炎的概率很低，但也有可能。总而言之，*HLA-B27* 基因阳性与强直性脊柱炎存在非常强的关联性，但既不是充分条件，也不是必要条件，诊断必须结合临床和影像学表现。

2. 强直性脊柱炎一定会遗传吗?

强直性脊柱炎的主要相关基因是*HLA-B27*，存在于常染色体上，所以基因的遗传不分性别。父亲或母亲携带*HLA-B27*基因，他们生育的子女每一个都有1/2的可能遗传到这个基因。尽管*HLA-B27*基因阳性的人群只有1%～5%会得强直性脊柱炎，但是*HLA-B27*阳性且有强直性脊柱炎的患者，其*HLA-B27*阳性的一级亲属患强直性脊柱炎的概率可达15%～20%。另外，因为强直性脊柱炎的发病率男性：女性为2：1～3：1，男性更容易发病，故儿子们患病的概率高于女儿们，病情也可能相对偏重。确诊的患者，其子女若出现可疑的腰背痛、关节炎，建议尽快到风湿免疫科筛查，有助于早期诊断早期干预，可以避免出现不良后果。

3. 强直性脊柱炎患者的父母一定也有强直性脊柱炎吗?

强直性脊柱炎患者一旦明确诊断，如果*HLA-B27*基因阳性，其父母之一也多数存在*HLA-B27*基因阳性，偶尔也会发现父母都阳性。确实有一些患者因为自己确诊后带父母来查，发现父母之一也诊断为强直性脊柱炎。部分患者父母病情还比较重，尤其是父亲们，有的甚至已发展为脊柱强直。但大部分患者的父母仅仅是基因携带而未发病，或者病情很轻，无须干预。所以大家可以问一下父母年轻时有无夜间腰背痛和晨僵，有无驼背，必要时可以找风湿免疫科医生筛查明确。

少年老成：强直性脊柱炎的骨质疏松

“老公，饮水机用的桶装水没了，我搬不动，你赶紧换一桶吧！”老婆的话就是命令，这种体力活当然是男人的强项啊！阿华兴冲冲地跑到储藏室弯腰搬起一桶纯净水。就在这一刹那，他的背部传来一阵剧痛！这种不可承受之痛让他惨叫一声摔倒在地，水桶也重重地砸在地上。妻子阿梅跑过来想扶起阿华，但每一次的挪动都带给阿华钻心的疼痛。阿梅惊慌失措地拨打了120，把阿华送进了急诊外科。

急诊医生了解了阿华的情况后，立即安排他做了急诊脊柱X线检查，果然发现阿华的胸椎骨折了，而且是横贯性骨折，也就是整个椎体断裂，并且压迫了脊柱后方的脊髓，病情十分严重。椎体是我们人体脊柱的支撑，结构方方正正，非常硬，极不容易折断。这种横贯性的骨折一般只见于老年人，尤其是骨质疏松严重的老年人，或者由严重外伤导致。急诊医生觉得阿华一个35岁的壮年男性，搬一桶水就出现这么严重的骨折，无法解释，而且病情凶险，所以赶紧请了骨科主任会诊。

骨科主任匆匆来到急诊室，发现阿华的脊柱除了严重的骨折，还存在非常严重的骨质疏松，完全不符合一位35岁男性的骨质表现，倒像一位七八十岁的老人！还有脊柱的椎体之间形成了很多骨桥，整个脊柱已经强直。骨科主任皱着眉头打通了风湿免疫科主任的电话：“老王您快来看看，急诊这个骨折的小伙子会不会是强直性脊柱炎啊？”于是，骨科主任和风湿免疫科王主任围绕在阿华的病床边展开了讨论。王主任问阿华是不是会在晚上睡觉的时候腰背痛？阿华回忆自己在24岁左右就开始出现睡到半夜被腰痛痛醒，但程度不重，翻个身就又睡着了，他也没有重视，以为自己腰肌劳损。阿华又想起自己的父亲也经常喊腰痛，一直当腰椎间盘突出在治疗，现在已经驼背了。王主任分析：强直性脊柱炎患者由于疾病本身的炎症和脊柱强直，普遍存在骨质疏松，甚至早期患者也可以出现骨质疏松。阿华的强直性脊柱炎未能及时诊断，也没有规范治疗，还喜欢抽烟，这些都导致疾病逐步进展至脊柱强直。而阿华并没有意识到问题的严重性，既没有戒烟，也没有抗骨质疏松治疗，更没有积极进行功能锻炼，导致他合并了严重的椎体骨质疏松，一点轻微的诱因，比如阿华所做的弯腰搬重物这个动作，甚至有的患者一次剧烈咳嗽、一次汽车颠簸，都可能导致脊柱骨折。现在后果已经发生，得先到骨科行脊柱内固定手术治疗骨折，再转到风湿免疫科治疗强直性脊柱炎，还需要积极抗骨质疏松治疗。王主任提醒骨科主任和阿梅，强直性脊柱炎患者的脊柱手术难度大，成功率低，可能出现严重并发症，要做好最坏的打算。

后续的检查证实了王主任的推测，阿华的*HLA-B27*基因阳性，骨盆的骶髂关节也已经融合，是一个明确的晚期强直性脊柱炎伴重度骨质疏松。阿华的治疗过程被王主任不幸言中：由于他存在严重的骨质疏松，骨科的内固定手术进行得非常不顺利，就像在沙泥墙上打钉子一样，螺钉无法稳定地固定住他的脊柱，导致手术失败了3次，最后一次手术失败后阿华的脊髓损伤无法修复，出现了双腿无力，甚至大小便失禁。阿梅无法接受丈夫从此成为一个需要人伺候的坐轮椅的残疾人，留下一笔钱狠心带着女儿离开了他。

阿华没有转到风湿免疫科，他谢绝了所有劝他积极治疗的医生护士们，放弃进一步治疗，默默地出院，回了父母家。两年后，由于长期卧床、情绪抑郁，阿华因为严重的肺部感染，年仅37岁就郁郁而终……

这是一个发生在很多年前的真实故事，故事的结局如此悲伤，至今想起，仍令当时为他诊治的医护人员唏嘘不已。但这个结局其实有好多次可以改变的机会：如果阿华能够早点意识到他的夜间腰背痛是病，及时就诊，就可以发现强直性脊柱炎并及时治疗，他完全可以避免脊柱强直并进展到晚期，更不可能英年早逝；如果阿华即使错过了早期治疗，但是能够在骨折前诊断，经过规范治疗和抗骨质疏松、戒烟，避免容易诱发骨折的动作，阿华也不会骨折，也就不会英年早逝；如果阿华的父亲（由于强直性脊柱炎的遗传性，结合驼背，推测阿华父亲也可能是个强直性脊柱炎患者）能够早点诊断强直性脊柱炎，医生就会提醒阿华也要检查，阿华也会得到及时的诊断和治疗，也就不会英年早逝……可惜人生没有如果，命运对阿华格外苛刻，没有给他任何一个机会，阿华就这样带着遗憾、带着不甘，离开了人世。希望以后不要再有阿华这样悲伤的故事，希望所有的强直性脊柱炎患者都能早期诊断、早期控制，希望人生没有遗憾……

科普问答时间

1. 强直性脊柱炎患者为什么会骨质疏松？

强直性脊柱炎是一种炎症性疾病，在脊柱局部的炎症如果没有得到及时有效的控制而持续存在，早期即可导致椎体的骨量减少，并可逐渐进展至骨质疏松。由于疾病所致的疼痛、脊柱畸形限制了运动，也进一步加重了骨质疏松。

2. 如何判断是否合并骨质疏松，会有什么后果？

通常医生会选择双能 X 线骨密度仪检测椎体和腕部、髋部来明确患者是否存在骨质疏松，但强直性脊柱炎由于存在脊柱的异位钙化，会导致骨密度检测值假性升高，所以早期患者可以常规检测骨密度，而对已经出现脊柱韧带骨化的患者，正确评估其骨密度有困难，可以考虑检测髋部和腕部，并可以根据患者的病情、年龄、性别、体重及是否进行功能锻炼来估算患者是否存在骨质疏松；有经验的医生还可以根据脊柱 X 线的表现判断是否存在骨质疏松。

骨质疏松的患者部分会有骨痛，但最严重后果是骨折。强直性脊柱炎最容易发生骨折的位置是胸腰椎，轻微的外伤就可以导致骨折，若影响脊髓并出现神经系统合并症，一般后果都较严重。所以已经存在脊柱强直或骨质疏松的患者务必避免骨折高危动作，包括跌倒、弯腰搬重物等，也要避免对抗性运动如踢足球、打篮球等。

3. 怎么预防和治疗骨质疏松？

强直性脊柱炎预防骨质疏松最好的手段是早期诊断、规范治疗，把疾病维持在稳定阶段，避免炎症导致骨质疏松。规律功能锻炼也非常重要，还有戒烟、适当的户外运动以接受阳光照射、每日喝牛奶、适当补充钙片和活性维生素 D，都是有效预防骨质疏松的手段。如果已经明确存在骨质疏松，除了上述措施，我们还需要积极抗骨质疏松治疗，包括口服阿仑膦酸钠或输注唑来膦酸钠或皮下注射地舒单抗等，具体需专科医生根据每位患者情况选择，也可参考本书“骨质疏松”章节。

这病有药吗：治疗强直性脊柱炎的常用药物

今天又是吴医生的强直性脊柱炎专病门诊日，吴医生一如既往地繁忙，患者们井然有序地候诊着。因为都是强直性脊柱炎患者，大家有种天然的亲切感，互相悄悄地聊着天。

患者甲：“我是吴医生上月才给我确诊的，说我很早期，吃药就行。这不，吃了3个星期的双氯芬酸钠，不痛了！吴医生说我需要吃3个月左右的药，再坚持游泳，就可以试着停药了！这不，来找吴医生复查一下血，看看服药有没有副作用。”

患者乙：“我跟你一样，吃了几个月塞来昔布，医生说我挺稳定的，准备停药了，来复查一下！”

众人一阵羡慕，都说他们运气好，听说早期的很好治疗。

患者丙：“我就没这么幸运了，因为以前被误诊为腰肌劳损，耽误了10来年，吴医生说我骨头已经破坏了，脊柱也有点不好了，所以在打生物制剂——阿达木单抗，2礼拜打一针。别说，这生物制剂真灵啊，我以前晚上腰背痛得睡不着，这针一打，第二天就不痛了！幸亏我们赶上了好时候，有这些先进的药可以用！医保还可以报销呢！”

边上患者们七嘴八舌道：“我也在打生物制剂，叫依那西普！”“我打的针名字好奇怪，叫司库奇尤！”“这个跟我很像，我是银屑病关节炎，打的针叫古塞奇尤，哈哈！”“我是个孕妇，月份小的时候我也打的阿达木，现在快生了，医生说我只能打这种自费的才不影响宝宝，叫培塞利珠，可贵了！不过为了宝宝，我做什么都愿意！”众人顿时一阵同情。

患者丁：“我是第一次来，已经确诊好几年了。人家都说我们这个病无法根治，就是人家说的‘不死的癌症’！反正好不了，为什么我们还要打针吃药呢？”这句话让大家陷入了沉默。无法治愈，是所有病人最不想听到的话。

就在这时，有一位大叔缓慢地向诊室门口移动而来。说移动，是因为他走路的姿势非常奇怪，扭曲而僵直的身躯，每一步都只能挪动一点点距离，大家的目光不约而同地转向了他。只见他终于艰难地挪到了诊室门口，缓慢地侧身坐下，开口说道：“今天我也不怕大家笑话，来和大家聊聊天。我变成这样，就是不好好治疗的后果！”众人一阵唏嘘，心里都默默想着：“我可千万别变成这样！”大叔看了一眼诊室门口的叫号屏，估摸着还要等好一会儿，也就打开了话匣子：“我知道自己得这个病是 20 年前了，那时候年轻啊，病也很早期，就是晚上睡觉背痛，其他都没啥，我还在工厂里做装卸工呢！当时确诊后，我问医生能不能断根，医生说不能，我掉头就走了，心里想不能断根还看啥！一转眼我也老了，腰痛时好时坏，我也不想管。结果有一次装卸货物的时候，我脊柱骨折了，医生说因为我得强直性脊柱炎后没有治疗，导致脊柱骨头全部硬化、强直了，而且骨头很疏松。我这种骨折的手术很难做，后来还是请了上海的专家来做的，虽然手术还算顺利，但我的股骨头都坏死了，脊柱也畸形了，成了现在这个样子。大家千万不要学我，就算治不好，也要好好配合治疗！”

诊室的门开了，吴医生出来说："老张又在替我做科普了？"老张嘿嘿笑着说，就是不希望年轻人走弯路。吴主任说："你们刚才的讨论我都听到了，趁这个机会我也跟大家简单说一下。强直性脊柱炎确实不可治愈，但通过规范的治疗，早期的患者可以做到完全不留后果，中期的患者也可以避免脊柱强直、骨折、股骨头坏死这种严重后果，不影响结婚生子。虽然确实会复发，复发的时候不就是再规范治疗一轮吗，怕啥？即使到了脊柱强直期，规范治疗和康复锻炼也可以让大家保持正常的生活工作不受影响。就算到了老张这样，我们也要好好治疗，避免再次骨折！治疗的药物有口服的也有注射的，每个人情况一样，有些人只需要吃简单的口服药，有的则适合打生物制剂针，但都需要专业的医生帮你们制定治疗方案！"

老张跟着吴主任进了诊室，门口恢复了安静。大家都心有余悸地想着："幸亏我已经开始好好治疗了！"

科普问答时间

1. 强直性脊柱炎能"断根"吗？患者需要终身治疗吗？

强直性脊柱炎的致病因素包括遗传背景，也就是基因（主要是 *HLA-B27* 基因）。基因是与生俱来不可改变的，所以一旦发病，一般不能完全治愈，也就是不能"断根"。但进入 21 世纪以来，强直性脊柱炎已经成为一种较易控制的疾病，早期诊断早期治疗可以完全避免不良后果，一般也不影响寿命，极少累及脏器功能。大部分患者病情呈波浪式：活动 - 稳定 - 活动 - 稳定……在活动期需要及时治疗，稳定后可以考虑停药。随着年龄增大，在 45 岁以后初发的患者较少见，且大部分患者病情逐渐趋于稳定，较少进展和活动，也就可能不再需要继续治疗。但也有部分患者老年时病情依然容易活动，所以不能一概而论，需医生协助判断。

2. 目前治疗强直性脊柱炎的药物有哪些，药物副作用厉害吗？

治疗强直性脊柱炎的药物分为以下几大类。

（1）非甾体抗炎药（non steroidal anti-inflammatory drugs，NSAIDs）：常用的包括双氯芬酸钠、美洛昔康、吲哚美辛、洛索洛芬、塞来昔布及依托考昔等。这类药物能迅速缓解患者的腰背痛和晨僵，有效者需要较大剂量维持较长时间，可以维持数月至一年不等。这类药物相对比较安全，价格低廉服用方便，但对骨质破坏的保护作用比较弱，服用期间需要定期复查血，有胃出血病史、肝肾功能不全、严重心血管疾病的患者不宜服用，具体需遵医嘱。

（2）生物制剂：一类为肿瘤坏死因子 α 抑制剂，常用的有依那西普、阿达木单抗、培塞利珠单抗、英夫利西单抗及戈利木单抗等；另一类为白细胞介素 17 抑制剂如司库奇尤或依奇珠单抗等。病情活动且 2 种以上 NSAIDs 治疗无效或出现不良反应，可考虑使用生物制剂。这类药物起效快、作用强，肝肾不良反应罕见，但感染发生率有所增加，故使用之前需要做详细的筛查以提高药物安全性。

（3）传统改善病情的抗风湿药物：主要包括柳氮磺吡啶、沙利度胺、甲氨蝶呤、来氟米特及艾拉莫德等，但这些药物对骨盆和脊柱病变的疗效均不确定，适用于以外周关节受累为主要表现的患者。另外部分重症活动性患者由于各种因素，不适合使用生物制剂或 NSAIDs 类药物，可作为替代治疗。此类药物相对起效较慢，但价格低廉、服用方便，需警惕肝肾、胃肠道不良反应，务必遵医嘱定期复查监测。

（4）糖皮质激素：就是俗称的“激素”。强直性脊柱炎患者在并发葡萄膜炎活动时需要局部使用激素，严重时也需要口服或者静脉注射激素；外周单关节炎难以控制也可以局部注射激素治疗。需要注意的是，跟腱炎不主张局部封闭治疗，因为可能带来跟腱断裂的严重副反应。总体来说，强直性脊柱炎不建议全身使用激素治疗，尤其是长期服用激素或反复注射得宝松、地塞米松等，不良反应大且对控制疾病进展无效。

（5）其他：JAK 抑制剂如乌帕替尼、托法替布等也已经获批用于治疗强直性脊柱炎，对一些难治性、生物制剂应答不佳的患者可能有效。

3. 强直性脊柱炎除了吃药还有其他治疗方法吗？可以手术治疗吗？

强直性脊柱炎是一种全身炎症性疾病，累及中轴关节为主，往往需要药物控制炎症，而非手术治疗。但当晚期患者出现股骨头坏死、脊柱骨折、脊柱强直畸形严重影响生活时，可能需要手术干预。此外，除了药物治疗，患者对疾病的认识程度非常重要，有助于理性面对疾病和更好地配合接纳治疗，这也是我们编撰这本书的主要目的。此外，适当的理疗和功能锻炼对维持功能非常重要。理疗推荐到专业的理疗科进行，功能锻炼就是医生反复强调的长期规律地坚持做适合强直性脊柱炎的运动，推荐的运动包括游泳和促进伸展、保持关节活动度的适度运动。

我想有个幸福的家：强直性脊柱炎患者生育期用药

大学毕业我留在了省城，父母经商赚了些钱，为我全款购置了房和车。同事们都很羡慕我有房有车，没有经济压力，生活惬意。很快我就结识了我的第一个男友，他高大帅气，每天都到我们公司楼下接我下班，嘘寒问暖，还经常送我小礼物小惊喜。虽然他大我 10 岁，但我觉得他很贴心，一点也不介意他的年龄。我们的感情进展迅速，很快就谈婚论嫁了。父母不是很满意，觉得他不仅年岁大，而且老家在偏远农村，工作也一般，经济条件不般配。我对父母的老套观念嗤之以鼻：只要两情相悦，经济条件怎么能成为我爱情的绊脚石呢？他没钱买婚房，我不是有现成的吗？父母拗不过我，也只能点头同意了。

天有不测风云，就在我紧锣密鼓筹备婚礼，憧憬美好生活的时候，我的腰背开始疼痛，经常半夜痛醒，早上起来也很不舒服，白天上班多坐一会儿也不行，老得起来走一走才好一点。一开始我以为是最近太累了，也没在意。但症状越来越重，我想起来好几年前也出现过类似的症状，后来自行好转了，我也就淡忘了。我忐忑地挂了脊柱外科的号，医生发现我腰椎间盘有非常轻微的突出，就为我开了止痛药。服药后我感觉好了一些，但还是经常会半夜被腰痛惊醒。脊柱外科医生觉得我这点轻微的病变无法解释我的症状，就建议我转到了风湿免疫科。

没想到，这一次转诊也使我的人生发生了重大转折。我清晰地记得，那天，男友陪同我找到了风湿免疫科的刘主任。刘主任为我做了详细的体检、血液化验和骨盆X线后，告诉我得了强直性脊柱炎，已经影响了骨盆的关节，需要好好治疗一段时间。我记得男友当时很紧张，问道："医生，这个病会残疾吗？会遗传吗？会影响生孩子吗？"刘主任说："这个病和*HLA-B27*基因相关，有一定的遗传概率；你女友现在开始好好治疗，不会残疾的，也不影响生孩子。放心吧！"敏感的我注意到从医院回来后，男友的眉头就再也没舒展过。

服用了刘主任开给我的药一周以后，我的症状明显缓解了，但是却接到了男友的分手电话："你的病会遗传，我不想一辈子照顾一个病人，更不想生一个有病的孩子。我们分手吧！"电话那头的他再不复当初的温柔，冰冷的语气让我站在盛夏的烈日之下却如坠冰窟。我的第一段爱情就这样被残酷的现实击得粉碎，当我再次去刘主任那里复诊的时候，我忍不住大哭了一场。刘主任很内疚，说早知道就不说要遗传了。我反过来安慰刘主任："我现在想明白了，这样的男人不可靠，还是早点分手好。"因为这事，我跟刘主任的关系变得很亲密。在刘主任的精心治疗下，我很快就康复了。一年之后，我遇到了我的真命天子。他不介意我的病，会陪我游泳，陪我做康复运动，也会在意我的烦恼我的悲伤，会在我不开心的时候默默陪着我。

一晃两年，我病情稳定，也已经停药很久了。再次谈婚论嫁时，往事的阴影又浮现在我心头。那天我特意带着他去了刘主任门诊，请她帮我评估是否适合结婚怀孕。刘主任听说我要结婚了，很开心地说："结婚随时可以哦！像你这样病情稳定的强直性脊柱炎病人完全可以正常备孕，如果在吃一些口服药物的可能需要停用一段时间后再备孕，而用生物制剂的病人，无论男女，都完全不影响备孕。怀孕期间如果出现了病情活动，也可以用生物制剂治疗，既可以控制病情也不会影响宝宝发育。一般的生物制剂可以用到怀孕16～30周不等，还有专门用于孕妇的生物制剂可以在孕期全程使用，非常安全。”我故意问刘主任：“我的病会遗传吗？”刘主任看了一眼男友，狡黠一笑：“基因是可能会遗传的，但发病是多因素的。”男友一直静静地听着，静静地看着我，温柔的表情一如既往。回家路上，我问男友：“你不介意我的病吗？不介意可能会遗传吗？”男友很惊讶地看着我说：“你生病了，那我不是更应该对你好吗？我不介意遗传，强直性脊柱炎不是什么严重疾病，如果你介意可能遗传给孩子，我们可以不要孩子啊！如果你愿意生孩子，我也支持你！”我的泪水无声地流下来：这一次，我没有看错人！

婚后不久我就怀孕了，孕12周的时候我出现了腰背痛，已经成了我丈夫的他陪着我定期找刘主任，定期注射生物制剂，整个孕期病情都控制得很好。因为我的骨盆病变有点严重，产科医生为我选择了剖宫产，我终于成功晋级为妈妈了！女儿满月的时候，我抱着宝宝去刘主任诊室。刘主任一脸柔和地看着女儿说：“你长大了要好好孝顺你妈妈哦，你妈妈为你挨了好多针又挨了一刀呢！”刘主任告诉我：“放心哺乳，治疗强直性脊柱炎的生物制剂大部分都不影响哺乳，也不会影响宝宝。看到你有了幸福的家庭，我也替你开心！你这个老公，第一次见到他我就觉得很靠谱！”

我悄悄地跟刘主任说：“我要感谢您当年因为提到遗传，吓走了那个前男友。我现在才知道，他有过婚史，还有一个8

岁的孩子！他瞒着我这些事，就是看中我家里条件比较好，想要跟我结婚。幸亏您吓走了他，否则我现在不知道咋样呢！”

刘主任和我相视一笑，生活果然比戏剧更精彩啊！幸亏我的剧本是一个有惊无险的喜剧！

科普问答时间

1. 患强直性脊柱炎会影响生育吗？

强直性脊柱炎无论男性女性，疾病本身均不影响正常结婚生育。和其他疾病一样，疾病活动期由于机体处于炎症状态，所以不建议备孕，尽量在疾病稳定期备孕怀孕。一般都可以顺产，如果骶髂关节炎症非常严重，则医生可能会建议剖宫产；脊柱韧带骨化严重的患者，不建议做腰麻；具体建议请风湿免疫科和产科专家共同评估。

2. 强直性脊柱炎患者备孕前要注意什么？

首先，无论男性女性，备孕前均要评估疾病是否处于稳定期，同时保持规律的生活节奏，戒烟戒酒，健康饮食，适当锻炼，并停用对生育有一定影响的药物，尤其是沙利度胺、甲氨蝶呤需要停用 3 个月，来氟米特则需要停药两年以上。女性患者若怀孕困难，孕前应停用消炎镇痛类药物。而常用的生物制剂中，由于司库奇尤单抗没有生育相关安全性数据，故也需要停用；其他肿瘤坏死因子抑制剂类的生物制剂（包括依那西普、阿达木单抗、戈利木单抗、英夫利西单抗及培塞利珠单抗等）孕前均无需停用，FDA 妊娠期安全性评级均为 B 级。

3. 强直性脊柱炎患者在怀孕期间病情活动了怎么办？

孕期如果出现病情活动，务必到风湿免疫科就诊。用药方面，孕期和哺乳期更推荐使用生物制剂，其中孕16周前可以选择阿达木/戈利木/英夫利西单抗治疗；孕30周之前可以选择依那西普针治疗；如果到孕16周或孕30周仍需要继续治疗，可以选择培塞利珠单抗继续治疗，也可以在孕期全程选用培塞利珠单抗。分娩后，上述几种生物制剂均可使用，不影响哺乳。

因为各种原因不能使用生物制剂的孕期女患者，可以每日服用低于2g的柳氮磺吡啶并联合口服叶酸；孕中期必要时可以短期口服小剂量、短效非选择性环氧化酶（cyclooxygenase，COX）抑制剂类消炎镇痛药物如布洛芬、双氯芬酸钠、吲哚美辛、美洛昔康等，不推荐选择性COX抑制剂如塞来昔布和依托考昔。但孕晚期（孕28周后）服用此类药物有导致羊水过少、流产及动脉导管早闭的风险，故禁止使用。

甲氨蝶呤、来氟米特等慢作用抗风湿药物哺乳期的安全数据有限，不推荐使用。而在母体孕中晚期使用过生物制剂的宝宝，出生后6个月内应避免接种减毒活疫苗，但不影响接种灭活疫苗。

做一条快乐的鱼：强直性脊柱炎患者的康复锻炼

2020年初，一场突如其来的疫情，把我和父母都封印在家里，也开启了我噩梦般的生活。我的父母都是教师，对我寄予了超乎寻常的期望，从小我就辗转在各个培训班，如果没有学好，迎接我的是母亲的冷暴力和父亲的唉声叹气。我一直拼命努力，大学毕业后顺利考公上岸。我觉得父母应该会对我满意了吧，结果事与愿违，母亲对我的要求越来越多也越来越细，具体到每天问我见了什么人，尤其是女孩子；要求我的体重精准控制在65kg；每天必须吃1个苹果，不能不吃也不能多吃；几点几分起床，几点几分睡觉，甚至牙刷朝向哪个角度……我一直在默默存钱，希望能够离开这个令人窒息的家。但是房价太高，别说买房，我连租房都困难。之前还能以上班、加班为借口逃避，这场疫情让我彻底无处可逃。

我每天把自己关在卧室里，尽量避开父母。但我无可避免地失眠了，同时还出现了腰背痛。夜里我经常毫无睡意地瞪着天花板，感受着腰背部传来的阵阵隐痛酸胀，一直到天蒙蒙亮才能迷糊一会儿。我内心充满恐惧，甚至觉得自己会死在这个春天，但我也不敢告诉父母，每一个夜里我都在疼痛、绝望和噩梦中度过。渐渐地，除了腰背酸痛，我觉得全身都疼，从只有晚上疼发展到了每时每刻都被全身的疼痛折磨。炼狱般的3个月后，我终于忍不住去了医院，疼痛科医生帮我查了血和腰椎磁共振成像，发现我*HLA-B27*阳性，就把我转到了风湿免疫科。

第一次在风湿免疫科就诊的经历如今依然历历在目，因为这次就诊几乎是我人生的一次救赎。接诊我的是张医生，她问我病史的过程很不顺利，因为我母亲不断地打断我们，不断地发表她的意见。这其实完全在我的意料之中，从小到大我都是这么过来的。当我悄悄把一张写着“医生，能请您把我妈支走吗？”的纸条夹在化验单里递给张医生时，张医生愣了一下，跟母亲说：“能请您出去一下吗？我有问题需要单独问您儿子。”母亲终于很不情愿地出去了。接下来虽然母亲又进来3次，但都被张医生坚决地请了出去，我们的交流顺畅了很多。在详细了解我的不适后，张医生又为我做了体检，然后告诉我：“根据你的症状和各种检查结果，你患有早期强直性脊柱炎，但是病情很轻。强直性脊柱炎是一种轻症，无须害怕。你目前的病情可以用一些口服药，甚至可以不用药，坚持适当的功能锻炼对强直性脊柱炎也有很好的治疗作用，比如有规律地游泳，就可以达到很好的疗效，甚至超过口服药物呢！但是你可能还患有另外一种疾病——肌纤维疼痛综合征，需要去心理科联合治疗。我个人建议你母亲最好也去一下心理科。”我惊慌失措地接收着这些陌生的病名，浑身发抖。同时心底里却又有一丝窃喜：原来医生也发现了我母亲有问题！

1周后我再次来到了张医生的诊室，单独一人。我告诉她，在我的坚持和父亲的劝说之下，我母亲终于同意和我一起去了心理科，她被诊断为“强迫症”，而我被诊断为“焦虑状态”。在联合服用张医生和心理科医生开给我的药之后，我腰背痛明显好转了，就是浑身不舒服的感觉还没有缓解，我也依然失眠并痛苦着。张医生温和地看着我说：“你会好起来的，相信我！建议你尽快开始游泳，不需要很频繁，每周2~3次，每次1个小时，推荐蛙泳，游个1 000m就够了，以自己不觉得累为标准。但水温不可过低，最好在27℃左右。游泳不仅能治疗你的强直性脊柱炎，还能舒缓你的情绪，改善睡眠，缓解焦虑，对你的病情很有帮助。如果忙的时候没时间去游泳，也可以在家做一套适合强直性脊柱炎病人的八段锦，广播体操也不错，瑜伽也可以。只要坚持，你可能很快就可以停药了！你的母亲也会好起来，一切都会好起来！”张医生的话让我似乎终于看到我黑暗的人生透进了一丝曙光。

不爱运动的我在张医生的鼓励下进了游泳池。果然，当我被温柔的水包裹着，浑身的肌肉都放松下来。当我慢慢地游动时，我感觉自己像一条自由自在的鱼儿，没有疼痛，没有母亲冰冷的目光，所有的烦恼都离我而去，我只需要悠然地游向对岸……小时候游泳都是为了中考拿体育分，印象中毫无乐趣。我从来不知道游泳原来可以这么舒服。从此我爱上了游泳，风雨无阻每周都去游泳馆。不游泳的晚上，我就在家打一段八段锦。母亲也比从前好多了，除了服药，还跟着父亲接受了好多次心理治疗，我能看出她在尽量控制自己管我的欲望。日子似乎比从前少了很多烦恼和绝望，多了很多期待和希冀。

当我再次来到张医生的诊室时，张医生眼睛一亮："你变帅了呢！"复查之后，张医生告诉我无须再服药，坚持游泳和功能锻炼，1 年以后再评估一下就可以了。临走，张医生叮嘱："你是个聪明的小伙子，记住，每当我们遇到坎坷的时候，要努力把坎坷转化成机会。比如你不幸得了强直性脊柱炎，但是你及时就医，积极面对，避免强直性脊柱炎加重的同时，也避免了焦虑状态发展为焦虑症，还发现了你母亲的病，又养成了运动的好习惯。我相信你从此会拥有更健康的体魄，更强大的心理和更幸福的生活。加油！"

这些年，游泳的习惯我一直保持着。每当我像一条快乐的鱼儿一样在游泳池里惬意地徜徉时，我都想起张医生的话。我也终于理解：上帝在关上门的同时，也会为你打开一扇窗。而任何疾病，最好的治疗和康复也不只是药物，还有勇敢面对的积极心态。

科普问答时间

1. 患上强直性脊柱炎，还能运动吗？

鼓励强直性脊柱炎患者运动，根据不同病情选择合理的运动并规律坚持，对控制疾病、保持关节和脊柱功能、预防骨质疏松、改善预后都具有非常重要的意义。有条件的患者也可以请专业的康复科医生量身定做个体化运动方案。

2. 对于强直性脊柱炎患者最推荐的运动有哪些？

最推荐的运动是游泳，运动学专家推荐蛙泳，每周 2 ~ 3 次，每次 1 000m 左右，但要求泳池水温不能过低，因为过低的水温对强直性脊柱炎患者不利；其次是各种拉伸性的运动，比如广播操、瑜伽、八段锦及太极拳等都对保持脊柱柔韧度和关节功能很有帮助；坚持常规的散步、慢跑也是有效的功能锻炼之一。

3. 对于强直性脊柱炎患者不建议进行哪些运动？

脊柱无强直表现的早期强直性脊柱炎患者，常规的运动都可以。不推荐训练肌肉的力量型运动、重量负荷运动，可能导致应力性损伤，诱发肌腱附着点炎症。而已经出现脊柱强直尤其是全脊柱强直晚期患者，不推荐跌倒风险高的运动，如爬山、快跑、打球等对抗性运动等，也不推荐力量型运动，尽量避免跌倒及骨折。

小孩也会腰腿痛：儿童强直性脊柱炎

我觉得自己算是个成功的男人，名校毕业，拥有一个虽然不大但行业前景向好的公司，发展平稳，利润可观。我还有一个幸福美满的家庭，妻子温柔贤惠，儿子童童10岁了，学习优秀，温顺懂事。我的人生一帆风顺，每天结束繁忙的工作之后我都会迫不及待地回家，开心地陪童童玩耍。我默默地想着以后要给儿子一份丰厚的家底，让他无忧无虑幸福一生。

然而，生活总是在你最得意的时候给你狠狠一击。一天，童童的班主任打电话给我，说童童这几周上体育课时都会一直说腿痛，无法运动，要我关注一下。晚上童童放学回家，我和妻子仔细询问后得知童童右腿痛已经1个月了，走路时还好，但跑步时疼痛难忍，所以上不了体育课。但是乖巧的儿子一直忍着没说，妻子闻言心疼得直掉眼泪。第二天我们就带着童童去了骨科，磁共振成像显示童童的右侧膝关节有炎症，还有大量积水。骨科医生在排除了外伤以后，又给童童查了血，发现童童 *HLA-B27* 基因阳性，血的炎症指标也非常高，怀疑童童得的是强直性脊柱炎，把我们转到了风湿免疫科。

风湿免疫科的张主任给童童做了详细检查，告诉我们童童基本可以确诊得了儿童强直性脊柱炎，但是比较早期，只影响了一个膝关节，目前病情在活动期，建议我们尽快积极治疗，需要用西药或者生物制剂控制炎症，避免损伤关节造成不可逆的严重后果。家里一片愁云惨雾，妻子以泪洗面，觉得儿子得的是“不死的癌症”，以后会成为残疾人，催着我尽快给儿子安排最好的治疗。而我听了主任的话后半信半疑，犹豫不决，认为西药有很大的副作用，听说生物制剂更可怕，副作用更大。这么小的孩子，我怎么舍得给他用副作用这么大的药，这不是饮鸩止渴吗？带着疑问和顾虑，我上网查到在郊区有一个老专家可以用祖传中药和针灸治疗强直性脊柱炎，无须吃西药，更不需要打生物制剂。我喜出望外，马上带着儿子去找，虽然诊所很偏僻、很小，收费也很贵，但老专家鹤发童颜、和蔼可亲，还拍着胸脯向我保证能治好、能断根。这让我担忧了两天的心终于落了地：童童应该很快就能好，而且不用承担西药的副作用！经过 2 个月的中药治疗和针灸，童童果然慢慢好起来了，膝关节也不疼了。1 年后，童童又有点右腿痛，但这次不是膝关节，好像是大腿根痛，走路倒没问题。我替童童跟体育老师请了假，又带他去老专家那里吃了一些中药，童童又好了。我的生活渐渐回到了正轨，这场风波似乎已经宣告结束了。

转眼童童 14 岁了，这一年他个子长得很快，像春笋一样蹿高了 10cm，我们都很开心。但妻子发现童童走路有点不对劲，不仔细看没发现，仔细看去好像一瘸一拐的。童童说同学们已经给他起了个外号叫“地不平”，但是腿只有一点点不舒服，老师也狠狠批评了起外号的同学，所以他也没告诉我们。我心里隐隐地感到不安，又想起 4 年前童童得的那个病。难道那个中医老专家是骗我的，童童的病没有断根？这次我决定带童童再去找风湿免疫科的张主任。张主任电脑中搜索了童童的就诊记录后，奇怪地问我：“这几年你都没有给童童治疗吗？我以为你带他去其他地方看病了呢！”问了童童的情况，张主任解释：“强直性脊柱炎的症状是一波一波的，时好时坏、反复发作，中药有时候也有一定疗效，但建议到正规医院中医科的执业医师那里就诊。青少年得了强直性脊柱炎，一般先影响下肢大关节，最常见的就是膝关节和髋关节，还有踝关节；有时候只影响一条腿，有时候两条腿都影响。如果治疗得及时，一般不会有严重后果，你不要太担心。”但是X线检查结果出来的时候，张主任沉默了，他把我拉到了另一个办公室，严肃的表情和沉重的语气让我感觉到浓浓的不安：“童童的右腿髋关节已经有骨质破坏，而且右腿比左腿短了好几厘米，导致他骨盆有点倾斜。这个推测是由于当时强直性脊柱炎的炎症没有得到及时有效的控制，影响了腿骨的生长发育导致的，后果有点严重，而且可能很难恢复了。”我只记得当时天旋地转，悔恨狠狠地揉捏着我的心脏，让我无法呼吸。我扶着墙蹲在地上，控制不住地拿头撞墙，恨不得把自己撞死！泪水爬满我的脸，我的童童，我懂事的儿子，我怎么对得起你？我怎么面对我的妻子和我的父母？我为什么这么傻！当时为什么会相信网上的广告！我愿意把我所有的钱换儿子恢复健康！但是办公室里除了张医生惊慌失措的阻拦声和我的呜咽声，只有冰冷的白墙充满嘲讽地看着我。

人生没有后悔药，我现在只能尽我所能为童童治疗。经过骨科医生的测量评估，童童的右腿比左腿短了3cm。在张主任的精心治疗下，童童的强直性脊柱炎控制得很好，身高也长到了180cm，两腿相差的3cm虽然没法恢复，但幸亏也没有再加重，只有很仔细看的时候才能发现童童走路有一点点异常。此后的岁月里，每一次看到童童走路，我的心就滴一次血。今天，我把我这锥心的痛苦经历告诉大家，是希望大家吸取我这个不合格父亲的教训，在面对疾病的时候，能够理性思考，不被诱导，遵从正规医院专业医生的医嘱，千万不要重蹈我的覆辙。

科普问答时间

1. 出现哪些情况需要带孩子就诊以排查强直性脊柱炎？

如果父母之一有明确的强直性脊柱炎，或者近亲属中有明确的强直性脊柱炎患者，孩子出现关节痛，尤其是下肢大关节如髋关节、膝关节、踝关节的肿痛，务必到儿科或风湿免疫科就诊排查。若虽然没有明确的家族史，但孩子反复出现关节痛，或者关节痛迁延不愈，也需要排查强直性脊柱炎。

2. 强直性脊柱炎患儿的临床特点有哪些？

儿童期强直性脊柱炎患者与成年患者典型的强直性脊柱炎临床表现不同，往往腰背痛不常见，也不常累及骶髂关节，而首先累及下肢大关节，以非对称性的髋、膝、踝关节肿胀、疼痛及积液最常见，常同时伴有膝部和足部肌腱端炎（或称附着点炎）。所以严格地说不符合成人强直性脊柱炎的诊断标准，目前，规范的病名为“幼年特发性关节炎附着点相关型”。由于儿童处于生长发育期，故下肢关节的急性炎症需要积极治疗，尽快控制。因越早发病，预后越差，若儿童期未能及时控制病情，随着年龄增长，病情进展，在成年后往往发展为典型的强直性脊柱炎，甚至会导致股骨头坏死、长短腿和脊柱强直的严重后果。所以儿童期强直性脊柱炎更应该早期治疗、规范治疗。

3. 强直性脊柱炎患儿该如何用药？

由于儿童的特殊性，很多药物的说明书适应证均未纳入未成年人，但若病情需要，可能选择照说明书用药。一般来说，首选 NSAIDs 药物，包括布洛芬、吲哚美辛、双氯芬酸钠及塞来昔布等。如果 NSAIDs 药物无法控制病情或出现不良反应，可以考虑单用或联合服用柳氮磺吡啶。当上述药物均无效，而患儿的疾病程度较重时，则需要使用生物制剂，常用的为依那西普和阿达木单抗。需要提醒大家的是，强直性脊柱炎患儿的用药务必遵儿科风湿免疫病医生的医嘱，规范使用。

第四篇

难言之隐：白塞综合征

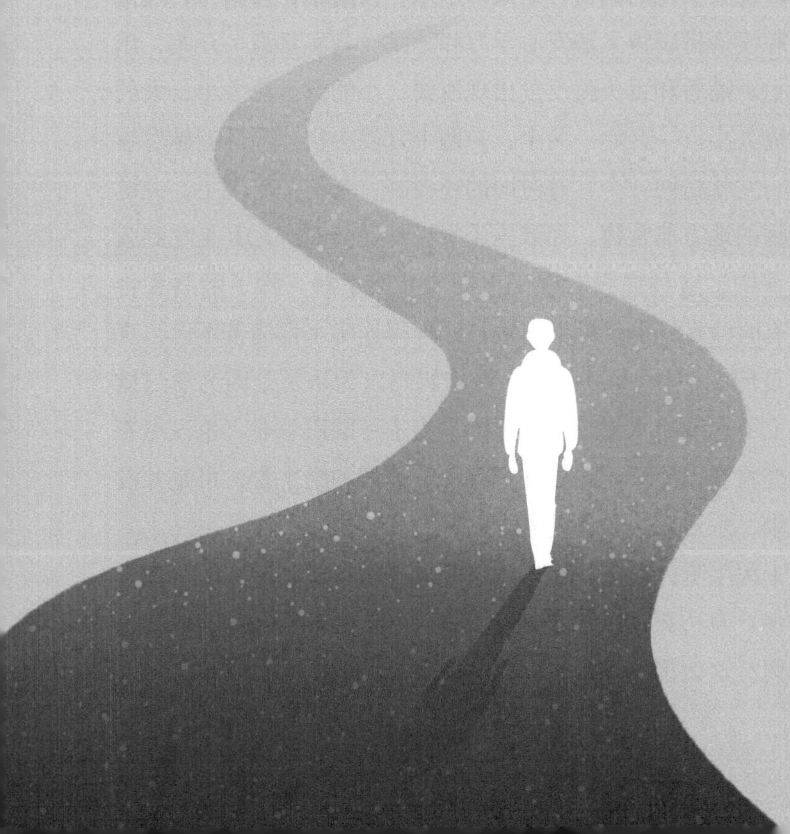

恼人的口腔溃疡：口腔溃疡的病因

快过年了，王医生的诊室里熙熙攘攘，很多患者都来门诊做年前最后一次复查，备好充足的药物，准备开开心心地迎接新年。

一位40多岁衣着朴实的女人在诊室门口不停地张望。她身边站着一个十七八岁的姑娘，长得白白净净。她一直抿着嘴，冷静地看着周围。

终于轮到母女俩了。妈妈一进门就拉着王医生开始非常焦急地诉说着女儿的病情。姑娘叫乐乐，目前正在读高二，经常被口腔溃疡折腾得无法安心学习和睡觉。其实从高一开始，乐乐的上下嘴唇和舌头就反复出现溃疡，小的像米粒大小，大的如黄豆大小。一开始一两个，一两个月发一次。但最近越发越多，一发就是两三个，有时旧的还没好、新的又出现了，关键是溃疡的地方非常疼，导致乐乐吃饭都受影响，尤其是吃到咸的、辣的，这种痛只有感受过的人才能了解。除了嘴唇和舌头，有时溃疡还能往咽喉部位长，疼得连喝水都痛苦不已，真的就是传说中的“刀片嗓”。最初妈妈以为乐乐是因为学习熬夜加上不喜欢吃水果蔬菜的原因，为了不耽误学业，也没想着来医院看看，便开始给她补充各种营养素和维生素，可是并没有效果，乐乐溃疡发作越来越频繁。

王医生听完病史，让乐乐张开嘴查看，确实存在多个部位的溃疡。身边跟诊的小张医生插了一句：“王老师，会不会是狼疮啊？这么多溃疡。”

“确实需要排查。”王医生赞许地看了小张一眼，“不过，还有一个风湿性疾病也要重点鉴别。”

王医生问乐乐，会阴部有没有长过溃疡？有没有皮肤结节？有没有眼睛发炎？小姑娘抬头瞟了他一眼，只摇了摇，又把目光投向地面。

“医生，怎么办啊？这孩子就要高考了，你能不能帮忙配点药啊。她等下就要去补习班了。她成绩一直挺好的，可不能因为这个耽误学习啊……”妈妈不停地絮絮叨叨，王医生看着小姑娘一脸事不关己的淡然神色，心里咯噔一下。

王医生给乐乐开了一些常规的抽血检查，又开了一些口腔局部用药，以暂时缓解乐乐的疼痛，并再三叮嘱妈妈结果出来后一定要复诊，病情可能没有那么简单。妈妈再三感谢后，母女俩出了诊室，其间乐乐始终一言不发。

“唉……”王医生默默叹了口气，家家有本难念的经。

小张医生挠挠头，王老师说口腔溃疡除了狼疮，还有其他疾病。那么，还有哪些疾病表现为反复发作的口腔溃疡呢？他满怀求知欲的眼神望向他的带教老师王医生。

王医生笑笑说：“反复发作的口腔溃疡是狼疮的常见表现，但是我们平常看到最多的口腔溃疡其实是阿弗他溃疡。阿弗他溃疡通常只发生于口腔，没有其他部位的累及。治疗上以补充维生素为主，像维生素 B_2、维生素 C 等。如果发作实在频繁，也可以加点沙利度胺。但沙利度胺是处方药，需要医生诊断评估后才能加用。另外要警惕的一种表现为反复发作的口腔溃疡的疾病叫白塞综合征，又称贝赫切特综合征。这个病除了反复发作的口腔溃疡，还会有生殖器溃疡、皮肤病变以及眼炎。当然，我们希望这个小姑娘只是简单的阿弗他溃疡。”

“哦！”小张医生默默记在心里，风湿科的疾病真是千变万化，连个口腔溃疡都有这么多的道道。

科普问答时间

口腔溃疡是日常生活中常见的口腔黏膜疾病，每个人一生中患口腔溃疡的概率是100%。长了口腔溃疡，面前的美食瞬间就不香了。口腔溃疡看起来长得都一样，但是病因却各不相同。

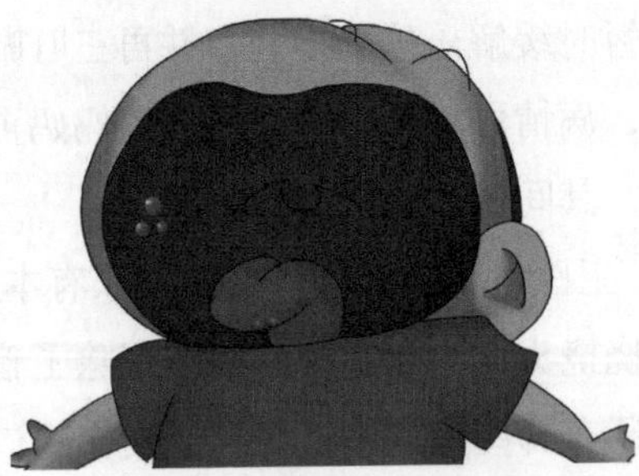

颊黏膜溃疡及舌部溃疡

1. 口腔溃疡的常见病因有哪些?

进食坚硬、辛辣的食物，或刷牙、佩戴假牙都可能损伤我们的口腔黏膜。刺激性的食物不仅会刺激我们胃肠道，还会使我们脆弱的口腔黏膜受到伤害。焦虑、压力等不良情绪也容易让人长口腔溃疡。口腔溃疡有时候还可能是其他系统性疾病的临床表现之一，如系统性红斑狼疮、溃疡性结肠炎等。出现反复发作的口腔溃疡，千万不能大意！

2. 有哪些疾病可能导致口腔溃疡反复发作?

（1）阿弗他溃疡：表现为周期性反复发作的口腔黏膜局限性溃疡，可发生在口腔黏膜的任何部位。以口腔的唇、颊、软腭或齿龈等处黏膜出现单个或者多个大小不等的圆形或椭圆形溃疡，表面覆盖灰白或蓝色假膜溃疡，边界清楚，周围黏膜红而微肿，局部灼痛为主要表现。严重者溃疡可扩展到整个口腔，甚至引起发热和全身不适。阿弗他溃疡通常只发生于口腔，没有其他部位的累及。

（2）系统性红斑狼疮：是一种累及多系统的自身免疫性疾病。系统性红斑狼疮临床表现各异，可能影响皮肤黏膜、关节、心脏、肾脏、神经系统及血液系统等（具体详见系统性红斑狼疮相关章节），但红斑狼疮的口腔溃疡一般疼痛并不十分明显，往往被称为无痛性溃疡。

（3）白塞综合征：是一种血管炎。该病特点是反复发作的口腔和生殖器溃疡、皮肤病变以及眼炎。不同的患者受累的血管不一样，表现也不一样。有些患者表现为肠道溃疡，会出现腹痛；有些患者表现在皮肤，有结节性红斑、假性毛囊炎等；有些会影响眼睛，导致视力减退；重症患者会影响神经系统，出现头痛甚至偏瘫的严重表现。白塞综合征的口腔溃疡，特点为反复发作、频繁发作甚至同时多个溃疡发作，往往伴有疼痛明显的特点。

（4）创伤性溃疡：往往与机械性刺激、化学性灼伤或者热冷刺激有密切关系，如有些老年人的假牙不合适，经常摩擦口腔黏膜会导致溃疡。

（5）癌性溃疡：以老年人多见，形态多不规则，其边缘隆起呈凹凸不平状，与周围组织分界不清，和正常黏膜有明显的区别，部分疼痛不明显。恶性溃疡往往病程长，数月甚至一年多都不愈合并逐渐扩大，常规药物治疗效果不佳。

（6）其他：如病毒感染、天疱疮等。某些药物如风湿病常用的甲氨蝶呤、环磷酰胺，还有部分抗生素、抑制胃酸分泌的药物和化疗药物等，也可能导致口腔溃疡。

3. 出现口腔溃疡该如何处理？

注意个人卫生，养成早晚刷牙、饭后漱口的习惯，口腔溃疡者使用软毛牙刷，严重溃疡时禁止使用牙刷，改用消毒棉球和漱口液，避免进食温度高、质地硬、有刺激性的食物；口唇干燥者，涂抹唇膏；疼痛严重者可用生理盐水配制 0.5% 利多卡因溶液漱口。也可以在康复新液中加地塞米松、涂在口腔溃疡和会阴部溃疡处，有助于溃疡愈合，但因为有激素成分，不主张长期或过量使用。

解开复发性口腔溃疡之谜：白塞综合征

1 个月过去了，王医生一直没有等到乐乐的复诊。没来，应该是没问题吧？王医生倒也真心希望乐乐只是单纯的阿弗他溃疡。不管是白塞综合征还是系统性红斑狼疮，对于一个小女孩而言，都太痛苦了。

3 个月后，诊室门口又出现了乐乐和她妈妈的身影。乐乐的嘴唇明显肿着，人看着比 3 个月前瘦了一圈。

“你怎么现在才带她来？不是告诉你要来复诊的吗？”王医生无可奈何地责备着。

“医生啊，你上次配的药很管用，她涂了没几天就好了。后来又发了几次，我按照你的方子又去配了药，效果也很好。我想着这药好用，就不用来了。你不知道，她现在学习有多紧张……”

小张医生很无语，跟诊王老师半年了，为什么会有那么多的患者误解医生的意思呢？症状好转等于疾病治愈——不用再治；叮嘱复诊等于小题大做——坚决不来……小小诊室真是看尽世间百态。

在乐乐妈妈絮絮叨叨的陈述中，王医生知道了乐乐近3个月的情况。从上次就诊后，乐乐妈妈为了节省来医院的时间，就自作主张地给乐乐进行治疗，只要有溃疡出现，就用康复新液加地塞米松漱口、涂抹溃疡面。一开始效果确实挺好的，乐乐妈妈也没意识到事态会往严重的方向发展。直到最近1周，乐乐妈妈看到乐乐两条小腿上长出了红红的小硬块，一个个硬币大小，摸上去比较疼，这才觉得慌了，总算挤出时间带乐乐来医院就诊。

王医生检查了乐乐的小腿皮疹，更加确信了自己原先的诊断。问乐乐：“你最近下身有痛吗？”乐乐把眼睛从手机上移开，点点头。

王医生随后叫了女护士一起检查了乐乐的会阴部，大家都倒吸一口凉气。整个小阴唇肿胀，分泌物很多，有两处溃疡，一处面积有2cm×3cm那么大，小姑娘究竟是怎么忍到现在的？

乐乐妈妈眼泪都掉下来了，不住地埋怨乐乐：“你怎么不说啊？你早点说我早就带你来了啊……”

小张医生偷偷地问乐乐："你不痛吗？"

乐乐撇了一下嘴角："她实在太烦了！"

其实1个月前，乐乐就觉得解小便时下体会疼痛，慢慢发现阴道口好像也有破溃的地方。因为长期坐着学习，症状越来越严重，上课时也会因为下体的疼痛而无法集中精神听讲。近半个月，连走路都有影响了。最可怕的是上厕所，会阴部痛如刀割，以致一看见抽水马桶，她都会条件反射地发抖。但她不想告诉妈妈，因此和妈妈的唠叨相比，她宁可忍受疼痛。

小张医生无奈的目光徘徊在这对母女之间，妈妈的焦急万分和女儿的少言寡语形成了强烈的对比。

"王医生，我们家乐乐到底得的是什么病啊？"乐乐妈妈心疼得直掉眼泪。

王医生推了推鼻梁上的眼镜，和乐乐妈妈详细讲解起来。原来，乐乐的反复口腔溃疡和外阴溃疡不是表面那么简单，背后另有隐情。罪魁祸首基本就锁定在了一种以复发性口腔溃疡、生殖器溃疡、眼炎及皮肤损害为主要特征的疾病——白塞综合征。

科普问答时间

1. 什么是白塞综合征?

白塞综合征是一种反复发作的累及口、眼、生殖器和皮肤为特征的慢性炎症性疾病，属于系统性血管炎的一种。这一疾病在日本、中国、土耳其及伊朗等地的发病率较高。

2. 白塞综合征的发病原因有哪些?

该病病因尚不完全清楚，可能与感染（细菌、病毒、结核等）、遗传（*HLA-B51* 基因）、生活环境（发病存在地域差异）等相关。多数人认为遗传因素是发病的重要内源性因素，并在外源性因素（如结核感染）的诱发下，有遗传背景的个体发生了免疫紊乱，进而导致本病。

3. 如何诊断白塞综合征?

白塞综合征的诊断没有特异性的指标，主要依靠临床表现。出现反复发作的痛性口腔溃疡（每年至少出现 3 次），反复发作的外阴溃疡，出现结节性红斑、毛囊炎等皮疹，或者有反复发作的葡萄膜炎时，就要高度怀疑白塞综合征。部分白塞综合征会影响消化系统，出现胃溃疡、肠溃疡，甚至肠穿孔等，部分会出现血管病变、血栓形成。严重者还会影响中枢神经系统，出现头痛、昏迷等症状。针刺反应是针对白塞综合征相对特异性较强的一个检测手段，可以帮助我们进行诊断。白塞综合征以不同系统症状为突出表现，易引起误诊。因此，诊断除了要结合典型的口腔溃疡、会阴部溃疡外，还需要与结核感染、炎性肠病等疾病进行鉴别。所以白塞综合征的诊断是一个综合临床表现、实验室检查、影像学检查等多方面信息的过程，专科医生会根据患者具体病情进行综合评分，来判断是否符合白塞综合征的诊断标准。

虽然反复发作的口腔溃疡是白塞综合征的一个常见表现，但如上所述，白塞综合征的临床表现不仅仅限于口腔。如果有口腔溃疡反复发作，又出现了上述表现中的一种或数种，请一定来风湿免疫专科筛查病因。

新婚妻子的难言之隐：白塞综合征的外阴受累

26岁的小李是个温婉恬静的上班族，最近有个难言之隐一直困扰着她。

远在异地的丈夫也发现了她的异常。小李常在电话里吞吞吐吐，有些话想说又没说出口。丈夫心里警铃大作，难道才新婚3个月的妻子有外遇了？

小李和丈夫是经人介绍相识的，两人志趣相投，没多久就步入了婚姻的殿堂。新婚期两人蜜里调油，可惜婚后第3个月，丈夫就因工作需要被暂时调配到外地。虽然丈夫在异地不能时刻陪伴，但丝毫不影响他们的感情。

奇怪的是，自从丈夫离家后，小李就感觉下身红肿、疼痛。一开始她并未在意，以为是已婚妇女常见的阴道炎，于是便在药店买了几瓶外用洗剂进行清洗。可过了大半个月，外阴红肿不但没消退，反而创面逐渐加重。外阴表面也开始糜烂、流脓，形成较深的溃疡，活动时疼痛更加不能忍受。与此同时，小李的口腔也时不时冒出几个很痛的溃疡，让她备受折磨。

小李整日愁眉苦脸、情绪低落，身心都经受着巨大的折磨。一方面，私处疼痛成了她的难言之隐。另一方面，小李一直洁身自好，所以她怀疑新婚的丈夫是不是对她有所隐瞒，导致自己感染了什么性病？小李后悔两人婚前没有进行常规的检查。

每天的工作成了小李的煎熬。身边的同事关切地问她怎么了，但发生的一切却羞于启齿，她只能打碎牙齿往肚里咽。

很快等到了丈夫回家的日子，小李将最近经历的一切痛苦尽数向丈夫倾诉，比起身体的痛苦，小李更担心丈夫的不忠。好在，小李的丈夫近期刚做过体检，体检显示他身体健康并且没有查到传染病的依据。在丈夫耐心地解释、安慰、开导后，小李终于卸下了心中的包袱。

那自己到底是怎么了？带着满心疑惑，鼓起勇气，小李在丈夫的陪同下去了附近的医院看病。当地医生简单询问了小李的病情，又对她进行了血常规检查，检测结果发现小李的白细胞计数有所升高，超过正常值的上限，其中以中性粒细胞计数升高为主，同时伴有C反应蛋白的升高，这样的结果不是正好很符合感染吗？

当地医生诊断她为“外阴炎”，开具了静脉用的抗生素，硫酸镁外用湿敷及烧伤膏等。经过5天的规律用药，小李外阴皮肤红肿有所减轻，但溃疡面仍在不断增大，甚至时不时还出现带血丝的白带。

由于治疗效果不佳，小李立即到市里的三甲医院妇科就诊，妇科医生重新为她和丈夫进行了传染病的筛查，同时妇科查体发现，小李的外阴溃疡已累及大小阴唇，扩阴后还可以见到阴道壁散在的小溃疡，如此严重的外阴溃疡实属少见。一开始妇科医生也难下定论，在仔细询问病史后发现，小李抽血和打针的部位出现了一颗颗小疙瘩（针刺试验阳性）。妇科医生马上建议小李去找风湿免疫科的王医生。

王医生仔细询问小李的发病经过及相关情况，又做了认真的体格检查。随后用鼓励的眼神望向身边的规培生——小张医生。小张医生清清嗓子，信心满满地回答：“患者为年轻女性，近期有反复发作的口腔溃疡，出现了会阴部溃疡，还有针刺反应阳性。根据这些症状，符合国际统一的白塞综合征分类标准，所以小李的诊断结果是白塞综合征。”

王医生赞许地点点头，给小李开了血沉、肝肾功能、胸部CT、腹部超声等检查，以进一步排查内脏器官的受累情况。结果显示，小李除了口腔溃疡和会阴部溃疡，暂时没有其他部位的受累。王医生随后给小李开了小剂量糖皮质激素和沙利度胺口服。经过 1 个月的积极治疗，小李的症状明显改善，欢声笑语回归小家庭。

科普问答时间

以外生殖器溃疡为主要表现的白塞综合征在临床中并不少见。这类溃疡常与梅毒、单纯疱疹病毒感染等性病的症状难以相鉴别，从而导致误诊、漏诊，耽误疾病的诊治。因为受累部位较为私密，很多女性患者羞于启齿，总觉得是见不得人的事儿，传统守旧的思想也会迫使病人对于就诊之事一拖再拖。

1. 生殖器溃疡的主要表现有哪些?

生殖器溃疡可以是白塞综合征的首发症状，也可以在患病多年后才出现。发生在女性生殖器的溃疡通常为一个或多个大小不等的圆形或椭圆形溃疡，边界清楚，表面覆盖有灰白色渗出物；而男性的生殖器溃疡易发生在龟头和阴茎，症状会比较明显，而阴囊溃疡的症状则较轻微。

外阴溃疡疼痛常较口腔溃疡轻，但较持久，2~3 周愈合，巨大型溃疡少见，深在性溃疡愈后会留有瘢痕，有些病人在发病期间可以出现腹股沟淋巴结肿大。溃疡处皮肤活检一般表现为血管炎性改变，溃疡活检不是常规检查，主要目的是排除一些特殊的感染和恶性肿瘤。

2. 生殖器溃疡除了白塞综合征，还要考虑哪些疾病？

单纯疱疹病毒是生殖器溃疡最常见原因之一，表现为黏膜小水疱和糜烂，因压力、疾病或经期，可能引起疼痛和复发。常见于免疫功能低下的人群。

一期梅毒典型的表现为孤立的、坚硬的、无痛的溃疡，通常出现在男性的阴茎头和女性的外阴或宫颈（或与皮肤或黏膜接触的任何部位）。然而，一期梅毒有时也会以多发性下疳、疼痛性丘疹或溃疡等其他相对少见方式出现。

克罗恩病是一种慢性炎症性疾病，主要累及肠道，但也有一些肠外表现。患者可表现为外阴瘙痒、疼痛、阴道分泌物增多。溃疡性病变的表现可能非常多样化：它们可以是疼痛的或无痛的、深的或浅的、孤立的或多发的。通常需要通过病理活检来明确。

外阴癌表现为外阴部位出现瘙痒、疼痛、出血及不愈合的溃疡或肿块，常需通过病理活检诊断明确。

3. 得了生殖器溃疡该如何护理？

每日用温水冲洗患处，保持局部清洁、干燥；必要时用1：5 000的高锰酸钾溶液进行冲洗，清洗后可外涂溃疡软膏，溃疡期间避免性生活，避免骑自行车或长时间步行，以免加重外阴损伤；内裤选择宽松、柔软、优质纯棉，并勤用开水烫洗或阳光下暴晒；女性患者月经期需使用清洁卫生巾、卫生裤并及时更换，男性患者需经常外翻包皮，防止溃疡面粘连。

4. 哪些药物可以治疗白塞综合征的溃疡?

沙利度胺(每次 25 ~ 50mg，每晚 1 次)对口腔、生殖器溃疡和假性毛囊炎有效。需要注意妊娠妇女禁用沙利度胺，可导致胎儿畸形。如果出现四肢末端麻木需考虑沙利度胺引起的周围神经病变，应立即停药。硫唑嘌呤和秋水仙碱也可以改善口腔溃疡，预防复发。阿普斯特是一种新型的口服磷酸二酯酶 -4 抑制剂，可有效改善口腔和外阴溃疡，且不良反应少。以上治疗控制不佳或不能耐受的患者，可考虑生物制剂肿瘤坏死因子 -α 拮抗剂或干扰素 -α。

脆弱的胃肠道：白塞综合征的肠道表现

小李经历了外阴溃疡、口腔溃疡的折磨，最终确诊为白塞综合征。在激素和免疫抑制剂的治疗下，溃疡立竿见影地好转了，很快她就回归了正常的生活、工作，重新对未来充满希望。

婚后的小李和丈夫一直希望能尽快有个爱情的结晶。在没有咨询医生的情况下，自以为"康复"的小李慢慢把所有药物都停用了，并认真地开始备孕。她戒掉了爱喝的奶茶和爱吃的零食，每天补充优质的维生素和蛋白质。小李以为日子能这样一直美满幸福地过下去。

但是不知怎么了，小李原本还不错的肠道，最近变得特别"脆弱"，一吃凉的、辣的等刺激性食物，就会出现腹泻。小李以为是自己体质的问题，健康饮食后反而肠道更不适了。于是，自己买来“复合维生素、益生菌”等调理肠道，腹泻还真缓解了一些。口腔溃疡和外阴溃疡也一直没有复发，她便没去风湿免疫科复查。

心想事成，小李很快发现自己怀孕了！一家人都在欢天喜地地为小李和未来的宝宝做着准备，但即便丈夫悉心照料，小李的肠胃炎却愈发严重了，经常出现右下腹疼、腹胀，伴纳差、乏力，人也越来越瘦。丈夫最初认为是妻子太焦虑了，就没太放在心上。直到有一天，小李发现自己的大便不仅不成形，而且出现了暗色血便，这可把她和家人都吓坏了。第二天立即到消化内科就诊，医生高度怀疑肠道的问题，小李也和主治医师透露了自己曾经确诊白塞综合征且目前停药备孕的情况。在充分评估和商议后，消化科医生立即启动院内多学科讨论，请风湿免疫科医生共同诊治决策。王医生匆匆赶到，一听小李把所有药物都停了就无比痛心。结合小李的症状，王医生高度怀疑小李的病症是白塞综合征引起的肠道病变，又称肠白塞病。王医生当机立断地建议小李完善肠镜检查，必要时终止妊娠。

消化科医师随即为小李进行了肠镜检查，发现“回肠末端、结肠、直肠多发性溃疡”，溃疡活检病理提示“结肠黏膜溃疡伴深度发炎的肉芽组织，包含血栓形成的小动脉和小静脉，无肉芽肿，结核培养及相关基因检测均为阴性”。最终在多学科共同协作下，经过一系列的化验检查，排除了肠结核、溃疡性结肠炎、肠癌等疾病。

王医生很严肃地和小李一家谈话，小李需要立刻治疗，不然病情加重会导致肠出血，甚至肠穿孔。所以必须终止妊娠好好治疗，等疾病稳定再怀孕。

治病和保胎之间的艰难抉择，令小李无比地悔恨自己不遵医嘱擅自停药。但木已成舟，千金难买后悔药。小李一家经过深思熟虑，最终决定先把小李的病症治好，这样才有养育健康宝宝的希望。

谈完话，王医生对着身边的小张医生一声长叹："很多我们的风湿病患者常把症状缓解认定为疾病治愈，随意减停药物，其最终所付出的代价都是刻骨铭心的啊！"小张医生心里也沉甸甸的，这是大家都不愿意看到的结果。

王医生这次给小李采用的治疗方案和前期治疗很不相同。激素剂量大大增加，除了沙利度胺，还加用肿瘤坏死因子-α拮抗剂（英夫利西单抗）。小李是不幸的，也是幸运的，经过王医生的妙手回春，她的肠道症状很快就得以缓解。治疗3个月后复查肠镜，她的肠道溃疡已经基本愈合。经过1年的正规治疗，小李的生育计划再次提上日程，但她再也不敢随意停药了。

科普问答时间

1. 什么是肠白塞病，一般会有哪些表现？

白塞综合征导致的消化道受累，称为肠白塞病。主要表现为腹痛，右下腹痛最为常见，伴有局部压痛和反跳痛，其次为恶心、呕吐、腹胀、食欲缺乏、腹泻及吞咽困难等。消化道的基本病变是多发性溃疡，可见于自食管至降结肠的任何部位，发生率可高达50%，严重的合并溃疡、出血、肠麻痹、肠穿孔、腹膜炎、瘘管形成及食管狭窄等并发症，部分危重患者可导致死亡。

2. 肠溃疡就一定是肠白塞病吗？

引起肠溃疡的病因有很多，如溃疡性结肠炎、克罗恩病、肠淋巴瘤等是常见需要和肠白塞病进行鉴别的疾病。有些感染，如志贺菌、大肠杆菌、沙门菌、金黄色葡萄球菌、空肠弯曲菌及结核分枝杆菌等也可以引起感染性肠道溃疡。如果有排便习惯改变、大便性状改变（便细、血便、黏液便等）、腹痛或腹部不适、腹部肿块、肠梗阻相关症状及消瘦、乏力及低热等全身症状，还要小心肠道恶性肿瘤。近年来，一些药物引起的肠黏膜炎症损伤日益受到重视，常见的如非甾体抗炎药、抗血小板凝集的药物（阿司匹林）、降血脂药、抗高血压药及抗结核药等也会引起胃肠道溃疡，需要加以重视。

3. 面对肠白塞病，我们该如何应对？

如果出现反复的口腔溃疡、外阴溃疡，有反复腹痛、腹泻、大便性状改变等消化道症状的，除了消化科常见疾病的排查，一定要警惕白塞综合征。

在肠白塞病的活动期，要注意充分休息，根据溃疡的程度选择软食、半流质、流质易消化、富含蛋白质和维生素的食物，不进食过硬、过热的食物，少食辛辣、生冷、海鲜等食物，并戒烟酒；避免劳累及熬夜，养成良好的生活习惯。有消化道出血者，在出血停止后，以少食多餐为原则，饮食应少食糖，以免产酸产气，防止呕吐和腹胀。

4. 肠白塞病的药物治疗有哪些？

轻度、中度肠白塞病患者可使用美沙拉嗪或者柳氮磺吡啶。中重度活动期肠白塞病患者建议使用糖皮质激素联合免疫抑制剂或应用抗肿瘤坏死因子-α单克隆抗体；重度和/或难治性患者应使用抗肿瘤坏死因子-α单抗，也可尝试抗肿瘤坏死因子-α单抗联合免疫抑制剂。常用的免疫抑制剂包括沙利度胺、硫唑嘌呤、环磷酰胺、甲氨蝶呤、他克莫司或者环孢素等。常用的生物制剂包括英夫利西单抗和阿达木单抗，IL-1受体拮抗剂阿那白滞素和IL-12/IL-23受体拮抗剂等也有报道治疗有效。医生会根据患者的病情，评估利弊，选择合适的药物和剂量。

突然失控的左腿：白塞综合征的神经受累

每天清晨五点，张姐都要早起给两个孩子准备早饭。

张姐虽然才35岁，但如今却已经是她成为资深全职太太的第10个年头了。一儿一女如今都已上了小学，丈夫收入稳定，日子过得简单幸福。

10年来，张姐虽然不需要上班，但养育儿女和操持家务已经占据了她大部分时间。她素日会抽空锻炼身体，除偶尔会发作的口腔溃疡给她带来些许困扰外，其他也没什么大毛病，感觉自己挺健康的。

跟往常一样，天没亮，张姐便起床准备一家人的餐食。但今天起床时张姐明显感觉到左腿有些异样，使不上劲儿，摸着还有些麻木。她本想跟丈夫倾诉一下自己的异样，但看到熟睡丈夫鬓角的几丝白发，又把话憋回了肚子。

“让他再睡一会儿，又不是什么急事。”张姐估计可能是睡觉姿势不对引起的腰椎病，活动活动可能就好了。忙着忙着，也就忘了和起床后的丈夫提这件事了。

做了一个上午的家务，下肢症状没好转也没加重。张姐想着去床上休息一会应该就会好。可当她再次起来倒水喝时，突然感到一阵头晕、恶心。这下张姐意识到了问题的严重性，哭着拨通了正在上班的丈夫电话。两人急忙来到医院急诊科，医生经过病史询问和查体后，开具了头部磁共振成像和一些血液的检查，而头部磁共振成像检查竟然发现是脑梗死！

张姐百思不得其解，年轻力壮的自己既没有高血压，也没有糖尿病，怎么就脑梗死了呢？脑梗死最常见的病因是动脉粥样硬化，以老年人多见。虽说随着饮食结构和生活方式的改变，近年来动脉粥样硬化有逐渐年轻化的趋势，但张姐怎么也想不到自己居然也提前步入了这个行列。神经内科年轻的值班医生也觉得张姐的病情肯定另有蹊跷，看着张姐散在的颅内病灶，神经内科主任一锤定音：这不是简单的脑梗死，而是中枢神经系统血管炎（一种非特异性炎症）的表现！他立即为张姐请来风湿免疫科医生会诊。

风湿免疫科王医生再次详细询问张姐病史，原来她出现反复的口腔溃疡有 10 年多了，经常好几颗一起发，痛得厉害。严重的时候，下身外阴部位也发溃疡。她以为是上火以及单纯的妇科病，清洗清洗也就好了。张姐把这一切归咎于自己带孩子太辛苦、太疲劳的缘故。因为口腔和外阴的溃疡往往过一阵子就会好，她就没太在意。

王医生用期待的眼神回头看着跟诊的规培小张医生。这次，小张医生斩钉截铁地说：“患者有反复发作的口腔溃疡，间断会阴部溃疡，我们需要考虑白塞综合征。而这次的脑梗死很可能是白塞综合征引起的中枢神经系统受累，又称为神经白塞病。”王医生露出欣慰的笑容。小张医生问：“王老师，神经白塞归根结底也是血管炎，那么治疗和肠白塞病一样吗？”王医生告诉小张医生，神经白塞的病情更重，发展更快，所以一般需要大剂量的激素冲击治疗，可联合鞘内注射甲氨蝶呤和/或地塞米松。神经白塞病的治疗是和病魔甚至死神抢时间的过程，要稳（对疾病了解全面，心里有底遇事不慌）、狠（激素该冲就冲毫不犹豫）、准（快速排查其他疾病明确诊断）。

王医生立即为张姐安排了住院进一步检查和治疗，排除了神经系统的其他疾病后，张姐接受了神经白塞病的治疗，经过一段时间的治疗和调整，左下肢的无力症状明显好转，现在已经能够活动自如了。

科普问答时间

1. 什么是神经白塞病？

神经系统损害是白塞综合征最严重的并发症之一。发生率为 2.3% ~ 44%，多发生于 30 ~ 40 岁人群，平均出现在皮肤黏膜及眼受累后 5 年。白塞综合征的神经系统损害可以分为脑实质受累、非脑实质受累和周围神经受累三类。最常受累的部位是脑干，也可见于脊髓、大脑半球、小脑和脑脊膜，可以出现脑萎缩。简单来说，如果有白塞综合征的患者出现手脚不灵活、一侧手脚瘫痪，或头疼头晕、恶心呕吐、肢体麻木，甚至出现抽搐、翻白眼等类似“抽羊角风”的表现，那么就要高度怀疑白塞综合征损害到了神经系统。

2. 神经白塞病如何确诊？

白塞综合征的神经损害表现多样，症状各不相同，存在迷惑性，容易当成普通中风或椎间盘突出等，延误治疗。头颅磁共振成像检查是诊断神经白塞病的主要手段，神经白塞病的影像学表现多样，需与包括多发性硬化、青年卒中、中枢神经系统血管炎、神经结节病、颅内感染（结核、病毒、真菌等）、脑胶质瘤（尤其是脑干）及原发性中枢神经系统淋巴瘤等相区别，因此需要有经验的临床和影像科医生合作确诊。

3. 诊断神经白塞病一定要做腰椎穿刺吗？

腰椎穿刺术是神经科临床常用的检查方法之一，通过检查脑脊液来明确或排除各类疾病。腰椎穿刺有助于神经白塞病的诊断，表现为脑脊液细胞数增多，蛋白含量升高，同时也可以帮助医生排除颅内病原体感染。

4. 神经白塞病如何治疗？

由于神经白塞病是比较严重的并发症，因此多需要大剂量激素冲击治疗，之后序贯口服适当剂量的泼尼松。同时还要联合使用免疫抑制剂如环磷酰胺、硫唑嘌呤或吗替麦考酚酯等以减少复发。重症患者除了全身给药，可联合鞘内注射地塞米松，或者地塞米松联合甲氨蝶呤鞘内注射治疗。对于初发严重的脑实质受累，或激素联合免疫抑制剂无效，疾病持续、复发或出现慢性进展性神经系统受累者，推荐应用单抗类肿瘤坏死因子-α拮抗剂，有助于激素和免疫抑制剂减量及临床和影像学的改善。

谁动了我的心脏和大血管：白塞综合征的心血管受累

临近年末，大街小巷张灯结彩，随处可见觥筹交错，遍地可闻欢声笑语。许多人从各地赶回家过年，少不了家庭聚餐、朋友聚会和公司团建。然而，亲朋好友欢聚一堂的聚餐，却让小李感到为难。

小李今年刚刚30出头，是一名中学数学老师，平日里性格开朗，同事和朋友都很喜欢他。然而每次一提到聚餐，小李都会找各种理由推托。倒不是小李不想聚餐，只是心中有苦口难开。原来，小李会经常犯一个小毛病——口腔溃疡。这让小李十分苦恼，口腔溃疡反复发作，而且疼痛难忍，严重时嘴巴里面会同时出现5～6个口腔溃疡，一吃东西就痛。

此刻，小李一家团聚在一起，正准备晚饭。桌子上已经摆了八九个菜，厨房里还在忙活着。然而小李满嘴口腔溃疡，看着餐桌上的美味佳肴，只能咽咽口水。突然，小李感到胸口闷痛，气都喘不上来，痛到全身无法动弹。小李父母一看儿子一脸惨白、五官扭曲的样子，吓得愣在了原地。幸好小李马上反应过来，捂着胸口，悠悠地喊出："快，快……叫救护车！"

救护车一路风驰电掣，及时把小李送到了医院，经过心电图检查及各种化验，小李被诊断为"急性心肌梗死"。胸痛中心的医生马上启动了绿色通道，给小李安排了急诊冠脉造影手术，术中发现他冠状动脉的左前降支近端有一个严重狭窄，同时发现主对角支和左回旋支有多发动脉瘤的情况。冠脉CTA还显示左前降支近端有一个直径3cm、颈口宽4.3mm的囊状血栓动脉瘤。经过一整晚的抢救，小李终于脱离了危险。

听着床边监护仪的滴答声，看着窗外慢慢泛起的鱼肚白，刚刚闯过鬼门关的小李百思不得其解，为什么自己平时不抽烟、不喝酒也不胖，年纪轻轻却发生心肌梗死呢?

心内科医生查房时，小李不禁将这个疑问提了出来。心内科医生仔细询问小李平时有没有其他的不适。小李想了想，答道："我平时身体很好的，也没吃什么药。对了，就是经常出现口腔溃疡，这跟我心梗有关系吗？"

心内科医生回答道："口腔溃疡看似常见，但是背后的原因很复杂，有一个疾病就表现为反复口腔溃疡，且会导致出现心脏问题。具体情况我要请风湿免疫科的医生协助一起诊治。"

心内科马上请来了风湿免疫科王医生进行会诊。在风湿免疫科王医生的追问下，原来小李除了平时经常会出现口腔溃疡以外，偶尔还会出现阴囊溃疡，爬楼梯的时候也会出现左侧大腿根疼痛，但他一直没有予以重视。王医生把这些细节拼凑起来，揭开了这次心肌梗死的病因。

王医生告诉小李，原来他的心梗和口腔溃疡、外阴溃疡、关节痛都是一个叫作"白塞综合征"的疾病引起的。如果不治疗白塞综合征这个原发病，很可能会再次出现心梗。之后小李从心内科转科转到风湿免疫科，进行了系统的评估，也结识了很多白塞综合征患友。很快，风湿免疫科和心内科医生协同合作，为小李制定了个体化的治疗方案。小李首先进行激素和免疫抑制剂治疗，在白塞综合征炎症控制之后，又进行了部分动脉瘤切除手术及心脏搭桥手术，手术很顺利，小李的病情得到了控制。

科普问答时间

1. 白塞综合征累及心脏有哪些表现?

白塞综合征累及心脏并不常见，发病率仅占所有白塞综合征患者总数的1.0%~7.0%，病死率却高达15.4%，是无心脏受累白塞综合征患者的3倍，且往往病情较重，表现包括瓣膜病变、心肌炎、心内膜炎、心内膜心肌纤维化或心肌梗死，其症状可能出现胸闷、呼吸困难、胸痛、心悸、端坐呼吸及咳粉红色泡沫痰等。但早期症状缺乏特异性表现，误诊、漏诊率较高，延误有效治疗往往导致预后不良。所以出现上述症状后需要提高警惕，及时到心血管科及风湿免疫科就诊。

2. 白塞综合征除了累及心脏之外，还会累及哪些血管?

白塞综合征是系统性血管炎，全身的大中小血管（包括动脉和静脉）均可受累。

（1）静脉受累：较常见，90%的患者以血栓性静脉炎为主要表现。可以发生下肢深静脉血栓、上腔静脉阻塞、下腔静脉阻塞、布-加综合征及硬脑膜静脉窦血栓形成，也可累及颅内静脉窦、颈静脉、视网膜中央静脉及肝静脉。受累血管不同，临床表现也相应不同。最常见的是下肢深静脉血栓形成，表现为患侧肢体疼痛、局部充血肿胀。

（2）动脉受累：动脉受累较静脉受累少见，主要表现有血栓或动脉瘤（动脉瘤包括真性或假性动脉瘤，最好发于肺动脉），其次也可表现为动脉狭窄和闭塞。由于动脉瘤有破裂的风险，因此动脉瘤被认为是最严重的合并症。研究表明，有血管受累的白塞综合征患者中，45%的患者有动脉系统受累，其中75%的患者表现为动脉瘤，34%的患者为动脉闭塞，病变部位以主动脉最为多见，其他依次为下肢动脉、头臂动脉、髂动脉及肺动脉。

3. 白塞综合征患者累及心脏后需要进行哪些检查?

彩超、胸腹部CT及心电图等检查有助于病变的早期发现。血管CT及血管磁共振成像为无创性检查，且准确率高，已经成为血管病变常见的检查方法。必要时还可以进行血管造影，明确诊断和评估病情。

4. 白塞综合征累及心脏如何治疗?

白塞综合征的治疗原则是早期发现、早期诊断、尽快缓解病情。治疗白塞综合征的药物主要包括糖皮质激素、秋水仙碱片，免疫抑制剂包括沙利度胺、环磷酰胺、硫唑嘌呤、甲氨蝶呤、来氟米特及钙调磷酸酶抑制剂等。近年来，白塞综合征的治疗药物及治疗手段越来越多，给很多患者尤其是难治患者带来了新的希望。现在很多生物制剂也常常用于治疗白塞综合征，在部分患者身上也取得了不错的疗效。临床上应用最多的是肿瘤坏死因子-α拮抗剂，其次还有IL-6受体拮抗剂、IL-1β抑制剂以及CD20单克隆抗体。处于疾病早期的大部分患者可以通过药物治疗获得完全缓解。

除了系统治疗，有心肌受累的患者还应同时关注心肌炎所致的心功能衰退及心律失常治疗，给予保护营养心肌、抗心律失常药物。如有血栓的患者应予以抗栓治疗，必要时进行外科干预。在很多情况下，患者有可能需要进行外科手术或血管介入。有冠状动脉病变（狭窄或者闭塞）的患者除了接受免疫抑制治疗外，一些患者需要接受经皮介入治疗和冠状动脉搭桥术。白塞综合征合并心脏瓣膜损害时，可能还需要接受瓣膜置换术。但若血管炎症活动时进行手术，可能带来其他手术并发症的风险。更好的选择是在术前通过药物治疗有效地控制炎症，在白塞综合征病情稳定情况下再进行手术治疗，可以有效减少术中术后并发症。

突然模糊的眼睛：白塞综合征眼部病变

所有的悲剧都起源于那一场球赛。

小陈是足球爱好者，读大学期间是学校足球队队员，在球场上，纵横驰骋、所向披靡，也曾收获许多小迷妹。现在毕业工作了，每周末他也会定期和球友们相约踢球。

这天上午虽然气温较低，寒风呼啸，小陈仍一如既往地跟球友们相约在绿茵场踢球。但是上场没多久，小陈就感觉左眼隐隐作痛，寒风吹过，眼睛开始不由自主地流泪。小陈用力眨了眨眼睛，过会又揉了揉眼睛，疼痛感仍旧存在。小陈不禁想：今天这风太大了，吹得我眼睛痛。便把这疼痛抛在脑后，继续满场奔跑着踢球。

一场球赛结束后，小陈和球友们照例去隔壁的美食街吃午饭。刚进餐馆，老板就热络地跟小陈打起了招呼："小陈，今天又来踢球啊，比赛很激烈嘛，都踢红了眼了！"球友们这才发现，小陈的左眼眼白呈现不一般的红色，纷纷打趣道："小陈，你也太认真了，踢球踢红眼！”“是不是昨晚又熬夜看球赛了？”小陈踢球时过于投入，现在一经老板提醒，确实感觉左眼有疼痛感，比之前更加严重了，而且看东西也有点儿模糊。小陈用力揉了揉眼睛，答道：“可能是今天风太大了，吹得我眼睛痛。没事儿，在室内待一会儿就好。”

然而一顿饭下来，小陈感觉眼睛越来越痛，泪水止不住地流，仿佛被烟雾迷了眼，眼睛也很难睁开。小陈这才感觉不对劲，告别球友后，赶紧驱车前往医院。行驶过程中，阳光照射进车内，小陈左眼出现畏光的症状，根本无法睁开，因此产生了视野盲区，转弯时竟撞到马路上的防护带。

很快，交警和救护车赶到事故现场。小陈被送到就近医院的急诊，急诊科医生连忙对小陈进行评估。不幸中的万幸，小陈没有生命危险，只有头部轻微撞伤。在向小陈询问事发经过时，急诊科医生也注意到了小陈不同寻常的红眼，便给小陈安排了眼科会诊。眼科检查发现小陈是得了左眼的急性葡萄膜炎，给他开了眼药水滴眼治疗。同时，眼科医生也仔细询问小陈平时有没有其他的不适，尤其是口腔溃疡、腰背痛等。小陈想了想，答道：“我平时身体很好的，经常踢球、锻炼，也没吃什么药。不过也有可能是踢球的缘故，有时候会膝盖痛，偶尔会口腔溃疡，这些跟我眼睛有关系吗？”

眼科医生听后建议小陈去风湿免疫科看一看。这回轮到小陈困惑了，我明明是眼睛痛，怎么要去风湿科，而且风湿病不都是老年人得的病吗，我年纪轻轻怎么可能得风湿病？

眼科医生跟小陈解释道：“风湿病不一定只是关节痛，系统性风湿病可以累及全身各个系统，葡萄膜炎背后的原因很复杂，其中有一大块的原因是跟风湿免疫疾病相关。你确实也有关节痛、口腔溃疡的表现。所以我建议请风湿免疫科的医生一起来看一看。”

在风湿免疫科王医生的追问和检查下，小陈想起来其实以前也有一次眼痛的情况，只是很快就恢复了，所以没有重视。王医生跟小陈说道：“葡萄膜炎可以引起患者视力下降，是一种复发率高且可能致盲的疾病，所以发作后一定要引起重视。你平时有没有口腔溃疡、腰背痛之类的症状？”

小陈回想了一下，跟王医生说道：“我从小就很容易发口腔溃疡，小时候以为是体质偏热，我父母给我吃过不少中药，因为不见好，还去口腔科看过，也服用了很多复合维生素，吃了不少蔬菜水果，但似乎没什么效果。工作之后，我以为是工作太累了，每次发口腔溃疡时就会贴溃疡贴。这个膝盖痛也好几年了，发作时膝盖又肿又痛，但是我吃几天止痛药就好了。我常年踢球，我还以为是我运动量太大了。还有就是我的皮肤不好，总有痘痘，去也去不掉。”

王医生想起来考考跟着会诊的小张医生，回头问：“葡萄膜炎和我们风湿病有什么关系呢？”小张医生迅速在脑海里过了一遍常伴葡萄膜炎患者的风湿病，有点紧张地回答：“葡萄膜炎有时候是风湿病的其中一个表现。比如强直性脊柱炎、白塞综合征、结节病等，都可以以葡萄膜炎为首发症状。小陈以前有反复的口腔溃疡，那么白塞综合征肯定要考虑。另外他有关节肿痛，强直性脊柱炎也不能排除，最好做一下 *HLA-B27* 检测。结节病一般有皮下结节，皮肤红斑，胸部 CT 可发现纵隔淋巴结肿大，但小陈没有这些表现，暂时不考虑。”

“嗯嗯！”王医生赞许地点点头，“我们来看看小陈的皮肤，他的脸上和背上都有痤疮样的脓疱疹。我们等下再给他做个针刺试验，如果阳性就要考虑白塞综合征了。”

小陈从急诊转到风湿免疫科住院，在排除了其他相关疾病后，小陈最终被确诊“白塞综合征”，开始服用激素和环孢素。经过王医生的精心治疗，小陈的眼睛很快就康复了。但是王医生也叮嘱小陈，以后要避免劳累和感染，如果葡萄膜炎反复发作，那么后期就需要使用生物制剂，如肿瘤坏死因子-α拮抗剂之类的药物进一步治疗。

科普问答时间

1. 白塞综合征患者累及眼睛的情况常见吗?

约有50%的白塞综合征患者会出现眼炎，可以在起病后几个月甚至几年才发作。最初发作时一般是单侧发作，但是反复发作后，多数患者可进展到双侧受累。眼炎严重时可能致盲，因此一定要早诊断、早治疗。

2. 白塞综合征累及眼睛的诱因有哪些?

急性发作的常见诱因有劳累、熬夜、感冒、情绪激动，有些患者无明显诱因，也可能自发出现眼炎。

3. 白塞综合征累及眼睛有哪些表现吗?

白塞综合征累及眼睛，常见为后/全葡萄膜炎，少数患者可出现前葡萄膜炎或中间葡萄膜炎。眼炎的主要表现有眼睛充血发红、眼部疼痛、畏光流泪、眼部异物感、头痛等，累及后/全葡萄膜炎，还会出现视物模糊，急性视力下降和眼前飘浮物，严重时甚至可导致眼盲。白塞综合征导致患者眼盲的发生率并不低，部分地区白塞综合征眼炎患者的眼盲率高达 25%，所以眼盲也被认为是白塞综合征患者的主要致残原因。

4. 哪些疾病的患者也可能出现葡萄膜炎?

除了白塞综合征之外，还需要除外其他葡萄膜炎病因，包括但不限于福格特 - 小柳 - 原田综合征（Vogt-Koyanagi-Harada syndrome）、*HLA-B27* 相关葡萄膜炎、急性视网膜坏死、巨细胞病毒性视网膜炎、结节病相关葡萄膜炎、结核性葡萄膜炎、梅毒性葡萄膜炎等。不同的病因，有不同的治疗方案，因此需要医生完善检查系统评估。

5. 白塞综合征患者累及眼睛，需要做哪些检查?

除了白塞综合征的常规检查以外，如果累及眼睛，还需要完善荧光素眼底血管造影（fundus fluorescein angiography，FFA）、光学相干断层扫描（optical coherence tomography，OCT）、眼部 B 超等专科检查。这些检查既用于明确诊断，也可以针对性评估眼睛炎症的范围和程度。

6. 白塞综合征患者累及眼睛，要如何治疗?

急性发作期的治疗原则是尽快控制炎症，积极防治各种急性期并发症。慢性期的治疗原则是长期控制病情、预防复发、防治慢性期并发症和药物不良反应，同时还需兼顾全身表现，制定个体化诊疗策略。

全身药物治疗包括糖皮质激素、免疫抑制剂和生物制剂三大类。目前证据较多的免疫抑制剂是环孢素和硫唑嘌呤，其次是他克莫司、吗替麦考酚酯。局部治疗包括糖皮质激素滴眼液

（眼膏）、眼周注射和玻璃体腔注射。有些眼部并发症，也需要外科手术治疗，如白内障、药物难以控制的继发性青光眼等。另外，部分生物制剂特别是肿瘤坏死因子的单克隆抗体类药物在此类眼炎疾病也显示出不错的效果。

7. 白塞综合征患者如何进行眼部护理？

眼球疼痛或有畏光、流泪、异物感及飞蚊感者少看书、电视，注意休息，减少用眼；保持眼部清洁，清除眼部分泌物；眼部有感染时，可以白天滴眼药水，晚上涂眼膏并用纱布盖好；点眼药时，保持双手清洁，药水不可触及睫毛以避免污染眼药，以免再次使用时加重眼部感染，注意不要留长指甲；勿用手指揉眼，防止损伤角膜；室内光线要暗，白天拉窗帘，避免阳光或灯光直接照射，外出应戴太阳帽或眼镜，以免风沙迷眼而再损伤眼睛。

此起彼伏的红斑：白塞综合征皮肤病变

夏天对于爱穿裙子的爱美女士们是很有诱惑的，可以展现自己摇曳的身姿，这中间当然包括被丈夫称为“旗袍控”的张女士。

张女士今年 39 岁，在众人眼中总是光彩照人，家庭幸福，事业有成，日子过得安逸舒心，正处于人生的黄金时期。

张女士自年少起便以其白皙、细腻的肌肤为人称羡。如今虽已年近不惑，但她的皮肤依旧光滑、紧致。可是最近她却遭遇了人生低谷，让她烦恼不已。

原来1个月前，张女士在洗澡时发现双下肢小腿皮肤上出现了几个淡淡的红斑，她以为是自己不小心撞的，也没在意。但过了几天红斑变成硬币大小，触摸时还伴有疼痛，与周围健康的肌肤形成了鲜明的对比。

作为一个从小皮肤白皙、非常注重形象的女性，张女士对皮肤的任何一点变化都格外敏感。这些突如其来的红斑对她来说无疑是一个沉重的打击。她开始担心这些红斑会影响她的工作和生活，更担心它们会扩散到身体的其他部位。她去附近的医院皮肤科就诊，医生考虑是“结节性红斑”，配了一些口服和外用的抗过敏药物。一星期过去了，红斑只是略有消退，这让即将要迎来夏季时装秀的张女士感到前所未有的焦虑和不安。

多方打听后，朋友建议去风湿免疫科看看，一般疑难杂症风湿科看得多，还特别推荐了风湿科的周医生。辗转找到周医生，周医生询问：“有没有反复发热？关节痛？平时会不会出现口腔溃疡、生殖器溃疡？……”

张女士听完说：“是啊，我平时经常口腔溃疡，严重的时候1个月1次；前几年外阴也长过溃疡，还很痛，但是过段时间溃疡就好了，一直认为是劳累导致的，就没当回事。”

“难道这位也是白塞综合征？白塞综合征真是表现太多样了！”周医生边上的规培小张医生忍不住感叹了一声。周医生忍不住笑着点点头：“是啊，不光白塞综合征，很多风湿病都是千人千面，每个人的临床表现不一样，但追溯根源可能就来自同一个疾病。”

周医生给张女士做了结核病的筛查。小张医生不禁好奇地问："白塞综合征和结核有关系吗？"周医生笑笑："有些结核病表现得很狡猾，就可以表现为口腔溃疡、结节性红斑。结核多见的是肺结核，但有些肠结核、皮肤结核就不是那么容易被发现了。特别是表现为结节性红斑的结核，容易被忽视。"小张恍然大悟，医学真是博大精深，同一种疾病会有不同的表现，同一种临床表现背后又可能是多种不同的疾病。疾病的鉴别思路真的很重要。

张女士听完王医生的分析，心里不禁暗暗想到：这么复杂的病情，医生能讲得很清楚，非专业人员都听懂了七八成，看来我找对医生了！张女士心情复杂，既有对疾病发展结果未知的恐惧，也有对主治医生的依赖和信任。

在周医生的耐心解释和鼓励下，张女士逐渐振作起来。她开始积极了解白塞综合征的相关知识，主动参与治疗方案的制定，并努力调整自己的心态和生活方式。治疗过程虽然漫长且充满挑战，但张女士的坚强和乐观让她逐渐走出了疾病的阴影。她按时服药、定期复诊，并严格遵守医生的各项建议。同时，她还积极参与各种社交活动，努力让自己的生活回归正轨。经过一段时间的治疗和调养，张女士的病情得到了有效控制，红斑逐渐消退，疼痛也明显减轻。虽然皮肤上仍然留下了一些淡淡的色素沉着，诉说着曾经发生过的故事，但张女士已经重新找回了自信和生活的乐趣。

科普问答时间

1. 结节性红斑患者的皮疹特点有哪些？

结节性红斑是白塞综合征皮肤损害中最多见的一型，约占

60%，主要表现为触痛明显的下肢结节性红斑，急性发作多见，可伴有发热、乏力、关节疼痛等症状。红斑多见于小腿伸侧，少数可累及颜面部、躯干，表现为散在鲜红色圆或椭圆形结节，直径一般为1～3cm，数个至数十个不等，对称性分布，不融合，伴局部皮温升高，有压痛，结节一般无化脓或破溃。病情轻者一般2～3周可逐渐消退，缓解后无萎缩和瘢痕形成，有时会遗留轻微的色素沉着，但也可反复发作。

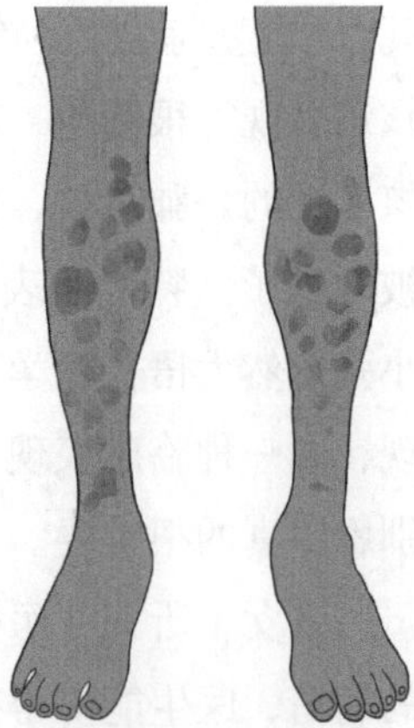
下肢结节性红斑

2. 白塞综合征患者的其他皮肤表现有哪些?

白塞综合征患者的皮肤损害是多形态的，总的发生率为97.4%，发生在病程的早期，约1/4的病例以皮肤表现为首发症状。

白塞综合征患者的皮肤表现除了最常见的结节性红斑外，还可以表现为毛囊炎，顶端或见小脓头，一般不破溃，主要分布于头面和胸背上部。有些为脓疱性结节，初为红色丘疹，而后其顶端出现米粒大脓疱，周围有较宽的红晕。上述皮疹容易被误认为“痤疮”或者“青春痘”，而延误治疗，尤其在青春期患者

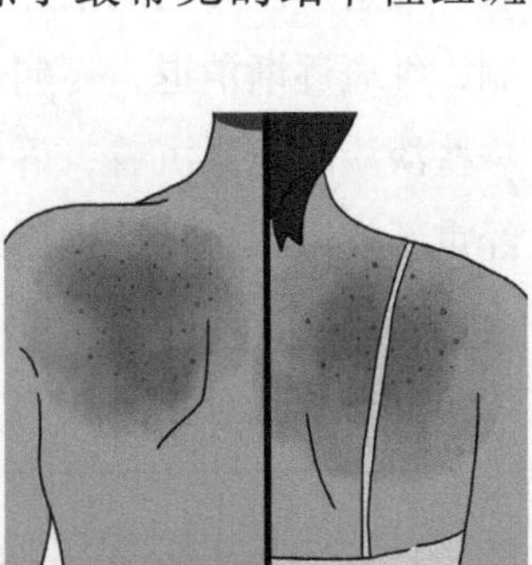
背部毛囊炎

的身上出现时更加难以鉴别。

3. 什么是针刺反应？

针刺反应是白塞综合征的一个特异性皮肤表现。在输液或抽血针眼局部，会出现红肿或水疱或脓疱，多数在注射后24～72小时出现。针刺反应可以作为白塞综合征的诊断标准之一。

4. 出现上述表现患者需要做哪些检查？

排查白塞综合征需要完善相关检查，如血常规、血沉、超敏CRP、自身抗体谱、血管炎抗体谱、PPD试验、T-spot试验、抗链球菌溶血素O试验（anti-streptolysin O test，ASO）及肺部CT、胸片或者皮肤组织病理检查，检查的目的主要是为了明确诊断，同时排除感染或其他结缔组织病、肿瘤、血液系统疾病等可能。

5. 白塞综合征皮肤表现的护理和主要治疗方法是什么？

白塞综合征患者要保持皮肤清洁、干爽，用温水清洗皮肤，避免使用碱性肥皂、乙醇及有刺激性的洗涤用品等。穿全棉内衣；常更换内衣、内裤、被服、床单；有毛囊炎者切忌挤压，可用0.5%碘伏溶液涂抹患处，以防感染。给患者剪短指甲，以防抓破皮肤，避免紫外线及阳光直射皮肤。一般对于口腔、外阴溃疡及皮肤结节性红斑，可以局部使用激素，或服用秋水仙碱、沙利度胺，这些都有助于缓解症状，预防复发。

打开心里那扇窗：白塞综合征患者的心理护理

又是一如既往忙碌的一天。

临近下班，门诊候诊的患者逐渐减少。王医生取下眼镜，用手捏捏鼻梁放松一下，趁着等患者的间隙，和规培小张医生聊两句。

“王老师，好久没看见那个白塞小姑娘了。”小张医生想起乐乐那张就医时淡漠的脸，总觉得这个小姑娘有点儿不大对劲，“不会她妈妈又自作主张地给她治疗了吧？”

“嗯，难说！”王医生重新戴好眼镜，“现在孩子的学习压力太大，她妈妈又习惯对她完全掌控，这姑娘怕是会有心理问题。”小张医生想起那天乐乐嘟囔的那句“她太烦了”，无奈地摇摇头。父母和孩子的关系问题，有时候会比疾病本身更难处理。

说曹操曹操到，正聊着，乐乐妈妈就出现在诊室门口，她神情疲惫，仿佛苍老了很多。

“王医生，这次乐乐不方便来。我……我来给她配点药……”乐乐妈妈期期艾艾地说。小张医生觉得她马上要哭出来了。“小姑娘有什么不好吗？”王医生也不点破，一边看乐乐的病例一边问。

“她前两天割腕自杀……”乐乐妈妈终于忍不住嚎啕大哭。她不明白为什么自己每天辛辛苦苦地为这个家操持着，放弃了自己的爱好和事业，一心希望女儿能出人头地，却换来女儿对她的一言不发。自从女儿得了白塞综合征，她每天都担惊受怕，不停地在网上查找资料，了解白塞综合征的相关内容。她越查越焦虑，越查越心寒。她每天叮嘱乐乐，这个不行、那个不要，不都是为了她的疾病着想吗？可是两周前，乐乐却用割腕来向她表示抗议。她拒绝吃药，拒绝沟通，像蜗牛一样缩在自己的壳里。

王医生和小张医生都吓了一跳，小心翼翼地询问："那乐乐现在怎么样了？"

"现在好点儿了，去看了心理科，说是抑郁症，药已经吃上了。"乐乐妈妈抹抹眼泪，"我现在什么要求都没有了，都不重要了。只要她能平平安安，健健康康的，考什么大学又有什么关系呢？"

王医生心下有点儿后悔，当初他应该提醒下乐乐妈妈要重视孩子的心理问题。但是，以往的经验告诉他，说了父母也听不进去。没撞过南墙，又有多少父母会去关注孩子的心理健康呢？在大部分家庭中，成绩永远是排在第一位的。

"王医生，我现在也不求什么了。我现在就只想她好好看病，好好吃药，开开心心。"望着乐乐妈妈离开诊室时落寞的背影，王医生心里五味杂陈，沉默良久。

不光白塞综合征，其实风湿病中的很多疾病都是慢性、系统性、复发性的疾病，在漫长的病程中难免会有反复发作。疾病的症状以及用药后相关不良反应可能对患者造成身体和心理上的双重困扰，患者常常经历身心折磨，可能产生焦虑、紧张、情绪低落等复杂的心理活动。很多时候，医生聚焦于患者的身体状况，却忽略了他们的心理健康。有时就算有发现，也会因为专科的限制无法给出专业的解决方案。不少患者会在病程的某个阶段出现不同程度的思想困扰。所以，在治疗的同时，医生应该积极鼓励患者家人共同参与康复的过程，帮助他们了解疾病的性质，明确对患者的支持和理解的重要性，才能真正帮助患者走出疾病泥潭。

王医生感到身上的担子又重了不少。他拍拍小张的肩膀，相信今天也将是小张难忘的一天。

科普问答时间

白塞综合征患者该如何进行心理护理？

首先，要建立患者的信心。尽管白塞综合征是一种慢性疾病，但多数患者通过积极治疗，预后是良好的。因此，医护人员和家属需要向患者传达积极的治疗信息，让他们了解到只要配合治疗，就能控制病情，减少复发，防止疾病进一步损害内脏。

其次，要关注患者的情绪变化。白塞综合征患者常因病情反复而感到烦躁、焦虑、抑郁等情绪问题，甚至失去治疗的信心。这时，家属和医护人员需要耐心倾听他们的心声，理解他们的痛苦，并引导他们保持乐观豁达的心态。可以引导患者参加一些有益身心的活动，如散步、瑜伽、深呼吸、冥想等，以缓解心理压力。

同时，要进行健康宣教。让患者和家属对白塞综合征有正确的认识，了解疾病的成因、治疗方法和预后，从而积极配合专业医师的检查和诊疗工作。这不仅可以提高治疗效果，还能增强患者的自我管理能力。

最后，要关注患者的社交和家庭支持。白塞综合征患者可能因病情影响到性生活和家庭关系，这时需要家属的理解和支持。同时，也可以鼓励患者加入一些支持团体，与病友交流心得，分享治疗经验，从而减轻心理压力。

总之，对于白塞综合征患者的心理护理是一个综合性的过程，需要医护人员、家属和患者共同努力。通过建立信心、关注情绪变化、进行健康宣教和提供社交支持等措施，可以帮助患者更好地应对白塞综合征带来的身心挑战。

沙利度胺的翻身之仗：治疗白塞综合征的常用药物之一

小何自视为一名阳光健康的大好青年，却没想到命运和他开了个玩笑。

4月1日，他被确诊为白塞综合征。如果只是个愚人节的玩笑那该多好！

三十而立，正是搞事业的大好时机啊！先是反复发作的口腔溃疡，把他折磨得痛苦不堪，就像火神附体，吃啥都上火。后来隐私部位——龟头的地方也开始出现溃疡，吓得他以为自己得了性病，难道是传说中的尖锐湿疣？可一想到自己清清白白的没干过什么亏心事，这几天看妻子的眼光都带着浓浓的怀疑。想去医院吧，怕丢人；不去吧，又满心疑惑，受不住折磨。总之是搞得家里鸡犬不宁，妻子差点和他闹离婚。实在受不了了，被妻子押去了医院就诊。庆幸的是绿帽子没有，但没想到戴了顶“白塞综合征”的帽子回来，而且还是终身制的。这能不让他郁闷吗？

什么是白塞综合征？通过医生的讲解和网上查到的信息，小何知道这个病的症状就是身上所有黏膜都有可能触发“溃疡”。小何的症状还算轻的，只有口腔溃疡和会阴部溃疡这些黏膜病变，并没有出现胃肠道、眼睛、神经系统的累及，所以王医生给他开了沙利度胺加维生素 B_2、维生素 C 的治疗方案。

治疗的效果不得不说真的是立竿见影。每天睡前服用 1 片，没到 1 周，嘴巴里的三四个溃疡统统消失得无影无踪。服药 1 个月左右，溃疡再也没像以前那样此起彼伏，小何又可以尽情地大快朵颐了。

科普问答时间

1. 沙利度胺还有黑历史?

沙利度胺对于大部分人来说是一个陌生的药物，但它还有一个令人“谈虎色变”的商品名——“反应停”，该名称源于 20 世纪 50 年代人们发现沙利度胺能有效缓解女性早孕期孕吐而得名，以至于曾风靡一时，但很快发现孕期服用该药可导致胎儿先天性畸形——“海豹胎”，随后沙利度胺被打入冷宫数十年。

2. 沙利度胺的老药新用，自我救赎之路是怎样的?

研究发现沙利度胺是一种具有免疫调节和抗炎作用的药物，1997 年，美国 FDA 批准沙利度胺用于麻风病的治疗，此后它在一些难治性皮肤黏膜病变中的作用也陆续得到证实，比如白塞综合征、复发性阿弗他溃疡、系统性红斑狼疮（尤其盘状或亚急性红斑狼疮）、结节性红斑、皮肤结节病、脂膜炎及皮肌炎等。现阶段研究发现沙利度胺对类风湿关节炎、强直性脊柱炎、系统性血管炎及干燥综合征等多种风湿病都有一定的疗效，尤其是对白塞综合征的黏膜病变、难治复发性口腔溃疡效果较佳。

3. 患者服用沙利度胺有哪些注意事项?

药物始终是把“双刃剑”。在沙利度胺治疗过程中最严重的危害是它的致畸作用，所以在用药期间一定要严格避孕，或在怀孕前至少停用 3 个月。另外，如果在服用期间出现持续或进行性手足麻木，要及时停药就诊，因为沙利度胺有导致外周神经炎的不良反应。同时，与剂量有关的嗜睡、困倦、头晕、便秘及口干等症状也因个体化差异而出现。大部分症状均轻微并可以耐受，停药后可以消退。因此，药物应用需要向专业人士咨询并定期监测副作用。

最后提醒大家，沙利度胺是处方药，不可以一知半解就长期、大量服用这种药物，而必须由风湿科专科医师就诊明确后开具。即便在风湿免疫科医生的处方下使用，也要定期随诊复查，监测药物副反应，以便及时调整治疗方案。

4. 白塞综合征患者症状减轻后，能立即停药吗?

答案是：不可以！白塞综合征为慢性自身免疫性疾病，其病情极易反复波动甚至进展，擅自停药会导致白塞综合征患者的复发甚至新发脏器的损害，所以需要定期复查，根据患者具体病情选择相应的药物和治疗方案，在医生指导下逐渐减少或降低药物的强度、剂量等，维持患者病情稳定的同时监测药物的副作用，从而更好地控制病情的发展，提高生活质量。

重拾自信：治疗白塞综合征的生物制剂

一个天气晴朗的中午，老李走进一家餐馆，这里有他最爱吃的“红烧排骨”，还有各式各样的小炒。嗯！最诱人的还是那香喷喷、肥硕的北京烤鸭！可就在他准备点菜时，口腔内的刺痛又在提醒他已经生病这件事。

老李，一位历经风雨、饱经沧桑的退休教师，刚刚结束了自己辉煌的职业生涯，迎来了退休生活。他热爱生活，对摄影情有独钟，梦想着驾驶越野车走遍祖国的山河大地，用镜头记录下这世界和人生的美好瞬间。为了实现这个梦想，老李精心准备，从选择越野车到规划行程路线，每一项都亲力亲为。他期待着在旅途中感受大自然的壮美，体验不同地域的风土人情，用相机定格那些令人心动的画面。

一切准备就绪，出发前为了安全起见，老李做了全身体检，其中胃肠镜检查结果显示，老李的回肠末端存在一个3cm×3cm的大溃疡。而老李对这个溃疡的存在一无所知，他只极偶尔会感觉到右下腹的疼痛，但一会儿就好了。医生建议他马上到风湿免疫科进一步就诊。老李立即调整原定的旅行计划，前往医院接受专家的诊疗安排。

在风湿免疫科的诊室里，医生详细地询问了他的病史和症状，并进行了相应检查。发现肠道病变的同时，医生发现老李的右膝关节也出现了肿胀和疼痛。这些症状让老李感到十分焦虑，他不知道自己的身体到底出了什么问题，更担心这些症状会影响他期待已久的旅游计划。

医生仔细询问病史并完成相关检查后告知老李得的病叫作“白塞综合征”，并为老李开具了醋酸泼尼松、沙利度胺、秋水仙碱等药物口服。经过一段时间的治疗，老李的口腔溃疡得到了很好的控制，复查肠镜也发现溃疡较前有了明显缩小。正当老李以为自己的病已经痊愈时，眼睛却又开始作怪——葡萄膜炎来了，而且来势汹汹，一下子把老李的视力从 1.0 降到 0.2。虽然经过了眼内激素注射和大剂量的激素治疗，但老李的葡萄膜炎依然反复发作。最后，在医生的建议下，老李开始使用一种名为阿达木单抗（肿瘤坏死因子 -α 单克隆抗体）的生物制剂。起初，对于生物制剂类药物的不了解及对药物副作用的恐惧让他十分犹豫，但医生的充分沟通让老李鼓起勇气。他积极配合医生的治疗和建议，努力调整自己的心态和生活方式，病情终于得到了有效控制。稳定了一段时间之后，医生终于批准老李开启他的退休之旅了。开着越野车行驶在川藏线上，老李回首这一年来的波折，暗暗告诉自己：一定要好好吃药、打针，只有身体健康，才能实现自己的人生理想！

科普问答时间

1. 目前治疗白塞综合征常用的生物制剂有哪些？

目前应用于白塞综合征的生物制剂主要为肿瘤坏死因子 -α 拮抗剂，根据抗体的结构及作用机制可分为肿瘤坏死因子受体 - 抗体融合蛋白如依那西普，以及肿瘤坏死因子单克隆抗体如阿达木单抗、英夫利西单抗等。多项临床研究表明肿瘤坏死因子 -α 拮抗剂在白塞综合征的治疗中具有令人满意的效果，临床实践也证实了它们的疗效。根据 2018 年欧洲抗风湿病联盟（European League Against Rheumatism，EULAR）发布的白塞综合征治疗指南，肿瘤坏死因子 -α 抑制剂可应用于白塞综合征的几乎所有器官受累，当常规治疗失败时均可考虑使用肿瘤坏死因子 -α 抑制剂。当患者仅有关节炎而无其他重要脏器受累时，上述两种类型的肿瘤坏死因子 -α 抑制剂均可以使用；但当有重要脏器受累时如眼部、神经系统、胃肠道、血管炎等表现，则建议选择单克隆抗体。总而言之，肿瘤坏死因子 -α 抑制剂是治疗白塞综合征的重要药物。

其他不同靶点的生物制剂如托珠单抗、乌司奴单抗、阿那白滞素及卡那单抗等药物在白塞综合征中也进行了相应的临床试验，但由于种种原因目前均暂未获批用于白塞综合征的治疗。

2. 白塞综合征患者使用生物制剂要面对的挑战有哪些?

生物制剂的价格较高，可能会增加患者的经济负担；生物制剂需要定期注射或输液，治疗过程相对复杂，需要患者密切配合；生物制剂并非适用于所有白塞综合征患者，需要根据患者的具体情况进行个体化治疗。在选择生物制剂治疗白塞综合征时，需要充分了解患者的具体病情、评估患者的适应证和禁忌证，并结合患者的经济状况和意愿进行综合考虑。

3. 患者使用肿瘤坏死因子抑制剂的注意事项有哪些?

肿瘤坏死因子抑制剂，如依那西普、阿达木单抗和英夫利西单抗等，在使用时需要注意以下事项：存在活动性感染（如活动性结核病、肝炎病毒感染高度活动期、其他病毒感染的活动期、细菌感染等）以及结核潜伏感染的患者禁用。此外，合并中重度充血性心力衰竭、心功能Ⅲ或Ⅳ级的患者，既往有肺孢子菌肺炎史，有神经系统的脱髓鞘病变或多发性硬化症病史，以及恶性肿瘤患者或癌前病变者也应慎用或禁用。对于过敏者，应禁用此类药物。妊娠期妇女及哺乳期女性也需谨慎使用。如果患者正在服用其他药物，可能会发生药物相互作用。因此，在用药前应告知医生，避免自行盲目用药。

4. 患者使用肿瘤坏死因子抑制剂的不良反应有哪些？

不良反应包括潜在的结核感染、自身抗体的出现、药物性狼疮等。阿达木单抗可能导致严重感染如呼吸道、肠道、胆道感染，但发生概率较低。其他常见不良反应还包括轻微呼吸道感染、泌尿系统感染、头痛、骨骼肌疼痛、注射部位反应（如红肿、红斑、皮肤瘙痒）及血液指标异常等。

5. 患者使用肿瘤坏死因子抑制剂时需要监测哪些指标？

肿瘤坏死因子抑制剂可能增加感染的风险，因此需要密切监测患者的感染状况（包括但不限于体温、血常规、尿常规等指标），以及任何可能的感染症状；由于肝脏是药物代谢的主要器官，因此应定期监测肝功能，如谷丙转氨酶、谷草转氨酶等，以确保患者肝脏功能正常；使用肿瘤坏死因子抑制剂可能影响患者免疫系统的功能，因此需要监测免疫相关指标，如抗核抗体等，以评估药物的疗效和可能的免疫反应；虽然肿瘤坏死因子抑制剂主要用于治疗炎症性疾病，但也需要关注肿瘤相关指标的变化，以确保没有潜在的肿瘤风险。

随着生物技术的不断发展和进步，生物制剂在白塞综合征治疗中的应用前景非常广阔。未来可能会出现更加高效、安全、便捷的生物制剂，为白塞综合征患者提供更好的治疗选择，以满足目前临床仍未被满足的需求。同时，随着对白塞综合征发病机制的深入研究，也有望发现更多新的治疗靶点，为生物制剂的研发和应用提供更多可能性。

狡猾的敌人是个千面人

每到期末考期间，最紧张的除了学生，就数任课老师了。小李是一名中学数学老师，虽然刚刚30岁出头，却已多次被评为优秀青年教师，今年还担任了班主任。因此在这次期末考期间，小李又要给学生安排复习答疑，又要批卷、准备寒假作业、完成年终总结等报告，忙得不可开交，连续加班一个星期。

小李平时就特别容易口腔溃疡，这让他十分苦恼，溃疡几乎每天都有，而且疼痛难忍，一吃东西、一碰到就痛。小李的父母还以为是儿子工作时太忙的缘故，甚至还想劝小李换个工作。小李在上网搜索导致口腔溃疡的各种原因，还网购了各种畅销的维生素、降火药、口腔溃疡贴，甚至还萌生了去老中医那里治疗的念头。这段时间小李每天枸杞、西洋参交替泡茶，就担心期末考期间口腔溃疡加重，或者感冒、发热而影响工作。小李想着熬过这一阵子，到了假期应该会好一点吧？没想到好不容易熬到假期，口腔溃疡不仅没有好转，还越来越多。咽喉处也出现了溃疡，一咽口水就痛，严重到喝水都喝不下，着实苦不堪言。

在家人的陪同下，小李前往一家三甲医院的皮肤科就诊，皮肤科医生看到小李满嘴的口腔溃疡后，不禁皱起了眉头："这么严重的口腔溃疡，你以前有过吗？"

小李不好意思地答道："这是我老毛病了，经常出现口腔溃疡，但像这么严重还是第一次。医生，您赶紧帮我配药吧，我太痛苦了！"皮肤科医生听完，却建议小李前往风湿免疫科进一步检查。小李很困惑：我明明是口腔溃疡，怎么要去风湿科就诊，而且风湿病不都是老年人得的吗？我年纪轻轻，怎么可能得风湿病呢？

皮肤科医生向小李解释道："风湿病不一定只是关节痛，系统性风湿病可以累及至全身各个系统，不仅是口腔溃疡，还可以影响到心脏、消化道、肾脏、神经系统及皮肤黏膜等，而且风湿病的患者也不是仅仅局限于老年人，儿童和青壮年男女都可以患病，甚至有些风湿病就是青年男女更易发的。口腔溃疡背后的原因很复杂，其中有一大块的原因是跟风湿免疫疾病相关。"

小李马上前往了风湿免疫科门诊，经过王医生的仔细询问后，建议小李住院系统检查。小李表示不解："我是来治疗口腔溃疡的，为什么还需要住院呢？"

王医生解释道："反反复复的口腔溃疡，我们需要排查背后的原因，比如风湿免疫疾病中的白塞综合征。但同时也要排查其他疾病，比如结核感染、病毒感染、溃疡性结肠炎，甚至是肿瘤。因此，我们需要完善抽血化验、胃肠镜等检查，以寻找病因。只有病因找到了，才能对症下药，药到病除。"

之后小李便入住了风湿免疫科，很快小李的检查结果出来了：除了口腔溃疡以外，肠镜发现肠道有几个大小不一溃疡，特别是回盲部的溃疡有 8mm × 7mm 大小。在排除了结核、肿瘤等因素后，小李被确诊为白塞综合征。尘埃落定，小李接受了治疗后，口腔溃疡逐渐好转，病情得到了很好控制，没有再复发。

在风湿免疫科住院期间，小李结识了很多口腔溃疡的患友。说来也巧，同天住院的患者中，包括小李，一共有 4 位口腔溃疡患者，因此很多检查也都安排在同一时间段。住院期间，这 4 位患者经常结伴而行，培养出革命友谊，出院后也保持联系。

“F4” 中的队长是 90 岁高龄的裴奶奶。裴奶奶既往口腔溃疡 60 多年，老人家一直没有在意，但是今年小腿出现红斑，自己涂抹药膏后红斑越来越多，疼痛难忍，便要求家人陪同至医院检查。皮肤科医生诊断是“结节性红斑”，又发现老奶奶长期口腔溃疡，便建议她到风湿免疫科治疗。风湿免疫科医生为老奶奶完善了局部皮肤活检和相关的化验，结果确诊为结核，转院到结核病专科医院。听说裴奶奶在抗结核治疗之后，红斑和口腔溃疡都消失了。

当时和小李一起住院的病友，还有一位跟小李年纪相当，是厨师小赵。30 多岁的年纪，正值壮年，但是小赵整个人瘦到跟纸片一样，仿佛风一吹就会倒下。发病过程跟小李如出一辙——常年的口腔溃疡，近期加重。不同的是小赵除了口腔溃疡，还经常拉肚子，大便黏黏的，有时还带点血丝。小赵的肠镜检查也发现结肠有多发溃疡。最终在风湿科、消化科、影像科和病理科医生的共同讨论下，小赵确诊为溃疡性结肠炎，最终转诊到了消化内科，接受了生物制剂治疗，听说恢复得也不错。

“F4” 中的老幺是一位女大学生阿兰。年纪最轻，病程也最短，只有 1 个月，但病情却是最重的。阿兰除了口腔溃疡以外，最近出现脸上的红斑、脱发，便趁着放假期间来医院检查。然而门诊化验结果显示这个年轻人患有重度贫血、严重低蛋白血症，当天便安排到风湿免疫科住院。住院期间，阿兰还出现发热、头晕、呕吐及说胡话的症状。最终阿兰确诊为“系统性红斑狼疮”，幸亏治疗及时，阿兰在经过激素冲击等治疗后，很快就好转出院了。

小李从医护人员那里了解到，小小的口腔溃疡，背后的原因却很多。诊断白塞综合征之前，一定要排除感染、肿瘤、其他风湿免疫性疾病。有时候还需要皮肤科、消化内科、眼科、感染科、影像科、病理科、神经内科及心内科等多个科室一起联合诊治。也正是因为如此，有很多白塞综合征患者往往兜兜转转一大圈才最终明确诊断。小李住院期间，还结识了另外一位初诊的白塞综合征病友——50 岁的白阿姨。白阿姨过去 10 年反反复复出现眼睛变红发炎，每次发作时当地卫生院考虑“结膜炎”，就会配眼药水。用药几天后眼睛发炎就好转了，所以白阿姨以为是小病，没有去大医院检查。但是这几年白阿姨发现看东西越来越看不清，去年在社区体检时发现双眼视力只有 0.2，当时白阿姨也觉得奇怪，自己年纪没这么老，眼睛竟然就这么差了。今年白阿姨还发生了一次“小中风”，幸好抢救及时，没有遗留后遗症。神经内科住院期间，白阿姨完善了相关的检查，也揭开了这次“中风”的真正原因。白阿姨在进行妇科检查时，妇科医生发现白阿姨的外阴还有许多小溃疡。神经内科医生考虑到白阿姨既有眼炎，又出现了脑梗死、外阴溃疡，因此请了风湿免疫科会诊，最终确诊为白塞综合征。当白阿姨得知自己视力这么差，竟然是白塞综合征引起的，而且这个疾病是有药可以治疗的，后悔得直拍大腿。

每年的 5 月 20 日，除了是情人之间浪漫表达爱意的日子以外，还是一年一度的“国际白塞病关爱日”。希望能通过我们的介绍，让更多的人关注和认识这一罕见病，在自己或身边人表现出一些疾病的苗头时，能尽早就医，规范治疗，祛除偏见，携手未来。

科普问答时间

白塞综合征患者可以导致哪些系统受累呢？

白塞综合征是一种慢性全身性血管炎症性疾病，主要表现为复发性口腔溃疡、生殖器溃疡、眼炎及皮肤损害，也可累及全身各系统。我们在前文中已经详细地描述了白塞综合征相关的口腔溃疡、生殖器溃疡，以及导致皮肤、眼睛、肠道、心血管及神经系统受累的情况。其实白塞综合征还会影响关节，出现关节肿痛。以膝、腕、踝和肘关节最常受累，典型表现是非侵蚀性、炎症性的寡关节炎。白塞综合征影响血管也是比较常见的。其中静脉比动脉更常受累，最常见的表现是下肢静脉血栓形成。静脉血管受累可出现血栓性静脉炎、静脉血栓等。动脉血管受累可出现动脉狭窄、动脉瘤等。另外少见的有肺和肾脏的病变等。所以白塞综合征可以影响全身各个系统，表现为各种不同的临床症状。

反过来，当患者出现口腔溃疡、生殖器溃疡等典型表现时，我们也不要轻易下诊断。因为有很多其他疾病患者也会出现白塞综合征样的临床表现。如结核患者会出现结节性红斑，溃疡性结肠炎患者会出现肠道溃疡，系统性红斑狼疮患者会出现反复发作的口腔溃疡等。所以诊断白塞综合征需要专科医生评估检查才能明确诊断。切不可听风就是雨，随意给自己扣个“白塞综合征”的帽子！

第五篇

口干眼干也是病：干燥综合征

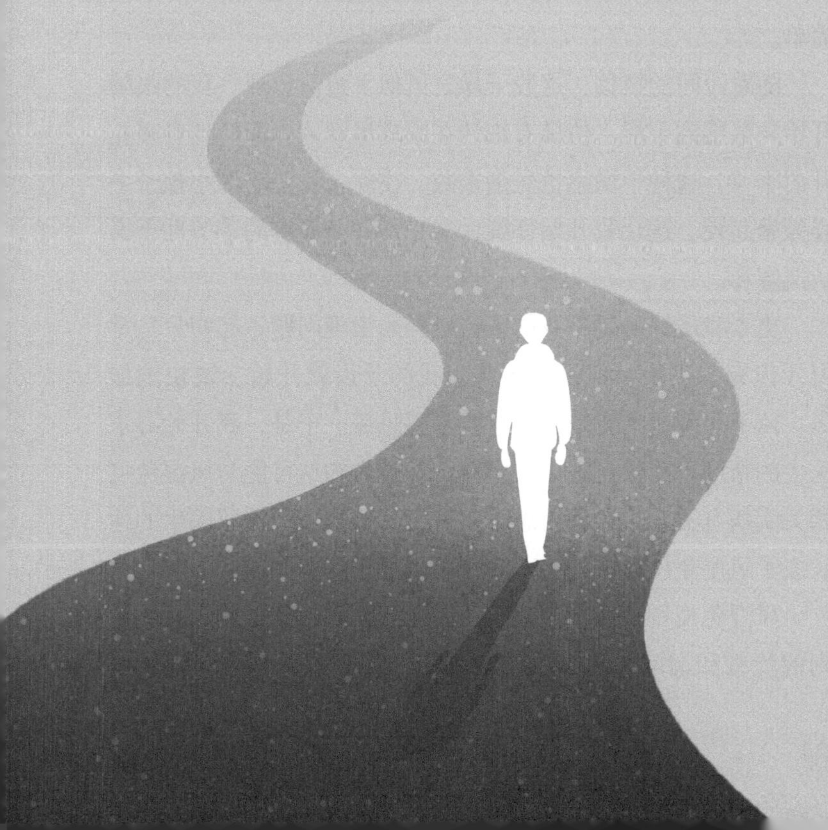

水壶与我的不解之缘：干燥综合征的口腔表现

大家好，我姓张，今年 45 岁。作为一名在外企工作的白领，我的生活节奏快得让人应接不暇。但我与干燥综合征的不期而遇，却在不经意间改变了我原有的生活轨迹。

一开始，我并没有太在意自己出现的那些干燥症状。秋冬季，谁没有皮燥唇裂？谁不是涂涂唇膏，多喝两口水就过去了呢？但我的情况似乎与众不同。我成了办公室里的"水壶女士"，因为不管走到哪里，手里总是离不开水杯。同事们对此或许还能一笑置之，但我心里清楚，自己不仅仅是口渴那么简单。

随着时间的推移，这股干燥之风似乎愈演愈烈。我的眼睛开始频繁感到干涩，仿佛有细沙在眼皮里摩擦。即使到春暖花开的季节，这种干燥感也丝毫未减。夜晚，我还会像小孩子一样频繁起夜。这让我开始怀疑，这一切并非简单的季节性干燥所能解释。

更令我震惊的是，我的牙齿也开始出现问题。起初只是觉得牙齿有些不适，但没过多久，我的牙齿就开始一块块地崩塌，留下黑洞洞的空缺，这让我深感恐慌。于是，我开始寻求医生的帮助。我先是去了口腔科，却被告知这可能与风湿免疫相关疾病有关。这让我百思不得其解，但我还是按照医生的建议去了风湿免疫科。

风湿免疫科王医生告诉我，我的症状并不罕见。经过一系列的检查和询问，王医生给出了诊断：干燥综合征。我了解到，这种疾病不仅会导致口干、眼干，还可能影响身体的其他部位，如引发血小板减少、间质性肺炎、肾脏病变等更为严重的问题。

我感到既震惊又害怕，“干燥综合征”这个名词对我来说如同晴天霹雳。王医生耐心地为我解释，这是一种自身免疫性疾病，由于免疫系统异常攻击了唾液腺和泪腺，导致我的身体出现这一系列干燥症状。

了解到这些后，我开始认真对待。王医生为我制定了一套综合治疗方案，包括药物治疗、生活方式的调整以及定期的复查和评估。我开始服用一些能刺激唾液腺和泪腺分泌的药物，同时也在生活中作出了相应的调整，比如保持室内湿润、避免长时间面对电脑屏幕、增加对维生素 A 和 Omega-3 脂肪酸的摄入等。

随着时间的推移，我的症状得到明显改善。虽然干燥综合征并没有完全离我而去，但我已经学会了如何与它和平共处，如何在这场与干燥的斗争中保持乐观和积极。

生活中总会有这样那样的挑战和困难，但重要的是我们如何面对和克服它们。干燥综合征教会了我耐心和坚持，也让我学会了更加珍惜生活中的每一份湿润和温暖。现在，当我再次回顾这段经历时，我不再只是感到恐惧和不安，更多的是一种对生活的感激和对健康的珍视。尽管我和干燥综合征之间的纠缠似乎是个漫长的旅程，但我学会了如何让它成为我的“朋友”，而非敌人。我笑着告诉自己：“虽然干燥综合征让我成了‘水壶女士’，但它也教会我要珍惜生活中的每一滴水。”

科普问答时间

1. 口干和口渴有哪些区别？

口干或称为口腔干燥症，指口腔内缺乏足够的唾液。它可能会导致吞咽困难、说话困难，还会增加口腔感染的风险。口干可以由多种因素引起，包括药物副作用、某些疾病影响，以及放射治疗等。

口渴则是身体对水分需求增加的一种感觉，通常是脱水的信号。人在缺水或盐分过高时会感到口渴，这是身体在告诉我们需要补充水了。

2. 出现何种口干、眼干需要怀疑干燥综合征？

干燥综合征的主要表现就是干燥，包括口干、眼干、皮肤干及阴道干等。出现以下情况需要排查干燥综合征。

（1）口干：无明显诱因下出现口干舌燥，无苔或少苔，进食饼干、馒头等干性食物时需用水帮助；或龋齿频发，牙齿破损，呈片状脱落；或反复出现单侧或双侧腮腺肿。

（2）眼干：眼睛可能会灼痛、发痒，或有沙砾感，就像里面有沙子。眼部出现干涩、磨砂感和充血，严重者可出现干燥性角结膜炎、角膜上皮糜烂、角膜新生血管化和溃疡形成，甚至角膜穿孔、失明。

3. 患干燥综合征需要做哪些检查？

干燥综合征的诊断需要进行一系列的检查，包括以下几种。

（1）常规化验：包括血常规、尿常规、便常规、肝肾功能、血糖、电解质、血沉、C 反应蛋白、免疫球蛋白及补体等检查。

（2）自身抗体检查：干燥综合征患者血清中可检测到多种自身抗体，抗核抗体（anti-nuclear antibody，ANA）阳性率达 80%，其中抗 SSA 抗体阳性率最高。

（3）口腔科检查：包括唇腺活检，唇腺病理的灶性淋巴细胞性唾液腺炎是干燥综合征的典型病理表现。

（4）眼科检查：包括泪液分泌试验、角膜荧光染色和泪膜破碎时间。

（5）超声检查：显示唾液腺回声特征，干燥综合征患者的双侧腮腺低回声像是其特征性表现。

（6）其他检查：可根据患者病情选择，如肺部 CT、头颅或脊髓 MRI、腹部超声、心脏超声及胃肠镜检查等。

4. 什么是唇腺活检？

唇腺活检即唇腺活组织病理检查，是在局部麻醉下手术切取口腔内侧唇黏膜下部分唇腺小叶活组织进行显微镜分析的病理检查。这种检查方法敏感而且特异，是诊断干燥综合征的重要客观指标之一。唇腺活检被认为是诊断干燥综合征的特异性检查。

虽然唇腺活检是诊断干燥综合征的重要手段，但并不是所有患者都需要进行此项检查。对于一些症状典型、血清学检查异常的患者，医生可能会根据这些检查结果做出诊断，而不需要进行唇腺活检。但是，对于一些症状不典型、血清学检查无特异性抗体的患者，唇腺活检可以帮助确诊并指导治疗。

唇腺活检的优点是可以提供病理证据，帮助医生确诊干燥综合征，还可以用于评估病情严重程度和治疗效果。缺点是唇腺活检是一种有创检查方法，可能会给患者带来一定的痛苦和不适，手术中也存在一定的出血、损伤神经和继发感染的风险。

5. 可辅助诊断干燥综合征的自身抗体有哪些？

自身抗体是指免疫系统错误地攻击自身组织或细胞成分的抗体。在干燥综合征中，患者血清中可能存在多种自身抗体，其中特异性较高的抗体为抗 SSA 抗体，这是干燥综合征最常见的抗体。其他还有抗 SSB 抗体、抗 α- 胞衬蛋白抗体、抗 M3 受体抗体等。

这些抗体的存在可以帮助医生诊断干燥综合征。但是，具体的诊断还需要结合患者的临床症状和其他相关检查结果，并非所有患者都会有这些抗体。

6. 如何诊断干燥综合征？

干燥综合征的诊断需要结合临床症状、实验室检查和影像学检查等多种手段。

（1）眼部症状：每日感到不能忍受的眼干持续 3 个月以上，或反复出现眼部砂砾感（异物感），或每日需使用人工泪液 3 次或以上。

（2）眼部体征：希尔默试验≤ 5mm/5min，或 Van Bijsterveld 角膜荧光素染色评分≥ 4。

（3）唾液腺受损：未刺激的唾液流率≤ 1.5mL/15min，或腮腺造影阳性，或唾液腺同位素检查阳性。

（4）组织学检查：下唇腺病理显示淋巴细胞灶≥ 1（指

$4mm^2$ 组织内至少有 50 个淋巴细胞聚集于唇腺间质者为 1 个淋巴细胞灶）。

（5）自身抗体检查：抗 SSA 抗体阳性。

以上检查方法可以帮助医生明确诊断和评估病情。具体的诊断方案应由风湿科医生来综合判断。请遵从风湿科医生的意见或指导。如果有以上症状，建议尽快就医，进行相关检查以确定是否患有干燥综合征。

7. 患干燥综合征为何会导致口干？

干燥综合征主要影响身体的外分泌腺，尤其是泪腺和唾液腺。当唾液腺受到损害或功能下降时，唾液的产量会减少，导致口干。唾液不仅用于湿润口腔，还有助于消化、保护牙齿免受腐蚀、防止口腔感染，以及促进食物咀嚼和吞咽。因此，干燥综合征导致患者的唾液量减少而引起一系列与口干相关的症状，如进食干性食物时吞咽困难、说话困难和味觉改变。口干还可能引起口腔内感染增加，如酵母菌感染和牙龈疾病，严重者牙齿腐蚀，成片状脱落，形成“猖獗齿”。此外，一些患者可能会经历反复发作的腮腺、颌下腺腺体的肿大和疼痛。

8. 口干如何影响患者的饮食习惯和营养摄取？

口干会对患者的饮食习惯和营养摄取产生显著影响。唾液在咀嚼和吞咽食物中起着关键作用，缺乏唾液会使吞咽困难，特别是对于干燥、硬质或黏稠的食物。这可能导致患者避免某些食物，进而影响营养摄入的多样性和平衡。口干还可能导致味觉改变，减少饮食的愉悦感。因此，干燥综合征患者需要调整饮食，增加水分摄入，避免含糖饮料和咖啡因，因为这些可以加剧口干。选择质软、湿润、易于吞咽和消化的食物，避免干燥、质硬或黏稠的食物，因为这些食物可能更难咀嚼和吞咽。有时，增加酸味食物（如柠檬水）的摄入可能有助于刺激唾液流量，但对于那些口腔疼痛或有其他口腔健康问题的人来说，需要谨慎食用。

9. 长期口干对患者的口腔健康有何影响？

长期口干对口腔健康的影响是深远的。唾液不仅有助于湿润口腔，还起着清洁口腔和保护牙齿免受细菌侵害的作用。缺乏足够的唾液可以增加牙齿腐烂、牙龈疾病和口腔感染（如酵母菌感染）的风险。此外，口干还可能导致口腔溃疡和口腔黏膜的炎症。因此，维持口腔卫生和定期进行口腔检查对于预防这些问题至关重要。

10. 口干患者要如何维护口腔健康？

维护口腔健康是对抗干燥综合征患者口干的关键。建议患者每日使用含氟牙膏刷牙两次，使用牙线清洁牙缝，定期使用无酒精的漱口水来帮助保持口腔卫生。避免烟草和限制酒精摄入量，因为这些都可以加剧口干症状。定期访问牙医进行专业清洁和检查，可以早期发现并治疗口干相关的口腔问题，如龋齿和牙龈疾病。

11. 口干有哪些治疗方法？

治疗干燥综合征患者口干症状，旨在缓解症状、改善口腔健康和生活质量。常见的治疗方法包括使用人工唾液或唾液刺激剂来增加口腔湿润度，以及采取措施刺激自然唾液的产生，如嚼无糖口香糖或含糖醇的糖果。要保持患者充分的水分摄入、避免口干诱因（如含酒精的漱口水或一些药物）也是重要的治疗措施。对于某些患者，医生可能会考虑为其开据处方药物，如唾液刺激剂，以增加唾液分泌。定期的口腔保健和牙齿检查对预防由于口干引起的口腔问题也至关重要。

12. 干燥综合征患者的口干症状是否可以完全治愈?

干燥综合征是一种慢性病，目前没有根治的方法。治疗的主要目标是管理症状并改善患者的生活质量。虽然口干可能不能完全治愈，但通过合适的治疗和生活方式调整，大多数患者可以有效控制症状，减少对日常生活的影响。

13. 干燥综合征患者夜间睡眠时如何缓解口干症状?

夜间睡眠时因为唾液流量在睡眠期间自然减少，口干症状可能会加剧。为了缓解夜间的口干症状，患者可以在床头保留一杯水，以便夜间醒来时饮用。使用加湿器增加卧室的湿度也可以帮助患者保持口腔和呼吸道湿润。此外，患者在睡前使用唾液替代品或唾液刺激剂也有助增加口腔湿润度，减少夜间不适。

泪水的迷踪：干眼

当我再次踏入王医生的风湿科门诊时，我的情绪非常复杂。经过这么久的治疗，我的病却仍旧牢牢抓着我，不愿放手。我感到非常无力，仿佛往日的湿润和舒适已经遥不可及。坐在那里，我绝望地对王医生说："我真的觉得我的干燥综合征已经到了无法挽回的地步。我的眼睛不只是干，连泪水都哭不出来了，这究竟是怎么一回事呢？"

王医生依旧是那么耐心和专业，他详细地听完我的诉说后，开始为我解释干燥综合征引起的眼干症状的各种情况。他首先强调了药物治疗的多样性，不仅限于常规的人工泪液。他说，针对干燥综合征患者，需要实施更为全面和细致的药物治疗方案，主要是为了恢复泪腺的泪液分泌功能和缓解炎症反应。王医生介绍了一些特别的药物选择，例如唾液腺刺激剂，这类药物可以直接刺激泪腺和唾液腺，增加泪液和唾液的产量，有效缓解干燥的症状。此外，他还建议我可以使用一些药物治疗，如局部使用糖皮质激素眼药水和免疫调节剂，这些药物能控制眼部的炎症，减轻干燥感。

最后，王医生提醒我要注意自身的心理健康。长期受干燥症状的折磨，很容易让人产生焦虑和抑郁的情绪，会影响病情的恢复。因此，他建议我要保持积极乐观的心态，积极参与治疗，并在必要时寻求专业的心理咨询，与其他患者分享经验、相互鼓励。

离开王医生的诊室时，我的心中充满了希望。虽然治疗干燥综合征是一段艰难的旅程，但王医生的指导，让我增加了战胜它的信心。我明白，只有坚持实施这一全面的治疗计划，调整我的饮食和生活方式，保持积极的心态，我才能逐渐克服干燥综合征带给我的困扰。我对自己说："这是一场漫长的战斗，但我不是孤军奋战，有王医生的专业指导，我相信自己能够战胜这个病魔，重新拥抱一个湿润而充满活力的世界。"

科普问答时间

1. 干燥综合征患者的眼干表现有哪些？

泪液不仅用于保持眼睛的湿润，还有助于清除眼表的微小颗粒和有害微生物，维持角膜和结膜的健康。干燥综合征患者的泪腺和唾液腺会受到损害或功能减弱，出现眼睛和口腔的干燥症状。泪液的减少会使眼表的湿润度下降，出现眼干、疼痛、灼热感及异物感，总觉得眼睛里有沙粒样的东西在摩擦。严重者眼泪很少，平时哭不出眼泪来，甚至还会出现视觉模糊，影响视力。

2. 眼干的治疗方法有哪些？

治疗干燥综合征引起的眼干主要是缓解症状和改善生活质量。治疗方法包括使用人工泪液以保持眼睛湿润，增加环境湿度，避免暴露于干燥或刺激性环境中，以及定期休息以减轻眼部疲劳。部分患者经医生评估后可使用环孢素的眼药水以减少眼部炎症。对于眼干严重的情况，必要时需采取有创伤性的治疗方法如泪道栓塞术，以减少泪液的流失。

3. 眼干对患者的日常生活有哪些影响？

干燥综合征引起的眼干有时会严重影响患者的生活质量。患者眼睛出现疼痛和刺激，会干扰阅读、驾驶和使用电脑等需要长时间用眼的活动。此外，眼干还可能导致视力模糊，影响患者的视觉清晰度和整体视觉性能。这些症状会给患者带来困扰和沮丧，甚至可能影响患者的工作能力和社交互动。

4. 眼干症状是否会随时间恶化？

干燥综合征是一种慢性疾病，部分患者眼干症状可能保持相对稳定，而部分患者，症状可能会随着时间的推移而恶化。期间可能受到多种因素的影响，包括患者的整体健康状况、环境因素以及患者遵循治疗计划的程度。定期随访、监测病情变化并相应调整治疗计划，是管理干燥综合征和预防症状恶化的关键。

5. 如何通过生活方式改变来缓解患者的眼干症状？

生活方式的改变可以在一定程度上缓解干燥综合征引起的眼干症状。比如使用加湿器保持室内空气湿润，减少空气干燥对眼睛的影响。避免直接吹风、接触烟雾和其他刺激眼睛的环境也很重要。需长时间阅读、看电视或使用电脑时，中途要休息眼睛，减少眼部疲劳和干燥。此外，Omega-3 脂肪酸和维生素 A 对于缓解干燥综合征的症状可能有效，可以通过食用深海鱼类、亚麻籽油、核桃以及富含维生素 A 的食物（如胡萝卜和甜薯）来增加这些营养素的摄入，达到促进泪液健康生产的目的。

6. 使用人工泪液治疗眼干有哪些注意事项？

使用人工泪液是治疗干燥综合征引起眼干的常见方法。选择适合自己眼睛状况的人工泪液类型很重要。市面上有多种不同类型的人工泪液，包括不含防腐剂的单次使用滴眼液和含有不同成分的多次使用产品。建议咨询医生，并注意产品的说明和使用方法。人工泪液需定期使用，而不是仅在感到眼睛干燥时使用，这样可以帮助保持眼睛的持续湿润。如果使用人工泪液后患者症状没有改善或出现刺激、过敏反应等问题，应及时咨询医生。

7. 眼干患者在使用电子设备时应该注意什么？

对于干燥综合征导致眼干的患者，在使用电子设备时需要采取一些特别的注意措施。长时间盯着电脑屏幕、手机或平板电脑等设备，会减少眨眼次数，加剧眼干症状。遵循“20-20-20”规则可以帮助减轻眼睛疲劳：每 20 分钟，从屏幕上看向至少 20 英尺（约 6m）远的地方，持续 20 秒。确保屏幕位置和照明条件可以减少眼睛的压力，避免屏幕反光。此外，保持适当的室内湿度和使用人工泪液也可以帮助减少使用电子设备时的眼睛不适。

8. 眼干患者日常应如何进行眼部护理？

对于干燥综合征引起的眼干患者，日常的眼部护理非常重要。保持眼睛清洁和湿润是基本原则。患者可以定期使用温和的、无刺激性的眼部清洁液清洁眼睑边缘，帮助减少可能引起眼睛刺激的油脂和污垢。使用人工泪液可以帮助保持眼部湿润。在室外时，戴上防紫外线的太阳镜可以保护眼睛不受阳光和风沙的刺激。避免使用可能引起眼部刺激的化妆品和护肤品，尤其是眼部周围，也是减轻眼干症状的重要措施。

谁榨干了我：干燥综合征的病因

在这个充满阳光和雨露的世界里，有一群人的身体却悄悄地走向“沙漠化”的不归路。他们患上了一种叫作干燥综合征的疾病，这是一种让人眼干、口干，感觉就像生活在撒哈拉沙漠的慢性自身免疫性疾病。

在一个明媚的春日清晨，我站在窗前，看着太阳渐渐升起，感受着微风轻拂我的脸颊。这本应是个美好的日子，但我的身体却无法与这份美丽共鸣。我口干舌燥，仿佛沙漠中的旅人，渴望着一滴水的慰藉。我眼睛干涩难耐，就像是被细沙不断摩擦。这就是干燥综合征给我的无声的挑战，逐渐蚕食着我的日常生活。

时常在想，是什么将我推向了这条不归路？是隐藏在家族史中的那个不速之客，还是生活中不经意的某个瞬间，触发了这场灾难？我决心要揭开这个谜题，不仅为了自己，也为了所有和我一样，在干涸中寻找绿洲的旅人。

随着深入探索，我了解到这不仅是我的个人战役。环境因素，比如无形的病毒，或是那些我日复一日接触的物质，都可能是潜在的嫌疑人。令人震惊的是，原来自己的免疫系统竟然也可能是背后的“叛徒”，误将自己的细胞视为外来侵略者，发起无情的攻击。

在这场寻找真相的旅途中，我意识到，干燥综合征不仅仅是一场与身体的斗争，还是一次对于心灵的考验。但我坚信，只要保持乐观，即使在最干燥的环境中，我们也能找到属于自己的绿洲。

科普问答时间

1. 导致干燥综合征的基本病因有哪些？

干燥综合征是一种慢性自身免疫性疾病，其特征是免疫系统错误地攻击并破坏身体的外分泌腺，尤其是泪腺和唾液腺，导致的主要症状包括眼干和口干。尽管干燥综合征的病因尚未完全明确，但研究表明，遗传、环境因素和激发免疫反应的病毒感染等因素可能共同参与了干燥综合征的发病。此外，激素水平的变化，特别是性激素，也被认为在干燥综合征的发病机制中起着一定的作用。

2. 遗传因素在干燥综合征中扮演着怎样的角色?

研究表明，干燥综合征患者的家族成员比一般人群更有可能发展成此疾病。遗传学家们发现，某些遗传标志物如人类白细胞抗原基因型，与干燥综合征的风险增加有关。这些遗传因素可能影响免疫系统的功能，导致自身免疫反应的产生。

3. 环境因素如何影响干燥综合征的发展?

环境因素被认为是触发干燥综合征的隐形地雷，你永远不知道哪一步会引爆它们。这些因素可能包括病毒感染（如EB病毒和丙型肝炎病毒）、长期暴露于某些化学物质和污染物，以及其他刺激物。吸烟、紫外线暴露甚至某些药物也可能是潜在的触发因素。这些环境因素就像是多米诺骨牌的第一张牌，一旦倒下，就可能引发一系列不可预知的反应，最终导致免疫系统攻击和破坏唾液腺及泪腺，从而引发干燥综合征的症状。

4. 免疫系统异常如何导致干燥综合征?

在干燥综合征患者中，免疫系统错误地将身体的正常组织视为外来侵略者，并发起攻击。免疫系统的B细胞和T细胞在这个过程中发挥着核心作用。它们在受到错误激活后，会在腺体组织中积聚并产生炎症，进而损害腺体细胞，导致泪液和唾液的减少。这种免疫介导的炎症反应还会导致其他并发症，如关节炎和涉及其他器官系统的自身免疫性疾病。

5. 性激素如何影响干燥综合征患者病情的发展？

性激素在人体中扮演着重要的角色，但在干燥综合征的威胁下，它们变成了一把双刃剑。特别是雌激素，它在女性患者中起着复杂的作用。一方面，雌激素的波动可能影响免疫系统的功能；另一方面，它也可能直接或间接地影响腺体的健康。这也解释了为什么干燥综合征在女性中更为常见，特别是更年期女性。这些性激素的变化可能会影响免疫系统的功能，并且与自身免疫疾病的发病风险有关。然而，激素与干燥综合征之间的确切关系仍需进一步研究。

6. 干燥综合征是否与其他自身免疫性疾病相关？

干燥综合征经常与其他自身免疫性疾病共存，如类风湿关节炎、系统性红斑狼疮和系统性硬化。种种现象表明，这些疾病可能有共同的免疫学基础和遗传易感性。干燥综合征的发展可能是由于一个更广泛的自身免疫性疾病谱系中的免疫系统失调，导致免疫系统错误地攻击身体多个部位的健康组织。有些患者可能交叉存在不同自身免疫性疾病特征，也有的患者合并多种免疫性疾病，如干燥综合征容易和自身免疫性甲状腺炎（桥本甲状腺炎）或系统性红斑狼疮等疾病共存。

7. 心理压力是否会影响干燥综合征患者发病？

心理压力被认为是许多自身免疫性疾病发病的一个潜在触

发因素，干燥综合征也不例外。压力可以通过影响免疫系统的功能来加剧炎症反应，导致干燥综合征症状的加重。虽然直接的因果关系尚未完全明确，但管理心理压力被认为是干燥综合征综合管理计划的一个重要组成部分。

8. 干燥综合征是否会传染?

干燥综合征不是一种传染性疾病，也就是说，它不能通过接触或其他传播途径从一个人传播到另一个人。虽然某些病毒感染可能与干燥综合征的发展有关，但这些病毒并不直接导致干燥综合征，而是可能在易感个体中触发免疫反应。

9. 改善生活方式是否有助于减轻干燥综合征患者的症状?

虽然改善生活方式不能直接治疗干燥综合征，但它可以帮助管理和减轻症状，提高患者的生活质量。建议的生活方式改变包括维持适当的水分摄入，避免口干和眼干的环境因素如干燥的空气和烟雾，以及实践良好的眼部和口腔卫生。适当的锻炼和压力管理技巧也可以帮助改善总体健康状况，从而可能对干燥综合征的管理产生积极影响。

虽然干燥综合征是慢性进行性发展的疾病，但通过了解这个疾病，采取适当的治疗措施，以及调整生活方式，我们可以找到与疾病共存的最佳方式。通过保持积极的态度，科学规范的管理疾病，我们不仅可以更好地应对干燥综合征带来的挑战，还可以在这个过程中发现生活中的小确幸。所以，让我们带着微笑，一起在干燥中寻找我们的绿洲吧。

腮腺疼痛背后的故事：干燥综合征的腮腺病变

我今年刚好进入花甲之年。我跟大家分享一个我和我“特别的腮帮子”的故事。

这一切开始于那些看似平常的症状。我注意到我的腮帮子会时不时地肿起来，就像有两个隐形的小馒头藏在我的脸颊里，按压时还伴有隐隐的疼痛。更糟的是，这种疼痛似乎有一种魔力，连带着我的牙齿也跟着叫苦不迭。我本以为这不过是个上火的小问题，可是随着时间的推移，这些“小馒头”变本加厉，一次又一次地光顾我，让我不得不重视这个问题。

经过一段时间的观察和内心的挣扎，我最终决定寻求专业的医学意见。我去了医院，希望能找到自己腮帮子肿痛的原因，并希望这只是一件小事，可以通过很简单的治疗就能解决。但是，进行初步检查后，医生向我透露，我的腮腺肿大可能是很复杂的免疫问题。

他说腮腺肿大可以由多种原因引起，包括病毒感染、细菌感染、自身免疫疾病，甚至某些药物的副作用。为了进一步明确诊断，我接受了一系列检查，包括血液检测、影像学检查和唇腺活检。这个过程让我既紧张又充满期待，我希望能尽快找到答案。

最终，结果是一个我前所未见过的疾病——干燥综合征。医生说这是一种自身免疫性疾病，它攻击身体的腺体（如唾液腺和泪腺），导致身体不能正常产生液体，从而引起口干、眼干和包括腮腺肿大在内的一系列症状。知道这一点后，我意识到自己面对的将是一场长期的斗争，而不是一个可以轻易解决的问题。

我的医生，风湿免疫科的王医生，为我制定了个体化的治疗方案，包括药物治疗和生活方式的调整。药物主要包括小剂量激素和羟氯喹，这些药物是为了控制症状并阻止疾病的进一步发展。医生也指导我，要调整日常习惯（如保持良好的水分摄入），使用人工唾液和人工泪液来缓解口干和眼干，以及避免使用可能刺激的物质。

随着时间的推移，我开始适应这种新生活，并见到了治疗带来的积极变化。我的腮帮子不再频繁肿大，口干和眼干的症状也有所缓解。这一切让我对未来充满了希望，我开始更加珍惜每一天，学会了倾听自己身体的信号，并意识到了健康的宝贵。

科普问答时间

1. 腮腺肿大的原因有哪些？

腮腺肿大是一个常见症状，可能由多种原因引起，涉及感染、自身免疫性疾病、腮腺导管阻塞和肿瘤等不同原因。最常见的原因之一是流行性腮腺炎（俗称“腮腺炎”），这是一种由病毒引起的感染，特征是腮腺区域的疼痛和肿胀。除此之外，细菌感染也可以导致腮腺肿大，尤其是当腮腺导管被结石或其他异物阻塞时，容易引起细菌感染和化脓。在自身免疫性疾病方面，干燥综合征是一个典型的例子，其腮腺肿大是由于免疫系统错误地攻击自身的唾液腺。此外，良性或恶性肿瘤也可能导致腮腺区域的肿大，需要通过进一步的医学评估来明确诊断。

了解腮腺肿大的原因对于确定适当的治疗方法至关重要。因此，如果您反复出现腮腺肿大，应及时寻求医疗建议。

2. 干燥综合征患者的腮腺病变有哪些表现？

反复发作的腮腺肿胀或腮腺炎，是干燥综合征患者比较常见的一种症状。患者可以出现间歇性、交替性的腮腺肿痛，可以单侧发病，也可以双侧同时出现腮腺炎的表现。由于腮腺炎是无菌性的炎症，所以应用抗生素等抗感染药物治疗是无效的。

大部分患者经治疗，腮腺可以消退至正常，但有时也会出现持续性的腮腺肿大，少数患者还会有颌下腺、舌下腺肿大等表现。需要警惕的是，如果干燥综合征患者在完善唾液腺相关检查时发现周围淋巴结有异常增大且持续存在时，则需小心，应积极排查淋巴瘤。

3. 干燥综合征患者如何诊断唾液腺病变？

诊断干燥综合征患者的腮腺病变通常需要综合评估，包括病史、体格检查和一系列检验检查。病史和体格检查有助于了解症状的性质和持续时间，以及任何可能的诱发因素。

（1）唾液流率测定：这是一种通过测量一定时间内收集到的自然流出涎液的量来评估唾液腺功能的方法。如果 15 分钟内收集到的自然流出涎液少于 1.5mL，可能提示唾液腺功能受损。

（2）腮腺造影：这是一种通过注射造影剂并进行 X 线检查来观察腮腺结构和功能的方法。如果造影结果显示末端腺体造影剂外溢呈点状、球状的阴影，可能提示唾液腺受损。

（3）唾液腺同位素检查：这是一种通过注射放射性同位素并进行显像来评估唾液腺功能的方法。如果唾液腺吸收、浓聚、排出核素功能差，可能提示唾液腺受损。

（4）唇腺活组织病理学检验：通过手术切取部分唇腺小叶活组织进行显微镜分析的病理检查。如果唇腺病理显示淋巴细胞浸润性唾液腺炎，且淋巴细胞灶不少于 1 个（指 $4mm^2$ 组织内至少有 50 个淋巴细胞聚集于唇腺间质者为 1 个淋巴细胞灶），可能提示干燥综合征的唾液腺改变。

4. 干燥综合征患者治疗腮腺病变的方法有哪些？

患者应避免干燥刺激物，如高盐食品、烟草和酒精，并确保充分水分摄入，以帮助保持口腔湿润。可以使用唾液促进剂、唾液替代品或通过刺激唾液分泌的药物等。保持良好的口腔卫生，减少感染的发生。

抗炎药物和免疫抑制剂有助于控制导致腮腺肿大的自身免疫紊乱，可应用小剂量的糖皮质激素，也可应用羟氯喹、甲氨蝶呤等免疫调节剂。也可以采取物理治疗，如腮腺按摩和温热敷料，有助于促进唾液流动，减轻不适。

沙漠之肾：干燥综合征肾脏受累

在我的生活中，有一段经历特别值得分享，那就是我与干燥综合征的斗争，尤其是它给我的肾脏带来的挑战。干燥综合征，这个初听起来既陌生又高深的名词，已成为我生活中不可忽视的一部分。

干燥综合征是一种慢性炎症性自身免疫病，它最显著的症状是眼睛和嘴巴的干燥，但它的影响远不止这些。就像王医生后来告诉我的，干燥综合征还可能影响到身体的其他器官，包括肾脏。

起初，我对此并没有太多的警觉，直到我开始出现一些不寻常的症状，才引起了我的注意。我开始经历频繁的夜尿，每晚都要起来好几次，这对于一向睡眠良好的我来说，无疑是一个巨大的搅扰。我还注意到自己的尿量增多，而且经常感到四肢无力，有时甚至出现肌肉痉挛，这些都让我感到非常困惑和不安。

在一次例行的体检中，体检医生注意到我的一些异常指标，比如血中的电解质失衡，尤其是钾离子偏低。医生建议我做进一步检查，以排除肾脏问题的可能性。这让我想起了王医生之前关于干燥综合征会影响肾脏的提醒，我开始意识到，这一切可能并不是巧合。

我来到风湿免疫科，王医生为我安排了更详细的肾脏功能测试，包括尿常规、24 小时尿蛋白定量和肾功能血液检测。结果证实了我的担忧，我的肾脏功能出现了一定程度的损伤。王医生向我解释，干燥综合征可能导致肾小管酸中毒，这会影响肾脏排出酸性物质的能力，同时也会导致重要矿物质（如钙和钾）的流失，低钙和低钾能解释我之前出现的症状。此外，干燥综合征还可能导致肾小球的病变，表现为蛋白尿，甚至肾病综合征，这需要通过更详细的检查，比如肾脏 B 超和肾穿刺活检来进一步明确。

面对这些挑战，王医生为我制定了一套综合治疗方案，包括药物治疗，如使用糖皮质激素和免疫抑制剂来控制炎症；同时还包括生活方式的调整，如保持适当的水分摄入，避免高盐饮食，定期进行肾功能监测，以及特别注意电解质平衡，尤其是钾离子的补充。

这段经历对我来说是一次深刻的教育，让我意识到健康是多么的宝贵，也让我学会了如何更加关注和呵护自己的身体。我开始更加积极地参与到自己的治疗中，不仅要遵循医嘱服药，还要改变自己的生活习惯，比如增加运动、保持良好的饮食习惯，这些都对我的健康有着积极的影响。随着时间的推移，我的症状得到明显改善，肾功能指标也逐渐恢复正常。我深深感激王医生和其他医护人员的专业和关怀，他们不仅帮助我控制疾病，也给了我面对挑战的勇气和力量。

如今，我更加珍惜每一天的健康生活，也乐于与周围的人分享我的经历，希望能够帮助那些也在面临健康挑战的人。

科普问答时间

1. 干燥综合征如何影响肾脏？

干燥综合征主要影响身体的外分泌腺体，如泪腺和唾液腺，但也可能影响其他器官，包括肾脏。干燥综合征肾损伤可表现为小管间质性肾炎（tubulointerstitial nephritis，TIN）和肾小球病变两种病理类型，以 TIN 更为多见，占干燥综合征患者肾脏病变的 85% 左右。这种肾脏病变通常是由于免疫系统错误地攻击肾脏组织，导致肾脏功能下降。患者可能经历不同程度的肾脏功能损害，从轻微的功能障碍到显著的肾功能减退。

2. 干燥综合征引起患者肾脏损伤的症状有哪些？

干燥综合征引起的肾脏损伤在早期可能没有明显症状。随着病情进展，患者可能会经历多种症状，包括疲劳、尿量改变（增多或减少）、腰痛、血尿或泡沫尿。在一些严重的情况下，肾功能严重受损的患者可能会表现为远端肾小管酸中毒、肾小管泌氢泌氨功能障碍、高氯性酸中毒、低血钾、高尿钾及低钾性周期性麻痹，患者会出现肢体酸胀、乏力，甚至四肢软瘫的表现。严重者会肾衰竭，出现恶心、呕吐、食欲下降、肌肉痉挛及水肿等症状。

3. 如何诊断干燥综合征引起的肾脏损伤？

干燥综合征引起肾脏损伤的诊断通常涉及综合评估，包括病史、体格检查、实验室检查和可能的影像学检查。实验室检查包括尿常规（检查蛋白尿和血尿）、血液生化检查（评估肾功能指标，如血肌酐和血尿素氮水平），以及免疫学检测（寻找干燥综合征相关的抗体）。在某些情况下，可能需要进行肾脏活组织检查来确认诊断。

干燥综合征肾脏损伤呈慢性进程，极少导致终末期肾病。若存在急性肾损伤或肾损伤影响治疗或预后时，可进行肾活检以协助诊断。目前尚无有效手段预测干燥综合征患者是否会发生肾脏病变，一些临床研究提示抗 SSB 抗体阳性可能与肾脏受累概率升高相关，当肾损伤发生时，可伴有血清肌酐、尿蛋白及血胱抑素 C 水平的升高。

4. 干燥综合征患者出现肾脏损伤可以治疗吗？

干燥综合征引起患者肾脏损伤的治疗旨在控制免疫系统的异常反应，缓解症状，防止进一步的肾脏损害。一般以对症及支持治疗为主，如用枸橼酸钾改善低钾血症。病重者则需要使用糖皮质激素或者免疫抑制剂。严格监测肾功能并及时调整治疗方案对于防止肾脏损害进展至关重要。

5. 肾脏损伤是否会影响患者的生活质量?

干燥综合征引起的肾脏损伤可能严重影响患者的生活质量。肾功能下降会导致多种症状，如疲劳、肌肉痉挛和水肿，这些症状会限制患者的日常活动和工作能力。此外，复杂的治疗方案和定期的医疗随访可能给患者带来额外的不良情绪和财务负担。

6. 干燥综合征患者如何管理肾脏健康?

干燥综合征患者管理肾脏健康的关键是定期监测肾功能，遵循医生的治疗建议，采取措施减少肾脏损伤的风险。包括保持适当的水分摄入，避免使用可能损害肾脏的药物（如某些非处方止痛药），控制血压和血糖水平，以及保持健康的生活方式，如均衡饮食和适度运动。

一次生命的深呼吸：干燥综合征的肺部病变

在我这个年纪，本以为已经历过了人生的大风大浪，准备安享晚年时，命运给了我一个意外的“礼物”——干燥综合征，而且还附赠了一个特别版的间质性肺病。这让我不得不重新审视自己的健康状况。

我还记得那天我怀着忐忑的心情，一步一喘地走进了风湿免疫科门诊。王医生还没等我开口，就注意到我的异常。我那时的呼吸就像刚刚跑完一场马拉松一样困难。而实际上，我只不过是从诊所的大门走到了诊室而已。

经过一番详细地询问和检查，王医生告诉我，我的症状不仅仅是因为身体“上火”那么简单，而是因为干燥综合征，这种疾病还引发了间质性肺病。我一开始有些不敢相信，毕竟，我之前只是感到口干、眼干、关节疼痛而已，偶尔还会觉得特别累，但我并没有太在意，以为都是老年人常有的小毛病。然而，随着时间的推移，我开始发现自己连上楼梯都变成了一项挑战，体重也在不断下降，这才意识到问题的严重性。

王医生为我制定了一套详细的治疗方案，包括西药和一些支持性治疗。西药主要用于抗炎、抑制免疫反应，以控制病情的进一步发展。对于我的间质性肺病，王医生特别强调了治疗的重要性。他解释说，干燥综合征导致的间质性肺病，主要是因为免疫系统异常攻击了肺，导致肺出现广泛的纤维化改变。这种情况不仅会影响到我呼吸的功能，还会进一步影响到我身体的其他器官。

治疗过程中，我开始接受了糖皮质激素和免疫抑制剂的治疗。这些药物虽然有效，但也伴随着一定的副作用，比如可能会增加感染的风险，影响骨密度等。因此，王医生建议做好营养支持，以改善我的身体状况，增强我的体质。治疗的同时，我还需要定期进行肺功能测试和肺部 CT 检查，以监测疾病的进展情况。肺功能测试可以帮助医生了解我的肺部功能状态，而 CT 检查则可以直观地看到肺部的结构变化。随着治疗的进行，我的症状逐渐得到了缓解，我能感觉到自己的呼吸变得更加轻松，上楼梯也不再像以前那样费劲了。虽然我知道干燥综合征和间质性肺病是慢性疾病，可能需要长期治疗和管理，但我对未来仍充满希望。

科普问答时间

1. 干燥综合征如何影响肺部？

干燥综合征除了影响我们前面提到的泪腺和唾液腺、肾脏外，也可以影响肺部，导致呼吸道干燥，引发咳嗽、呼吸困难和反复呼吸道感染。随着时间的推移，这种持续的炎症会导致肺组织的病理性改变，如间质性肺炎，这是一种涉及肺部深层组织的炎症和纤维化过程，引起肺功能下降，患者会表现为咳嗽、胸闷、活动后气喘等。

干燥综合征肺部受累危险因素有男性、高龄、病程长及吸烟史。肺部受累时患者生活质量较健康人降低，死亡风险明显增高。

2. 干燥综合征患者常见的肺部病变有哪些？

干燥综合征患者可能出现的肺部病变包括间质性肺炎、小气道病变、肺泡炎、肺纤维化和肺动脉高血压等。这些病变可能导致慢性干咳、进行性呼吸困难和胸痛。肺部的这些改变可以独立发展，也可能与干燥综合征引起的其他系统性病变相关。

3. 干燥综合征患者肺部病变的诊断方法有哪些？

诊断干燥综合征引起的肺部病变通常涉及综合临床评估、

影像学检查和肺功能测试。胸部X线和高分辨率计算机断层扫描是评估肺部病变最常用的影像学方法，可以揭示肺部间质的改变、纤维化或其他异常。肺功能测试，如用力肺活量、小气道功能和一氧化碳弥散量测定，可以评估肺功能受损的程度。在一些情况下，可能需要进行肺活检以确诊肺部的具体病变类型。

4. 干燥综合征患者肺部病变的治疗方法有哪些？

治疗干燥综合征的肺部病变通常旨在控制炎症、减轻症状并防止病情进展。治疗方案包括使用糖皮质激素、免疫抑制剂（环磷酰胺、吗替麦考酚酯、他克莫司、环孢素或硫唑嘌呤等）和其他抗炎药物。针对特定病变，如间质性肺炎，有时需要使用抗纤维化药物。局部吸入型糖皮质激素和 β_2 肾上腺素受体激动剂（如沙丁胺醇）可用于小气道病变的肺部受累患者。此外，支持性治疗，如补充氧气、物理治疗和适当的锻炼，也对改善患者的呼吸功能和生活质量有益。

5. 肺部病变对患者的影响有哪些？

肺部病变会使患者日常活动受限、呼吸困难、运动耐量减少和感染风险增加，从而影响干燥综合征患者的生活质量和长期预后。在一些严重的情况下，肺部病变可能导致永久性的肺功能下降并危及生命。因此，早期识别和治疗肺部病变对于维持患者健康和生活质量至关重要。

6. 干燥综合征患者如何管理肺部病变相关症状？

干燥综合征患者可以采取多种措施来管理肺部病变相关症

状。保持充足的水分摄入有助于维持呼吸道的湿润，减少干咳。使用加湿器可以增加家中的湿度，减轻呼吸道干燥。规律的、适度的锻炼有助于提高肺功能和整体健康状况。戒烟和避免二手烟暴露对于防止肺部病变的进一步恶化至关重要。定期进行肺功能测试和医疗评估也有助于监测病情进展并及时调整治疗方案。

7. 肺部病变与吸烟的关系有哪些？

吸烟对所有人的肺部健康都是有害的。对于干燥综合征患者来说，吸烟还可能会加剧肺部病变，加速病变的进展。此外，吸烟可以增加肺部炎症，降低肺功能，并增加感染的风险。因此，对于干燥综合征患者来说，戒烟是管理肺部病变的重要组成部分。

逃出癫痫迷宫：干燥综合征的中枢神经系统损害

作为一位普通的家庭主妇，我的生活总是围绕着丈夫和女儿娜娜转。娜娜是个聪明伶俐的孩子，一直是我们的骄傲。但去年夏天，一件意想不到的事情打破了我们平静的生活。

那是一个普通的下午，我正在厨房准备晚餐，忽然接到了一个电话，是娜娜的班主任陈老师，她急促的声音里透露出不寻常的焦虑：“娜娜出事了，请您立即赶到第一医院急诊。”我的心“咯噔”一下，手里的菜刀“当”的一声掉在了地上。

赶到医院，我看到了自己从未想象过的一幕，娜娜躺在急诊室的病床上，四肢不停地抽搐，嘴角还有白沫。医生告诉我，娜娜是癫痫发作，而且情况非常严重。我简直不敢相信，平时健康活泼的娜娜，怎么会突然癫痫发作呢？我的世界仿佛瞬间崩塌。看着她在急诊室的病床上痛苦挣扎，我多么希望这一切只是一场噩梦。我们一家人顿时被这突如其来的打击击垮，但为了娜娜，我们必须坚强。

随后的日子，我们仿佛坐上了过山车。娜娜的病情时好时坏，她接受了无数次的检查，我们也尝试了各种治疗方法。每一次检查和治疗都像是在赌娜娜的未来。我们在不断地试错中艰难前行，直到遇到了风湿免疫科的王医生，我们才看到了一线曙光。

王医生告诉我们，娜娜并非单纯的癫痫发作，而是由原发性干燥综合征引起的中枢神经系统损害。我从未想过，日常生活中最常见的口干、眼干，竟然是一种自身免疫性疾病的信号。原发性干燥综合征是一种慢性的自身免疫性疾病，它不仅会导致口干眼干，还可能累及神经系统，造成诸如癫痫发作这样严重的症状。经过王医生的耐心解释，我们了解到，原发性干燥综合征的治疗需要一个长期而系统的过程。王医生为娜娜制定了一套针对性的治疗方案，包括大剂量激素冲击和静脉滴注人免疫球蛋白。这些治疗虽然艰辛，但我们都清楚，这是为了娜娜的健康，我们必须坚持下去。

治疗过程中，我们也遇到了许多困难。激素治疗带来了不少副作用，娜娜的情绪受到很大影响，我们必须时刻关注她的心理状态，给予她足够的支持和鼓励。同时，我们也在学习如何在日常生活中为娜娜创造一个更加适宜的环境，减少她病情的复发风险。经过一个多月的艰苦治疗，娜娜的病情终于得到明显好转。癫痫发作的频率大大减少，她的精神状态也逐渐恢复。出院那天，看着娜娜重新露出的笑容，我知道，所有的努力都是值得的。

娜娜回到校园，虽然仍需定期复查和服药，但她的生活已逐渐恢复正常。她比以前更加珍惜每一天，也更加坚强勇敢。而对于我们而言，也从这次经历中学到了很多。我们学会了如何面对疾病，如何在困难面前不放弃希望，更学会了如何用爱和耐心守护家人的健康。

这段经历虽然艰难，但它也让我们的家庭更加团结，让我们更加珍惜彼此。我们知道，无论未来面临什么挑战，只要我们齐心协力，就没有过不去的坎。而娜娜的故事，也提醒着每一个家庭，面对健康问题，我们不能掉以轻心，要及时发现问题并面对它，用科学的态度和方法，守护我们所爱之人的健康。

科普问答时间

1. 干燥综合征如何影响神经系统？

原发性干燥综合征合并周围神经系统病变较常见，发病率为 1.77% ~ 53.13%，主要呈现多水平、多灶性特点。临床表现多样，包括感觉神经病、感觉运动神经病、自主神经病、单神经病、多发性单神经病及脑神经病变等，其中感觉神经病被认为是原发性干燥综合征合并周围神经系统病变的最特征性临床表现，发病率达 15% ~ 39%。

2. 干燥综合征患者中枢神经系统损害的症状有哪些?

干燥综合征影响中枢神经系统时，主要受累部位为大脑和脊髓，会出现多种症状，像持续性疲劳、记忆力和注意力减退、头痛、肌肉无力、运动协调障碍、感觉异常（如刺痛、麻木或燃烧感）、视力问题及平衡障碍等。在一些病例中，患者可能还会出现情绪波动、抑郁和焦虑等心理障碍，严重时可出现视神经脊髓炎谱系疾病或进展性横贯性脊髓炎的脊髓病变。

3. 如何诊断干燥综合征患者中枢神经系统损害?

诊断干燥综合征的中枢神经系统损害比较复杂，需要综合患者的症状、详细的病史、神经系统的检查结果和一系列辅助检查。辅助检查包括血液化验、脑脊液分析、神经电生理学检查（如脑电图和神经传导速度测试）以及神经影像学检查（如磁共振成像），必要时神经组织活检。这些检查有助于评估中枢神经系统是否存在炎症或其他异常，同时排除其他可能的疾病。

4. 干燥综合征患者中枢神经系统损害的治疗方法有哪些?

急性或快速进展的中枢神经系统病变的一线治疗为大剂量糖皮质激素（每日甲泼尼龙 1g 冲击，持续 3 ~ 5 天）和静脉注射人免疫球蛋白的治疗。免疫抑制剂常为环磷酰胺、吗替麦考酚酯、硫唑嘌呤或利妥昔单抗等。其他如神经痛、肌肉痉挛等症状，需根据不同的临床表现对症支持治疗。康复治疗、物理治疗和心理支持也是重要的治疗组成部分。

5. 中枢神经系统损害对患者生活有何影响?

中枢神经系统损害会对干燥综合征患者的日常生活产生非

常大的影响，包括工作能力、社交活动和整体生活质量的下降。疲劳、认知功能障碍和神经痛等症状可能使患者难以完成日常任务，降低工作效率，并影响人际交往。因此，患者需要采取特殊措施来适应其症状，如调整工作和休息时间、使用辅助设备和寻求社会支持。

6. 干燥综合征患者中枢神经系统损害的预后如何？

干燥综合征患者中枢神经系统损害的预后因人而异，取决于病变的严重程度、受累的中枢神经系统部位和对治疗的反应。及时诊断和有效治疗可以帮助控制症状，减缓疾病进展，改善生活质量。然而，一些患者可能经历持续或逐渐加重的神经系统症状，需要长期的治疗和管理。

7. 干燥综合征患者如何管理中枢神经系统的症状？

干燥综合征患者对于中枢神经系统症状需要一个全方位的管理，包括用药物来减轻症状，调整生活方式以减少疲劳和应对认知障碍，使用康复和物理治疗来提高机体功能。保持定期的医疗随访，以便及时调整治疗计划。此外，参与支持小组和心理咨询也有助于处理与疾病相关的情绪和心理问题。

逆风飞翔：干燥综合征治疗

作为一个父亲，得知自己的女儿被诊断患有干燥综合征，那种心情是无法用言语来形容的。起初，我们觉得她经常抱怨自己的眼睛和嘴巴很干，可能是因为她喝水太少，或者是因为她盯着电脑和手机屏幕的时间太久了。但随着时间的推移，这些问题似乎越来越严重，而且开始出现了新的症状，比如皮肤干燥和关节疼痛。我们才意识到，这或许不是个小问题，于是决定带她去看医生。

经过一系列的检查和测试之后，医生告诉我们，我们的女儿患有干燥综合征。这个消息对我们来说就像是晴天霹雳，我们不知道这对她的未来意味着什么。但作为家长，我们必须团结一致，一起面对这个挑战。这是一条充满荆棘的艰辛抗病之路。

来自皮肤的挑战

最初，我们注意到女儿的皮肤开始出现了一些小小的红斑，就像是被蚊子叮咬过的痕迹，但实际上是干燥综合征的皮肤表现。我们开始按照医生的建议使用一些局部激素药膏，比如氢化可的松，每天轻轻地涂抹在受影响的皮肤上。刚开始，这似乎有一些帮助，红斑的痒感和程度有所减轻。

然而，随着时间的推移，这些红斑开始变得更加频繁和广泛，有时甚至覆盖了她的整个背部和手臂。这时，我们不得不开始使用口服激素泼尼松，来控制这种更广泛的红斑。泼尼松虽然效果显著，但长期使用也有可能带来一系列的副作用，包括体重增加、骨密度降低和免疫系统受到抑制等。医生建议我们同时使用免疫抑制剂“甲氨蝶呤”，来减少对激素的依赖。甲氨蝶呤是一种较为强效的药物，通过抑制免疫系统的过度活跃来控制症状。但它需要定期进行血常规、肝肾功能等血液检查，以监测可能的副作用，如肝肾功能受损和白细胞减少。

警惕呼吸问题

虽然我们的女儿没有出现严重的呼吸道症状，但我们知道干燥综合征可能会导致间质性肺炎，这是一种影响肺部组织的炎症，可能导致患者呼吸困难和长期的肺部损伤。为了确保我们及时发现并处理这个问题，我们定期带她去做胸部 CT 和肺功能测试，监测她的肺部是否受到影响。

肺功能测试通常包括一系列的呼吸测试，用来测量肺部的容量和空气流动速度。这些测试对我们的女儿来说并不容易，尤其是对一个还在上中学的孩子来说，但她非常勇敢，总是尽力配合医生的要求。幸运的是，到目前为止，我们还没有发现任何明显的问题，但我们仍然需要时刻保持警惕。

关节的日常护理

关节痛是干燥综合征中最常见的症状之一，也是我们女儿需要面对的另一个挑战。起初，她只是偶尔抱怨说手腕和膝盖有点痛，我们以为可能是正常的成长疼痛，但很快我们就发现这是干燥综合征引起的关节炎症。

我们开始给她使用非甾体抗炎药（non steroidal antiinflammatory drug，NSAIDs），比如塞来昔布、双氯芬酸、美洛昔康等，这些药物可以帮助减轻疼痛和炎症。虽然塞来昔布对她来说足够有效，但在一些特别疼痛的日子里，我们不得不依赖于短期使用口服激素泼尼松来控制症状。除了药物治疗，我们还尝试了一些非药物治疗方法，比如热敷和进行轻柔的关节运动，这些方法有时也能带来一些缓解。

随着时间的推移，我们发现女儿关节痛的问题变得更加复杂。医生建议我们使用硫酸羟氯喹，这是一种通常用于治疗疟疾的药物，但在治疗干燥综合征引起的关节炎症方面也有效果。羟氯喹需要每天服用，并且可能需要几周甚至几个月的时间才能显出效果。

肌肉痛的战斗

除了关节痛之外，我们的女儿还经常感到肌肉痛，特别是在她参加学校的体育活动之后。起初，我们尝试使用热敷和轻柔的按摩来帮助她缓解疼痛，但很快我们发现这些方法并不总是有效。医生建议我们增加甲氨蝶呤的剂量，控制干燥综合征引起的肌炎。

甲氨蝶呤是一种免疫抑制剂，可以通过抑制免疫系统的活动来减轻炎症和疼痛。虽然这听起来可能有点吓人，但我们知道这对于控制我们女儿的症状是有利的。我们每周让她服用 1 次甲氨蝶呤、每次 10mg，并定期监测她的血液指标，以确保药物没有引起任何不良反应。

肾脏和神经系统的监测

干燥综合征不仅可以影响关节和肌肉，还可以影响身体的其他部位，包括肾脏和神经系统。虽然我们的女儿目前还没有出现这些问题，但我们知道，我们需要保持警惕，定期检查，以确保女儿的这些重要的器官没有受到影响。

血液异常的紧急处理

去年，我们经历了一个特别艰难的时期。当时我们的女儿出现了血小板数量显著下降，这是干燥综合征导致的血液系统危急重症。我们的主治医生采取甲泼尼龙冲击治疗，这是一种超高剂量的激素治疗，可以迅速提高血小板数量。在那段艰难的日子里，我们的女儿还接受了人免疫球蛋白的封闭治疗，可以帮助稳定她的血液状况。

冷球蛋白血症的新挑战

最近，我们的女儿又被诊断患有冷球蛋白血症，这是干燥综合征的一个复杂的并发症，可能导致血管炎和其他血液异常。这给我们的治疗计划带来了新的挑战，我们不得不开始使用更多的免疫抑制剂，比如环磷酰胺，以及进行血浆置换治疗。

环磷酰胺是一种很强效的免疫抑制剂，可以帮助控制血管炎和其他由冷球蛋白血症引起的症状。血浆置换是一种通过机器清除血液中的异常蛋白质（包括冷球蛋白）的治疗方法，可以帮助减轻症状并改善血液循环。虽然这些治疗方法听起来可能很复杂，但我们知道，为了我们女儿的健康，我们愿意尝试一切可能的治疗方法。

希望与坚持

面对干燥综合征，我们的家庭经历了许多挑战和困难。但通过这些，我们也懂得了坚持和爱的力量。我们知道，只要我们团结一致，就没有什么是我们克服不了的。

我们女儿的故事还在继续，我们作为家长将继续支持她，确保她拥有最好的治疗和最光明的未来。希望我们的故事能给那些面临同样挑战的家庭带来一线希望。记住，不管前路多么艰难，只要家人手牵手，就没有过不去的坎。

科普问答时间

1. 干燥综合征的治疗目标是什么？

干燥综合征的治疗目标主要包括减轻症状、改善患者的生活质量、预防并发症的发生以及减缓疾病进展。由于干燥综合征可能影响身体多个系统，包括口腔、眼部、皮肤、肺部、肾脏及中枢神经系统等，治疗通常需要多学科的方法，综合考虑患者的具体症状和疾病严重程度，采取个性化的治疗方案。

2. 如何处理患者皮肤干燥的问题？

处理干燥综合征引起的皮肤干燥问题，患者首先需要保持充足的水分摄入，外部则要定期使用保湿霜或乳液，尤其是沐浴后在皮肤尚微湿的时候使用，以锁住水分。选择温和无刺激的皮肤清洁产品，避免使用含酒精或香料的产品，因为这些成分可能会加剧皮肤干燥。在干燥的天气或环境中使用加湿器也有助于减少皮肤干燥。

3. 免疫治疗的作用有哪些？

免疫治疗在干燥综合征治疗中起着重要作用，尤其是对于系统性症状或其他器官受累的患者。这类治疗旨在抑制异常活跃的免疫反应，减少炎症和组织损伤。根据《干燥综合征超药品说明书用药中国临床实践指南（2023 版）专家共识》推荐：可用于干燥综合征免疫治疗的药物包括：羟氯喹、来氟米特、雷公藤多苷、白芍总苷、糖皮质激素、艾拉莫德、甲氨蝶呤、环磷酰胺、吗替麦考酚酯、他克莫司、环孢素或利妥昔单抗等。需专业医生根据具体病情需要进行单药或联合治疗的选择。

总之，根据疾病总体评估情况，选择合适的治疗方法，可以帮助控制疾病活动，减轻症状，并可能最大程度地减缓疾病进展。

福从口入、滋润生活：干燥综合征的饮食调理

大家好，作为一名长期从事干燥综合征治疗研究的医生，我深知患者在饮食管理上的苦恼和困惑。今天，我想和大家详细聊聊关于干燥综合征患者的饮食调理，尤其是“七忌”和“五宜”，希望能为大家的日常管理提供一些实用的指导。

饮食调理之“七忌”

干燥综合征患者在饮食上确实需要注意很多细节，因为一些食物可能会加剧症状，让你感到更加不适。我总结了以下几点需要特别注意的“七忌”。

（1）温燥食物和补品：要尽量避免一些性质温热、容易带来内热的食物和补品。比如羊肉、牛肉这些肉类，虽然营养价值高，但对于干燥综合征患者来说，可能会加剧口干眼干的症状。还有像芥末、咖喱、胡椒这些辛辣调料，以及高丽参、鹿茸这类补品也最好少吃。如果想进补，可以选择一些性质比较温和的补品，比如西洋参、太子参等，这些对身体的刺激较小，不易引起内热。此外，含咖啡因的饮料（如咖啡、茶和某

些软饮料）可能加剧身体的脱水状况，因为咖啡因具有轻微的利尿作用，酒精同样会加剧脱水，应尽量避免。

（2）炙炸食品：瓜子、花生、核桃这类干果和各种炸货，虽然味道不错，但这类食物往往会加剧身体的干燥感。特别是在冬天，人们喜欢围在火炉旁吃些炙炸食品，这对干燥综合征患者来说是非常不利的。这些食物不仅难以消化，还可能加重口腔和眼睛的干燥感。

（3）干硬食物：像饼干、干果这类食物，虽然方便携带，但因为水分含量低，吃多了容易让口腔更干燥。对于唾液分泌已经减少的干燥综合征患者来说，这些食物会让口干症状更加严重。

（4）高盐食品：盐分过高的食物（如咸鱼、腌菜等），会吸走身体内的水分，加剧干燥感。因此，建议患者在日常饮食中注意减少食盐的使用，尽量避免食用加工过的高盐食品。

（5）热性水果：很多患者可能会有疑问，水果不是应该多吃吗？确实，大多数水果含水量高，对身体有益。但是，像榴莲、荔枝、桂圆这类性热的水果，对干燥综合征患者可能不太友好，容易加剧体内的干燥感。

（6）辛辣、油腻食物：辛辣的食物（如火锅、辣椒等）及油腻的食物（如油炸食品），都会刺激我们的胃肠道和口腔黏膜，加重干燥的症状。尤其是对于已经感到口干、眼干的患者，这类食物更是应该尽量避免。

（7）烟酒：最后，烟草和酒精对身体的刺激是非常大的，它们不仅会加重口腔和眼睛的干燥，还会对整个身体造成伤害。因此，无论是健康人还是干燥综合征患者，都强烈建议远离烟酒。

饮食养护之“五宜”

接下来，我们来谈谈在日常饮食中应该多加注意的“五宜”，这些饮食习惯能帮助缓解干燥综合征的症状，让生活更加舒适。

（1）充足的水分：干燥综合征患者需要确保每天有充足的水分摄入来对抗身体的干燥症状。建议患者每天至少喝8杯水，但记住，不要一次喝得太多，应该分成多次，慢慢饮用，这样既能保证水分摄入，又不会给胃肠带来负担。可以通过饮用清水、无咖啡因的茶或水果汁来摄入水分，但需注意限制含糖饮料和高咖啡因饮料的摄入量。此外，通过食用富含水分的食物如水果和蔬菜也是补充水分的好方法。在干燥的环境中或进行体力活动后，可能需要增加水分的摄入量。保持随身携带水杯，以方便随时补充水分。

（2）高含水蔬菜：蔬菜是我们日常饮食中不可或缺的一部分，特别是那些含水量高的蔬菜（如黄瓜、西红柿、藕等），它们不仅能提供丰富的营养，还能帮助补充身体所需的水分，缓解干燥感。

（3）新鲜水果：水果是天然的维生素和矿物质来源，对身体有很多好处。对于干燥综合征患者来说，选择一些清凉或者中性的水果（如苹果、梨、西瓜等）对缓解干燥症状是非常有帮助的，这些水果既能补充水分，又能提供丰富的营养。食用含镁高的食物（如菠菜、南瓜种子和杏仁），也有助于改善神经和肌肉功能，对于缓解干燥综合征相关的疼痛和疲劳有一定帮助。

（4）酸性饮品：适量的酸性饮品（如酸梅汤、柠檬水等），能够刺激唾液分泌，有助于缓解口干。但需要注意的是，这类饮品不宜饮用过多，以免引起胃酸过多。

（5）滋阴补肾食材：在中医理论中，干燥综合征与体内阴液不足有关。因此，选择一些滋阴补肾的食材（如枸杞、山药、石斛等）是非常有益的，这些食材不仅能够帮助滋润身体，还能提供丰富的营养。

特别推荐——五汁饮

最后，特别推荐一款适合干燥综合征患者的饮品——五汁饮。这款饮品由梨、荸荠、藕、麦冬及鲜芦根（或甘蔗）共同榨汁而成，具有很好的清热生津、润燥的效果。对于经常感到口干的患者来说，这款饮料是个不错的选择。

科普问答时间

1. 保持健康的饮食习惯对于干燥综合征患者有何重要性？

对于干燥综合征患者而言，良好的饮食可以帮助缓解症状，提高生活质量。健康的饮食可以提供必需的营养素，支持免疫系统的正常功能，减少炎症反应。此外，通过饮食控制体重，还可以减轻关节的压力，对于那些因干燥综合征而遭受关节疼痛的患者来说尤其重要。健康饮食还可以减少患心血管疾病的风险，维护心脏健康。

2. 干燥综合征患者如何通过调整饮食应对疲劳感？

干燥综合征患者常常感到疲劳，合理调整饮食可以帮助缓解这种状况。首先，应保证摄入足够的复合碳水化合物，如全谷物、豆类和根茎类蔬菜，因为它们可以帮助维持血糖水平，提供稳定的能量供应，减少疲劳感。从瘦肉、鱼类、豆制品及低脂乳制品中获取优质蛋白对于维持肌肉健康和修复身体也非常重要。此外，可以通过食用红肉、鸡肉、鱼类、叶类绿色蔬菜及强化谷物来确保足够的铁和维生素 B_{12} 的摄入，可以预防贫血和减轻疲劳感。

3. 日常饮食中，干燥综合征患者如何确保获取足够的营养素来支持免疫系统？

干燥综合征患者需要保持均衡的饮食，确保从各类食物中获取充足的各种营养素，从而维持整体健康。重要的营养素包括维生素 C、维生素 D、锌及 Omega-3 脂肪酸。维生素 C 可通过柑橘类水果、草莓、猕猴桃和蔬菜如西蓝花和甜椒等食物摄入；维生素 D 可以通过日晒和食物如富含维生素 D 的鱼类、蛋黄和强化食品获取；锌可以从瘦肉、豆类、坚果及全谷物中获得；Omega-3 脂肪酸则主要来源于深海鱼类和一些植物性食物如亚麻籽和核桃。

4. 干燥综合征患者在外就餐时应注意什么？

干燥综合征患者在外就餐时应特别注意食物的选择和饮食环境。应选择提供健康、清淡菜肴的餐厅，避免辛辣、过咸或油炸食物。可以提前查看菜单，选择含水量高的食物，如汤品、炖菜和新鲜蔬菜。向服务员说明自己的特殊需求，比如请求少盐或询问食物的烹饪方式。携带一瓶水，以确保餐间充足的水分摄入。此外，考虑就餐环境的湿度和温度，避免在过于干燥或烟雾重的环境中用餐，因为这些因素可能加剧干燥症状。如果可能，选择室内座位并避开空调直吹的位置，以减少干燥对身体的影响。

总而言之，干燥综合征患者的饮食调理是一个长期且细致的过程，需要患者和家人的共同努力和耐心。在这个过程中，患者保持良好的心态是非常重要的，不要因为一时的饮食失误而感到沮丧或焦虑。如果有任何疑问或不适，应及时与医生沟通，从而制订适合自己的饮食计划。

第六篇

痛不欲生、来去如风：

痛风

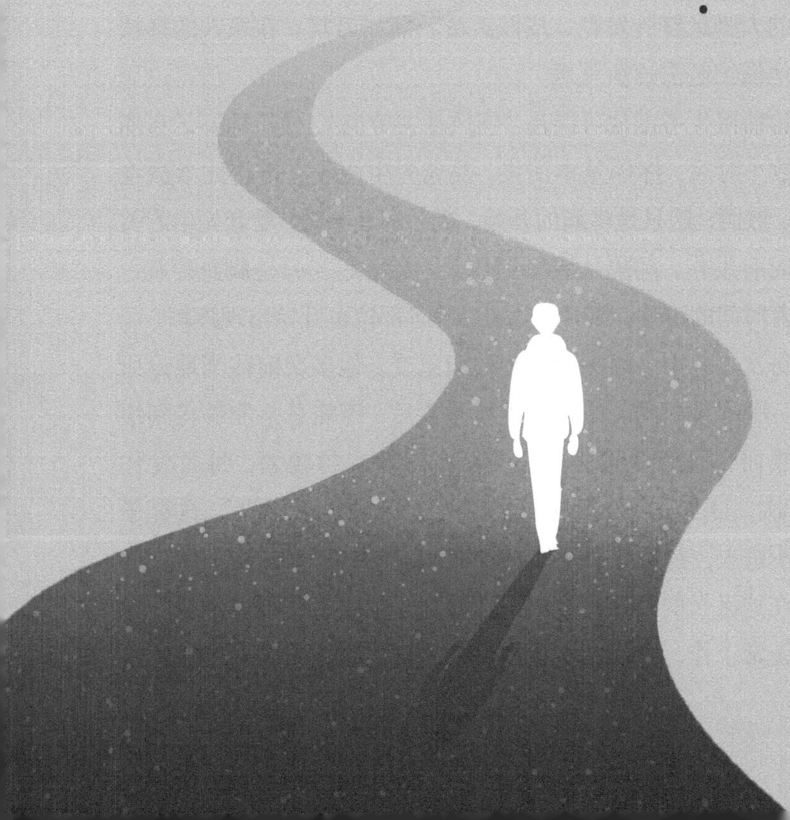

痛不欲生的体验：痛风的临床表现

记不清这是第几次疼痛发作，也不知下次疼痛将何时到来。

夏老先生，一个居住于沿海城市的成功人士，他的事业如日中天，风光无限。然而，在这光鲜亮丽的背后，夏老先生却已经深受足痛困扰多年。每当痛风发作，疼痛就会如潮水般涌来，让他无法入眠。

回想起20多年前的那个晚上，夏老先生依然历历在目。那是一次日常的应酬，酒后微醺的他回到家，早早地躺在床上。然而，凌晨时分，他突然被一阵剧烈的疼痛痛醒。他发现自己的大脚趾红肿发亮，皮肤滚烫，痛如刀割。在家人的搀扶下，他慌忙赶去诊所就医。

诊所医生考虑他可能是“痛风性关节炎”，便给他开了止痛药。数小时后，疼痛基本消失，夏老先生便没有再将此事放在心上。然而，这只是疼痛的开始，之后的日子里，夏老先生的关节痛时有发作，间隔从数月到数天不等。起初只是脚趾疼痛，但随着时间的推移，脚背、膝盖、手等部位也开始出现疼痛。

每次发作时，疼痛都让他难以忍受。他多次前往当地诊所就诊，服用止痛药、注射糖皮质激素后，疼痛总是能够得到缓解。然而，随着时间的推移，疼痛却越来越频繁，每月发作2～5次，且多个部位出现了结节凸起（痛风石）。最后，连鞋子都穿不进去，看着满手满脚的结节，夏老先生开始感到绝望。

在这漫长的病痛折磨中，夏老先生的生活变得一团糟。他无法正常工作，也无法享受生活的乐趣。每当看到那些健康快乐的人，他的心中都会涌起一股莫名的羡慕和失落。

然而，就在夏老先生感到无助之际，一位病友为他带来了新的希望。这位病友告诉他，自己曾经也遭受过类似的病痛折磨，但在风湿免疫科门诊接受了正规治疗后，病情得到了明显的改善。

于是，夏老先生决定前往风湿免疫科门诊寻求帮助。在那里，他遇到了一位经验丰富的风湿免疫科医生。医生在详细了解他的病史和症状后，为他制定了个性化的治疗方案。除了药物治疗外，医生还建议他调整生活方式、增加运动量等。

经过一段时间的治疗，夏老先生的病情逐渐得到控制，疼痛的频率和程度都有所减轻，结节也开始逐渐消退。他重新找回了生活的信心和乐趣。

夏老先生的故事很好地诠释了痛风发生、发展的漫长旅程，以及正确面对疾病、及时诊疗的重要性。最终夏老先生通过与医生的紧密合作，确定个性化的治疗方案，包括药物治疗和调整生活方式。特别是减少高嘌呤食物的摄入、定期体育活动以及保持健康体重的建议，对于控制他的症状和提高生活质量均起到了重要的作用。我们应从夏老先生的故事中吸取经验与教训，积极预防和对待痛风，从而维护我们的整体健康水平及生活质量。

科普问答时间

1. 痛风性关节炎是如何发展的？

痛风性关节炎的发展过程可分为几个阶段，开始于无症状的高尿酸血症，随后可能进展到急性痛风发作，然后是无症状的间歇期，最终可能发展为慢性痛风性关节炎。高尿酸血症是指血液中尿酸水平高于正常范围，尿酸是体内嘌呤代谢的最终产物。高尿酸血症可能导致尿酸盐结晶沉积在关节和周围组织中，引起剧烈疼痛、红肿、热感和触痛，即为急性痛风发作。如果不加以治疗，反复的急性发作可能导致患者的关节长期损伤，形成痛风石，最终进展为慢性痛风性关节炎，关节可能出现持续性疼痛和功能障碍。

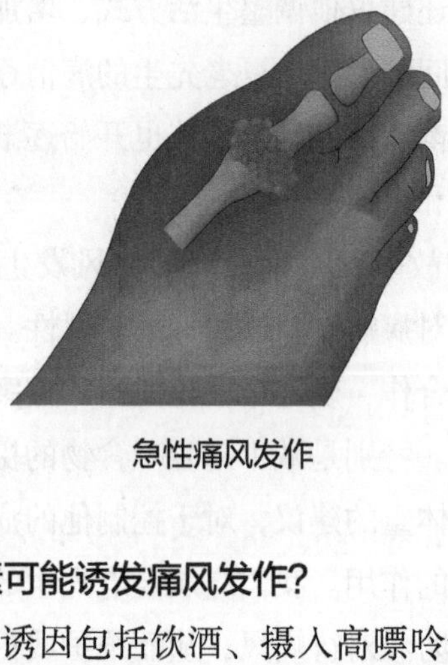

急性痛风发作

2. 哪些因素可能诱发痛风发作？

痛风发作的诱因包括饮酒、摄入高嘌呤食物、脱水、手术、受伤、突然的体重增加或减轻、使用某些药物（如利尿剂和阿司匹林）以及出现其他健康状况（如高血压和慢性肾病）。过度摄入高嘌呤食物（如红肉、海鲜）及酒、甜味饮料等，会增加体内尿酸的产生。尿酸水平的突然变化，无论是升高还是降低，都可能诱发痛风发作。因此，建议痛风患者避免这些诱因，逐渐改变饮食习惯，保持适当的水分摄入，并且避免过度饮酒，以降低痛风发作的风险。

3. 在家庭中如何管理急性痛风发作？

患者在家庭中管理痛风发作时，首先要减少患处的活动，避免施加压力。可以使用冰敷来减轻疼痛和炎症，但要注意不要直接将冰放在皮肤上，以免造成冻伤。保持患处的抬高也有助于减少肿胀。除此之外，保持充足的水分摄入可以帮助排泄尿酸。慢性痛风患者应遵循医生的建议，定期服用药物来控制血尿酸水平，避免高嘌呤食物，保持健康的生活方式，包括适量的体育活动和健康的饮食习惯。在急性发作期，如果疼痛难以忍受，应及时就医，医生通常会开具消炎止痛药等来帮助你控制症状。

4. 痛风和血清尿酸有什么关系？

痛风与血清尿酸水平之间有着直接的联系。尿酸是人体内嘌呤代谢的终产物，正常情况下，尿酸通过肾脏排出体外。然而，当尿酸产生过多或排泄不足时，血液中的尿酸水平就会升高，形成高尿酸血症。当血尿酸水平达到一定高度时，尿酸盐（尤其是单钠尿酸盐）就会在关节和软组织中结晶沉积，引发身体的免疫反应，产生炎症和剧烈的疼痛，即为痛风发作。因此，控制尿酸水平对预防痛风发作和管理痛风至关重要。

5. 痛风能被治愈吗？

虽然痛风无法完全治愈，但通过有效的治疗和生活方式的调整，可以有效控制病情，减少痛风发作的频率和强度，从而提升生活质量。治疗痛风的关键在于降低和维持血尿酸水平在正常范围内，这通常需要长期服用药物如别嘌醇或非布司他等尿酸降低药物。此外，改变生活方式，包括减少高嘌呤食物的摄入，减少饮酒，增加水分摄入，保持健康体重，以及定期进行适量运动，都是管理痛风的重要措施。通过这些措施，痛风患者可以有效控制病情，减少发作，改善生活质量。

上阵父子兵：痛风的病因

在沿海城市的一座宁静小镇上，32 岁的夏先生正面临着他人生中的一次重大挑战。他的父亲，夏老先生，多年来深受痛风之苦，而现在，同样的疾病似乎也在夏先生的身上悄然生根发芽。

夏先生是家中的独子，自小就深受父亲的疼爱。随着年龄的增长，他逐渐发现自己的身体也开始出现了问题。在两年前的一次体检中，医生告诉他，他的血尿酸水平高达540μmol/L，远超正常范围。今年年初，他第一次体验到痛风性关节炎发作的痛苦。那种剧烈的疼痛，仿佛有魔鬼在啃噬着他的关节，让他几乎无法忍受。好在他及时服用了止痛药物，疼痛才逐渐缓解。

尽管目前尚未再次发作，夏先生却对自己的未来充满了担忧。他亲眼见证了父亲多年来因痛风而饱受折磨的过程，深知这种疾病带来的痛苦。他不希望自己和未来的子女也走上这条痛苦的道路。这引发了他的疑问：痛风性关节炎是否真的具有遗传性？如果有，他的子女是否也会面临同样的命运？

带着这个沉重的问题，夏先生来到了风湿免疫科寻求王医生的帮助。王医生耐心地倾听夏先生的诉说，详细了解了他的家族病史和个人情况。在听完夏先生的叙述后，王医生轻轻地拍了拍他的肩膀，安慰道："夏先生，不必过于担心。虽然痛风性关节炎确实与遗传有一定关系，但它并不是一种单纯的遗传病。研究表明，痛风患者的直系亲属患病的风险确实较一般人群高，但这并不意味着痛风就是不可避免的。生活方式、饮食习惯以及环境因素也在发病中扮演着重要角色。通过合理的饮食、调整生活方式以及进行必要的药物治疗，我们可以有效地控制痛风的发作和发展。"

听到这里，夏先生的心情稍微平复了一些。他意识到，不能被疾病打败，要必须勇敢地面对这个挑战。他决定听从王医生的建议，开始改变自己的生活方式和饮食习惯。他减少了高嘌呤食物的摄入（比如红肉和海鲜），增加了蔬菜和水果的摄入量；并开始定期进行检查，密切关注自己的尿酸水平和身体状况。此外，他还加入了健身俱乐部，通过规律锻炼来增强身体素质。

几个月后，夏先生的身体状况有了明显的改善。他的尿酸水平逐渐降低到正常范围内，关节疼痛的症状也减轻很多。更重要的是，他重新找回了对生活的信心和热情。他知道，未来的路还很长，只要他坚持下去，在王医生的帮助下，他和他的家人一定能够过上幸福、健康的生活。

这个故事告诉我们，尽管痛风性关节炎在某种程度上与遗传有关，但通过积极的生活方式改变和适当的医疗干预，我们完全有能力控制这种病症的发作和发展，并减少其对患者生活的影响。

科普问答时间

1. 什么是痛风，它是如何发生的？

痛风是一种代谢性疾病，其特征是反复发作的急性关节炎，主要由于体内尿酸水平过高导致尿酸盐在关节和软组织中沉积。尿酸是人体代谢嘌呤（一种存在于多种食物中的化学物质）时产生的废物，在正常情况下，尿酸产生和排泄达到平衡，从而维持稳定且正常的水平。然而，当尿酸生成过多或排泄不足时，血液中的尿酸浓度上升至大于420μmol/L，即形成高尿酸血症。随着时间的推移，过量的尿酸会形成微小的尿酸盐晶体，这些晶体会在关节中沉积，在一定的诱因下引起炎症和剧烈的疼痛。

痛风的发作通常是突然的，常常发生在夜间，最常见的部位是足部关节，最常发作于足趾的第一跖趾关节，但也可以影响其他关节，如膝、踝关节等。痛风的发作通常伴随着剧烈疼痛、红肿和触痛。虽然每次痛风发作都可以通过药物得到控制，但如果不加以长期管理，反复发作可能导致关节骨质受损，甚至导致其他健康问题（如肾功能不全）。

2. 哪些人群更容易患上痛风？

痛风的发生与多种因素有关，包括遗传、饮食、生活方式及健康状况等。

（1）性别：男性和绝经后的女性患痛风的风险较高，这可能与性激素水平的变化有关，而绝经前的女性一般不易发作痛风。

（2）家族史：痛风有一定的遗传倾向，如果家族中有人患痛风，其他家庭成员的患病风险就会相对较高。

（3）饮食因素：高嘌呤饮食，如动物内脏、红肉、海鲜及含酒精（特别是啤酒）和含糖饮品的过度摄入，会增加体内尿酸的生成。

（4）肥胖和代谢综合征：体重过重或患有代谢综合征的人群，其尿酸水平往往更高，因此患痛风的风险也更大。

（5）某些健康状况和药物：包括高血压、糖尿病、肾病以及使用某些药物（如利尿剂）也会增加痛风的风险。

了解哪些因素可能会增加痛风的风险，可以帮助大家通过改变生活方式和饮食习惯来减少其的发生风险。

3. 痛风的病因有哪些？

痛风是一种复杂的代谢性风湿病，其病因涉及多个方面，主要与以下因素相关。

（1）高尿酸血症：痛风的直接原因是血液中尿酸水平升高（高尿酸血症），导致尿酸盐在关节和软组织中形成晶体沉积。尿酸是体内嘌呤代谢的最终产物。正常情况下，尿酸通过肾脏排出体外。但是，当尿酸的产生过多或排泄减少时，尿酸就会在血液中积累，最终在关节和周围组织中形成尿酸盐晶体，引起炎症反应和剧烈疼痛。

（2）嘌呤代谢异常：嘌呤是一种含氮的有机化合物，是人体内多种重要物质的组成部分，也存在于许多食物中。正常情况下，体内的嘌呤会被代谢成尿酸，然后通过肾脏排出。但是，由于遗传因素、饮食习惯或某些疾病状态，嘌呤代谢可能发生异常，导致尿酸产生过多。

（3）肾脏排泄功能减退：肾脏是排泄尿酸的主要器官。

当肾脏功能减退、无法有效排泄尿酸时，会导致体内尿酸积累，增加了患痛风的风险。肾功能减退可能是由肾脏疾病、使用某些药物或其他健康问题引起的。

（4）生活方式因素：饮食习惯对痛风的发生有重要影响。高嘌呤食物的摄入（如动物内脏、红肉、某些海鲜及含酒精、含糖的饮品等）会增加体内尿酸的产生。此外，肥胖、酗酒、缺乏运动等不良生活习惯也与痛风的发生有关。

（5）遗传因素：研究显示，遗传因素在痛风的发病中也起着重要作用。如果家族中有痛风病史，那么个体患痛风的风险将增加。这可能是由于遗传因素影响了嘌呤代谢或尿酸的排泄。

（6）其他健康问题：某些健康状况和疾病，如高血压、糖尿病、高脂血症和心脏病，也与痛风的发生有关。这些疾病可能影响代谢，间接导致尿酸水平升高。

综上所述，痛风的发生是多因素导致的结果，包括代谢异常、遗传倾向、生活方式选择及其他健康问题的影响。理解这些因素对于预防和管理痛风至关重要。

有些事情后悔莫及：痛风的肾脏病变

一直坚信“吃药伤肾”而坚持不吃药的张先生肾衰竭了！

张先生已年约五十，他患痛风已经有 20 年了。这么多年来，他一直深信“吃药伤肾”。因此，每当痛风带来剧烈疼痛时，他宁可忍受难以承受的痛苦，或是自行服用一些朋友推荐的“土药”“祖传秘方”等成分不明的药物，也不愿向医生求助。尽管陈医生、家人、朋友多次劝他要相信科学，要在专科医生的指导下规范降尿酸治疗，但他总是固执地坚持自己的想法，认为任何药物都会对肾脏造成伤害，不能长期吃药。

不幸的是，就在1个月前，张先生发现自己的双腿时常肿胀，并伴随着胃口不佳，甚至开始恶心、呕吐，乏力明显，且症状日益加重，这才终于决定到医院就诊。经过一系列的检查，陈医生告诉他一个令他难以相信的消息：他的血肌酐高达390μmol/L，血尿酸水平更是飙升至720μmol/L，前者已经超过正常值范围3倍，后者更是大大超越了420μmol/L的正常界限，陈医生赶忙让他做了个泌尿系统超声检查。最后告诉他，由于长期没有得到有效的痛风相关治疗，他体内的尿酸盐结晶已经沉积在部分关节及肾脏中，导致了肾衰竭。

这对张先生来说，简直是晴天霹雳。他一直以为自己的生活方式很健康，怎么也没想到自己的肾脏会出问题。他回想起过去那些忍受痛苦、拒绝吃药的日子，深感懊悔与自责。陈医生告诉他，如果不及时治疗，不仅痛风发作可能会日益频繁，肾衰竭也会进一步恶化，甚至危及生命。听到这里，张先生的心情变得异常沉重。

在陈医生的建议下，张先生被收入院到风湿免疫科病房进行进一步的治疗。在风湿免疫科王主任的精心治疗下，张先生的病情逐渐得到控制。医生团队为他制定了个性化的治疗方案，包括药物治疗、饮食调整和生活习惯改善等方面。同时还向他详细解释了“吃药伤肾”的误区，让他明白了规范治疗的重要性。

在治疗的过程中，张先生逐渐认识到自己的错误。他开始相信科学，积极配合医生的治疗。他按时服药、注意饮食、坚持锻炼，努力改善自己的生活习惯。经过一段时间的治疗，他的病情得到控制，肾脏功能也逐渐改善。

回首过去的经历，张先生深感庆幸。他庆幸自己终于悬崖勒马、及时止损，并遇见了专业的医生团队；庆幸自己还有机会重新开始，规范治疗，延缓病情发展。他深知自己的病情稳定来之不易，也明白了珍惜健康的重要性。现在的张先生已经不再是那个固执己见、见药摇头的痛风患者了，他成为了一个积极向上、宣传科学维护健康的人。他常以自己的经历告诉身边的人：不要盲目相信网传诊断，要相信科学、相信专业医生。同时，他也希望能够通过自己的故事，让更多的人了解痛风的相关常识，帮助宣传正规降尿酸治疗对肾脏具有保护作用的理念。

张先生的经历提醒我们，痛风不仅仅是一种影响关节的疾病，它对肾脏的潜在威胁也不容小觑。尿酸盐结晶在肾脏的沉积是导致肾功能受损的一个重要因素。因此，及时并规范地治疗痛风，控制血尿酸水平，对保护肾功能至关重要。反之，忽视痛风的治疗，不仅不能控制病情，还可能加重肾脏的负担，引发更严重的健康问题。

为了避免痛风对肾脏造成损害，患者应定期进行血尿酸检测，及时发现并治疗高尿酸血症。在医生的指导下，使用降尿酸药物，如别嘌醇或非布司他等，可以有效控制血尿酸水平，减少尿酸盐结晶的形成。此外，患者还应调整自己的饮食习惯，减少高嘌呤食物的摄入，多喝水，降低尿液中尿酸浓度从而减少肾脏结晶沉积。适度的体育锻炼和维持健康的体重同样重要，它们可以帮助改善代谢，降低痛风发作的风险。

科普问答时间

1. 痛风是怎样累及到肾脏的?

痛风的肾脏受累分为以下几个类型。

（1）痛风肾病：尿酸主要通过肾脏进行排泄，尿酸浓度过高，超过肾脏的排泄能力，尿酸盐容易在肾脏堆积，损伤肾小管等结构，引发肾脏炎症和纤维化的病理过程。其根据临床特点，可分为急性尿酸性肾病、慢性尿酸性肾病和尿酸性肾石症，可能导致不可逆性肾损伤，甚至发展到尿毒症从而需要长期透析治疗。

（2）药物引起的肾功能异常：很多痛风患者虽然拒绝长期使用降尿酸药物，但急性发作期不得不使用非甾体抗炎药（如双氯芬酸钠、塞来昔布、依托考昔等）、秋水仙碱，甚至“土药”“祖传秘方”等治疗。这些药物长期使用，会导致肾损伤，长此以往，也可能逐渐导致患者肾衰竭，甚至尿毒症。

（3）尿酸结石导致梗阻性肾病：长期的高尿酸血症会导致尿酸结石的产生，而尿酸结石可能导致肾积水、肾脏结构破坏，从而导致肾功能下降，最终引起肾衰竭。

（4）痛风合并症综合作用导致肾损伤：痛风患者往往存在代谢综合征，包括肥胖、高血压、高血脂等，这些因素也会对肾脏造成损害。肥胖患者身体内的脂肪过多，容易导致脂肪在肾脏中沉积，引起肾小球肥大等问题；高血压则会导致肾脏血管硬化和狭窄，影响肾脏的供血和代谢；高血脂则可能引发动脉粥样硬化等血管疾病，进一步影响肾脏的血液供应。

2. 如何早期发现痛风患者的肾脏损伤？

值得注意的是，痛风引起的早期肾脏损伤往往没有症状，十分隐匿，容易被忽视。当出现症状时，往往肾脏的损害已经非常严重了。同时肾脏损伤会减少肾脏对尿酸的排泄，加重高尿酸血症，两者相互加强，恶性循环，最终导致了尿毒症的发生，甚至需要长期透析治疗。

痛风的肾脏损伤与血尿酸增高水平及持续时间有关。及时做相关肾脏检查进行筛查非常重要。因此建议一旦确诊痛风或高尿酸血症，均应行肾功能及肾脏超声检查确定有无肾脏受损。

3. 降尿酸药物是如何保护痛风患者的肾脏？

降尿酸药物会使血尿酸下降，从而降低肾脏排泄尿酸的负担。同时血尿酸降低到一定理想的程度，肾脏尿酸盐结晶可能溶解或部分溶解，因此起到了“护肾”的作用。特别提醒的是，长期大量的消炎止痛药对肾脏损伤的概率远远高于降尿酸药。所以痛风患者一定要在专科医生指导下进行规范治疗，拒绝道听途说，不要等严重的并发症出现了，再追悔莫及。

痛风石能变小吗：痛风的达标治疗

陈先生是个年约五十的中年男子，与痛风已顽强地纠缠了十多年。在这段漫长的岁月里，近两年越来越严重的关节炎仿佛一层阴云笼罩着他的生活，几乎让他对未来失去了所有希望。而更为让他感到绝望的是，3 年前，他的手部、足部均开始逐渐变形，部分部位出现“肿块”，犹如一块块坚硬的石头从骨头上生长出来，让人触目惊心。尽管如此，陈先生却并未因此引起足够的重视，他固执地认为这只是痛风的一种表现，只要忍过去就好了。

然而，事情并没有像他想象的那样简单。最近他大脚趾上的石头逐渐增大，原本穿 40 码鞋子的他，由于越来越肿的脚趾，连 44 码的鞋子都难以穿上。这使他的行走变得越来越困难，每走几步都需要忍受着巨大的痛苦。

面对这样的情况，陈先生开始感到束手无策。他首先想到的是通过手术切除痛风石，以减轻自己的痛苦。于是，他开始四处打听，希望能够找到一家合适的医院进行手术。然而，骨科医师们都“望石兴叹”，都告诉他控制好痛风，再考虑是否手术矫形治疗。在多方打听之后，他还是来到了风湿免疫科门诊。

王医生详细了解了陈先生的病史和症状，并对他进行了全面的检查。王医生告诉他，虽然手术切除痛风石是一种可行的方法，但这并不是解决问题的根本之道。因为痛风石的形成是由于体内尿酸水平过高所导致的，只要尿酸水平没有得到有效控制，其他部位还是会长出新的痛风石。因此，规范降尿酸治疗才是解决问题的关键。通过规范降尿酸治疗，不仅可以有效避免痛风的再次发作，还能促使已经形成的痛风石部分溶解和缩小，从而减少痛苦并避免手术可能引起的风险及并发症。

起初陈先生对此有所犹豫，吃药的过程是不是也太长了？但听了王医生的解释，最终他选择接受王医生的治疗建议。他非常配合治疗，不仅严格遵守医嘱服用药物，还努力调整自己的饮食习惯、保持适度运动、努力改善生活方式。半年后，他的痛风逐渐稳定，很少出现又红又肿的发作了，这让他更加坚定了治疗的信心。

经过一年的持续治疗，当陈先生再次来到门诊复查时，他的痛风石已经明显变小了。而现在，经过持续的治疗和随访，他的痛风石几乎已经消失了，又可以穿回原来尺码的鞋子了。看着陈先生满脸的笑容和自信的神态，王医生也感到无比的欣慰和骄傲。

这个故事告诉我们，虽然长了痛风石，患者的治疗难度会明显增大，但只要规范进行降尿酸治疗，痛风还是可以控制，痛风石也会变小。手术切除痛风石是不得已的选择，切莫自行盲目选择手术治疗。通过规范的治疗和健康的生活习惯，我们完全能够战胜痛风，避免痛风石对生活的干扰。

面对痛风及其并发症，关键是要正确理解病情，遵循医生的指导，坚持治疗，并保持良好的生活方式。这样才能从根本上解决问题，重获健康的生活。希望陈先生的故事能激励更多患者重视痛风的治疗，珍惜健康，享受美好生活。

科普问答时间：

1. 什么是痛风石？

痛风石是尿酸盐在局部聚集形成的结晶。这些痛风石可造成局部肿大畸形的结节，常见于关节软骨、滑囊、耳轮、腱鞘、关节周围组织、皮下组织及肾脏间质等处，并引起相应的症状。痛风石可破溃，严重时造成局部皮肤的感染甚至脓毒血症等。位于关节、骨骼等部位的痛风石可持续侵蚀骨骼，导致关节骨骼疼痛，畸形和严重功能受限。部分少见部位（如脊柱、腕管）的痛风石，可导致患者出现神经压迫的症状。研究显示，伴有痛风石的痛风患者，心血管疾病的病死率明显升高。由此可见，痛风石的形成不仅影响着患者的生活质量，还可能威胁患者的生命。

2. 如何治疗痛风石?

规范降尿酸治疗才是治疗痛风石的关键所在。血液中尿酸水平下降，痛风石就会逐渐溶解、缩小。研究表明，如果想要溶解痛风石，需要将血尿酸控制在 300μmol/L 以下，血尿酸水平越低，痛风石溶解越快。但鉴于血尿酸也有生理作用，故不建议血尿酸低于 180μmol/L。值得强调的是，痛风石的溶解非一朝一夕可以实现，需要长期坚持降尿酸治疗，一般经过 1～2 年的治疗，会看到痛风石溶解，甚至消失。在降尿酸的过程中可能会诱发痛风急性发作，这是正常现象，需要坚持正规治疗。当然，在专科医生指导下让血尿酸缓慢稳步下降，再加上预防痛风急性发作的药物，痛风急性发作次数会明显减少。如果想告别痛风，远离痛风石，请至风湿免疫科规范降尿酸治疗吧！

3. 何时选择手术切除痛风石?

很多患者都想通过手术把痛风石切除，但实际上手术切除痛风石并不能根治痛风。手术治疗只适用于痛风石影响关节功能、压迫神经、影响脏器功能的情况。即使需要手术，也建议在血尿酸治疗达标后 3～6 个月再进行，以防止手术诱发急性痛风性关节炎。而且，术后切口非常难愈合，甚至需要几个月时间，手术创面才能愈合。

值得注意的是，在开始降尿酸治疗的早期，痛风的发作反而会变得频繁，因此部分预防发作的药物需要在早期同时联合应用，到底有哪些预防的药物以及注意事项呢，请看下一篇。

秋水仙碱之殇：秋水仙碱用药解析

曾经以为药物说明书绝对权威，没想到按照说明书吃秋水仙碱差点丧命。

郭先生，一名品读书香的知识分子，与痛风性关节炎的长期相伴使他深谙病痛之苦。十年的时间，他饱受痛风的折磨，每次发作都如同被火焰灼烧一般，令他痛苦不堪。郭先生曾经尝试过各种治疗方法，但效果都不是很理想。直到有一次，他在网上查询到了秋水仙碱这种药物，据说可以缓解痛风患者的疼痛。

于是，郭先生满怀希望地前往药店购买了秋水仙碱，并按照说明书上的用法用量开始服用。每 1 ~ 2 小时服用 0.5 ~ 1mg，直到关节症状缓解或出现腹泻或呕吐为止。果然，不出所料，服用秋水仙碱后，他的关节疼痛逐渐得到缓解。这让郭先生对秋水仙碱深信不疑，并将其视为治疗痛风的救命稻草。

在接下来的十年里，郭先生每次痛风发作时都会按照说明书上的用法、用量服用秋水仙碱。他相信，只要按时服药，疼痛就会得到缓解。而每次服药后，他也确实能够感受到关节疼痛的改善，这让他对秋水仙碱的疗效更加笃信不疑。

然而，就在一周前，郭先生的痛风再次发作。这次疼痛比以往任何时候都要强烈，他连忙按照惯例开始服用秋水仙碱。可是，令他意想不到的是，这次服药后，不仅疼痛未能缓解，反而伴随着剧烈的腹泻和呕吐。这让郭先生陷入了前所未有的困惑和担忧。他不知道自己到底哪里出了问题，为什么这次秋水仙碱的效果会如此之差。于是，他决定前往医院的风湿免疫科门诊寻求医生的帮助。

经过一系列的检查和化验，医生告诉郭先生一个惊人的消息："您很可能秋水仙碱中毒了！"这个消息让郭先生如遭晴天霹雳。他无法理解，为什么按照说明书上的用法用量服用秋水仙碱会导致中毒呢？医生解释说，秋水仙碱虽然可以缓解痛风患者的疼痛，但其用量和使用方法需要严格控制。如果用量过大或使用不当，就可能导致中毒反应。而郭先生长期按照说明书上的用法用量服用秋水仙碱，每次都吃到拉肚子，这实际上就是中毒的表现。而这次痛风发作时，由于郭先生连续服用了 3 ~ 4 天的秋水仙碱，导致中毒症状更加严重，甚至出现了骨髓抑制和肝功能损害等严重后果。听到这里，郭先生感到十分震惊和后悔。他后悔自己没有听从医生的建议，也没有及时就医，导致病情恶化。现在，他不得不接受住院治疗的现实，并面临着可能危及生命的危险。在住院期间，郭先生深刻反思了自己的错误。他意识到药物使用必须遵循医生的建议和处方。同时，他也意识到及时就医的重要性，不能因为一时缓解了疼痛就忽视疾病的严重性。

经过一段时间的治疗和护理，郭先生的病情逐渐得到了控制。他的骨髓抑制和肝功能损害也逐渐恢复了正常。出院时，医生再三叮嘱他要按时服药、注意饮食、坚持锻炼、定期复查，并告诫他不要再盲目自行用药，要相信科学和医生的专业建议。这次经历让郭先生深刻认识到了健康的重要性以及规范用药的必要性。他决心从此以后更加珍惜自己的身体健康，不再让痛风等疾病影响自己的生活质量。

郭先生的经历提醒我们，在面对疾病和药物治疗时，必须保持审慎和理智，了解药物说明书仅是用药的基本指南，而每位患者的具体情况各异，应在医生的指导下进行个体化治疗。面对任何健康问题，及时求医并遵从专业指导是解决问题的正确方式。让我们从郭先生的经历中吸取教训，珍惜自己的健康，规范用药，共同迈向更加健康的明天。

科普问答时间

1. 秋水仙碱在痛风治疗中是如何发挥作用的？

秋水仙碱是一种从秋水仙植物中提取的碱性化合物，长期以来被用于治疗急性痛风发作和家族性地中海热等炎症性疾病。在痛风治疗中，秋水仙碱通过抑制白细胞对尿酸盐结晶的迁移和吞噬来发挥作用，从而减少炎症反应和疼痛。它不直接降低血尿酸水平，而是通过抑制炎症反应，缓解由尿酸盐结晶在关节和软组织中沉积引起的症状。

尽管秋水仙碱在短期内有效缓解痛风疼痛，但它并不适用于所有患者，尤其是患有心脏病、肾脏疾病或消化系统疾病的患者需要慎用。此外，秋水仙碱的副作用包括恶心、呕吐、腹泻和其他消化系统不适，因此在使用时需严格遵守医嘱，以防止过量和潜在的中毒风险。

2. 秋水仙碱的常见副作用有哪些，如何预防和管理？

秋水仙碱最常见的副作用涉及消化系统，包括恶心、呕吐、腹泻和腹痛等。这些副作用多数发生在开始治疗的几天内，尤其是当剂量较高时更为常见。较少见的副作用包括血液系统的影响，如骨髓抑制及过敏反应等。

预防和管理秋水仙碱的副作用首先需要遵循医嘱正确使用药物，不应自行增加剂量或延长使用时间。在治疗期间，患者应监测身体反应，特别是消化系统的症状，并在出现严重不适时及时就医。同时，保持适当的水分摄入有助于减少药物对胃肠道的刺激。

在某些情况下，医生可能会建议与抗胃酸药物或胃黏膜保护剂联合使用，以减轻胃肠道副作用。如肾功能不全或心脏病患者，需要更加谨慎地考虑秋水仙碱的使用。

3. 如何正确使用秋水仙碱以最大限度地减少副作用风险？

正确使用秋水仙碱需要遵循医生的具体指导和处方。通常，秋水仙碱在痛风急性发作的最初 24 ~ 48 小时开始使用效果最佳，以最小有效剂量开始，逐渐调整至能够控制症状的剂量。

为了减少副作用风险，患者应在医生指导下使用秋水仙碱，并严格遵守用药指南。开始治疗时，医生可能会推荐较低的起始剂量，并根据患者的反应和耐受性调整剂量。一旦痛风疼痛得到缓解或出现任何副作用，应立即停止服用秋水仙碱并咨询医生。

此外，定期的医学检查可以帮助患者监测秋水仙碱的长期使用效果和潜在的副作用。在使用秋水仙碱期间，患者应避免摄入可能与药物相互作用的食物或其他药物，并保持良好的生活习惯，如健康饮食和适量运动，以支持痛风的综合治疗。

4. 秋水仙碱中毒应如何处理?

秋水仙碱中毒是由于过量服用秋水仙碱或个体对秋水仙碱过敏而引起的，其症状可能包括剧烈的腹泻、呕吐、脱水、电解质失衡、血压下降以及更严重的情况如多器官功能障碍。在极端情况下，秋水仙碱中毒还可能导致骨髓抑制、肝脏和肾脏损伤，甚至死亡。

一旦出现秋水仙碱中毒的症状，应立即停止服用秋水仙碱并寻求紧急医疗帮助。在医院，医生会根据中毒的严重程度采取相应的治疗措施。治疗方法可能包括胃部冲洗、使用活性炭吸附未被吸收的药物、维持电解质和酸碱平衡、适当补液以及对症治疗以控制症状和防止并发症。

重要的是，患者在使用秋水仙碱治疗痛风时，应该充分了解药物的潜在风险，并在医生的指导下正确使用。应避免自我调整剂量，特别是在没有医嘱的情况下增加剂量或延长使用时间，因为这可能增加中毒的风险。

5. 除了痛风，秋水仙碱还用于治疗哪些疾病?

除了作为痛风急性发作的常用治疗药物外，秋水仙碱还用于治疗其他几种炎症性疾病，其中包括家族性地中海热（familial Mediterranean fever，FMF）。秋水仙碱通过减少白细胞的活动和炎症反应，帮助控制 FMF 的症状。

此外，秋水仙碱也被用于治疗周期性发作的腹痛、胸痛和关节炎，这些症状可能见于自身炎症反应有关的疾病，如贝赫切特综合征等。在某些情况下，秋水仙碱还被用于预防由心脏病手术引起的急性心包炎。

尽管秋水仙碱在治疗这些疾病中显示出效果，但患者在使用时仍需谨慎，应严格遵循医生的指导，以确保安全、有效的治疗过程，避免不必要的副作用和并发症。

秋水仙碱能够在多种炎症性疾病中发挥重要作用。然而，正如郭先生的经历所示，正确使用秋水仙碱至关重要，以确保治疗的效果，并最大程度减少副作用和潜在风险。患者应始终在医生的监督和指导下使用秋水仙碱，遵守用药指南，定期进行医学检查，以确保其健康和安全。

如何选择降尿酸药物：痛风的药物治疗

陈先生，43 岁，正值壮年。2022 年的大年初一，在与亲朋好友聚会后，夜深人静时他的大脚趾（第一跖趾关节）突然出现剧烈红肿疼痛，让他夜不能寐，第二天仍无法正常活动。他去了当地的卫生院检查，结果显示尿酸高达 550μmol/L，医生诊断为“痛风性关节炎”，并为他开了秋水仙碱来止痛。服药后，陈先生的关节疼痛逐渐减轻，这让他松了一口气。然而，自那以后，痛风性关节炎反复发作，每次都让他痛苦不堪。每当疼痛袭来，他就服用秋水仙碱，而每次服药后，疼痛都会得到缓解。

陈先生了解到，要想从根本上解决痛风问题，必须控制血尿酸水平。于是，他开始四处打听如何降低尿酸的方法。有一天，他在邻居的口中得知了一个好消息：邻居使用别嘌醇片成功降低了尿酸，关节肿痛再也没有发作过。陈先生听后心生希望，立刻向邻居请教了用药方法。邻居告诉他，自己每天服用一次别嘌醇片，每次 200mg，吃了药之后去医院查尿酸都是 330μmol/L。陈先生听后激动不已，第二天就去了药店买了好几盒别嘌醇片，按照邻居的用法开始服用。他期待着能够像邻居一样摆脱痛风的困扰。

然而，事情并没有像陈先生想象的那样顺利。吃了十几天的别嘌醇片后，他的身体开始出现红疹子并伴有瘙痒。起初，他并没有太在意，但随着时间的推移，疹子越来越多，瘙痒也越来越严重。终于有一天，陈先生无法忍受这种痛苦，赶紧来到医院的皮肤科就诊。在医生详细询问病史后，告诉他这是别嘌醇过敏引起的皮疹。医生告诉陈先生，如果再晚来一点，可能会发展为剥脱性皮炎，严重的话甚至可能会危及生命。陈先生听后吓得不轻，他赶紧停用别嘌醇片，并积极接受抗过敏治疗。经过一段时间的治疗，皮疹逐渐改善，陈先生的身体也逐渐恢复了健康。

这次经历让陈先生深刻认识到了规范用药的重要性。他决定以后不再盲目跟风邻居或其他人的用药经验，而是要听从专业医生的建议和指导。于是，在皮肤科医生的介绍下，陈先生来到风湿免疫科找王医生寻求帮助，咨询如何正确使用降尿酸药物。王医生详细了解了陈先生的病史和用药情况后，为他制定了个性化的治疗方案。他告诉陈先生，降尿酸药物的使用需结合患者的具体情况，包括肾功能、过敏史、合并症等多个因素来综合考虑，不能一概而论。在王医生的指导下，陈先生开始规范地使用降尿酸药物，并在治疗期间定期监测尿酸水平和肾功能，以确保安全有效，同时注意饮食调整和生活习惯改善。经过一段时间的治疗，他的尿酸水平逐渐降到正常范围，痛风性关节炎的发作频率也明显降低，而且没有出现药物副作用。

现在，陈先生已经告别了痛风的困扰，重新拥有了健康的生活。陈先生的故事不仅是对于痛风患者的一次警醒，也是对所有药物使用者的重要提醒。他盲目跟随邻居的建议，未经医生指导就自行使用别嘌醇片时，遭遇了严重的副作用，这种副作用甚至差点威胁到生命。这一经历深刻地告诉我们，即使是经过验证的药物，也必须在医生的指导下使用，因为不同患者的情况有所不同，药物的剂量和用法也会有所不同。

科普问答时间

1. 降尿酸药物的主要种类有哪些，它们的作用机制是什么？

目前国内常用的降尿酸药物主要分为两类：第一类为促进尿酸排泄药物，如苯溴马隆；第二类为减少尿酸生成的药物，包括别嘌醇片和非布司他。

在日常的使用中，这 3 种药物都能很好地帮助患者降低尿酸水平，每个药物都有各自的优缺点，所以如何选择药物可能更为关键。让我们来分别了解一下这 3 种药物。

（1）苯溴马隆：它通过促进肾脏排泄尿酸来帮助患者降低血尿酸水平。所以在使用的过程中，势必对肾脏功能有一定要求。肾小球滤过率每分钟低于 20mL 的患者禁止使用苯溴马隆，肾小球滤过率在每分钟 20 ~ 60mL 的患者使用剂量每日不能超过 50mg，在使用过程中也要定期监测肾功能，在肾功能下降时可能需要停药。高浓度的尿酸从肾脏排出去的时候，容易形成尿酸盐结晶，导致新发肾结石或原有肾结石增大，所以对于有肾结石的患者，不建议使用苯溴马隆降尿酸。在服用苯溴马隆时，可以通过增加饮水量，降低尿中尿酸浓度，减少苯溴马隆不良反应。

（2）非布司他：非布司他通过抑制尿酸合成来降低血尿酸。非布司他的优点是轻中度肾功能不全患者可以使用，也不增加肾结石风险。但它也有自身的不足。研究发现，非布司他可能增加合并心血管疾病的痛风患者的死亡风险。对有心血管疾病史的患者需谨慎使用并随访监测。

（3）别嘌醇片：和非布司他一样，它也通过抑制尿酸合成来帮助降低血尿酸，在西方国家被广泛使用。但它好像对中国人不是很友好，在使用它时，发生药物过敏的概率较高，普通的药物过敏可通过早期停药、抗过敏治疗后改善。但严重的别嘌醇过敏可导致剥脱性皮炎、重症多形红斑型药疹、药物超敏综合征等情况，严重者可危及生命。而之所以过敏概率更高，与中国人 HLA-B*5801 基因阳性率较高有关。用药前完善 HLA-B*5801 基因检测，可指导是否用药。而除了严重的过敏反应外，别嘌醇在人体内的代谢产物需通过肾脏排出体外，每分钟肾小球滤过率低于 15mL 的患者禁用，每分钟肾小球滤过率为 15 ~ 45mL 的患者需减量使用。

这 3 种药物，除了各自独有的不良反应外，均可能导致肝功能不全、胃肠道反应等情况，所以在用药前需至正规医院风湿免疫科评估病情，选用合适药物。

除了上述 3 种药物，目前还有尿酸氧化酶，包括拉布立酶和普瑞凯希，新型降尿酸药物 lesinurad 也可以进行降尿酸治疗，但它们目前尚未在国内上市。

此外，降压药氯沙坦，降血脂药物非诺贝特、阿托伐他汀，降糖药物达格列净等在原有作用基础上可以帮助降低尿酸水平，对于伴有这些合并症的痛风患者，可以优先选用上述药物。

2. 降尿酸药物在治疗痛风中有哪些作用?

降尿酸药物在治疗痛风中起着至关重要的作用。痛风是一种与高尿酸血症相关的疾病，其特征是尿酸盐在关节和其他组织中的沉积，导致关节疼痛和红肿。降尿酸药物通过减少尿酸的产生或增加尿酸的排泄，降低血尿酸水平，从而减少尿酸盐的沉积，缓解和预防痛风发作。

长期有效控制血尿酸水平对于预防痛风发作、减少痛风石的形成和避免痛风相关并发症（如肾脏损害）至关重要。因此，对于痛风患者来说，使用降尿酸药物是治疗的基础，也是控制病情、改善生活质量的关键。

3. 使用降尿酸药物需要注意哪些问题?

在使用降尿酸药物时，需要注意以下几个问题。

（1）个体化治疗：医生会根据患者的具体情况（如痛风发作的频率、血尿酸水平、肾功能等）制定个性化的治疗方案。患者应严格按照医生的处方和指导使用药物。

（2）监测副作用：降尿酸药物可能会引起一些副作用，如胃肠道反应、肝功能异常等。患者在治疗期间应定期进行相关检查，以及时发现并处理可能出现的副作用。

（3）饮食和生活方式的调整：仅靠药物治疗往往难以完全控制痛风，合理的饮食和健康的生活方式对于降低血尿酸水平和控制痛风同样重要。患者应减少高嘌呤食物的摄入，保持适当的体重，避免酗酒，并适度进行体育锻炼。

（4）药物相互作用：降尿酸药物可能与其他药物存在相互作用，患者在使用降尿酸药物的同时，如果需要使用其他药物，应告知医生，以避免潜在的药物相互作用。

（5）避免突然停药：在医生的指导下逐渐调整药物剂量，避免突然停药，因为血尿酸水平的突然波动可能诱发痛风发作。

4. 除了药物治疗，还有哪些方法可以帮助控制痛风和降低尿酸水平？

除了药物治疗外，控制痛风和降低尿酸水平还需要患者在生活方式上做出相应的调整。这些调整包括以下几点。

（1）饮食调整：避免高嘌呤食物，如红肉、海鲜等，这些食物会增加体内尿酸的生成。增加水果、蔬菜的摄入，并保持充足的水分摄入，有助于促进尿酸排泄。

（2）控制体重：过重或肥胖会增加痛风发作的风险，适度减重可以帮助降低血尿酸水平，减少痛风发作。

（3）适度运动：适度的体育活动有助于控制体重，改善心血管健康，但应避免剧烈运动，以防痛风发作。

（4）充足水分：增加水分摄入有助于稀释尿酸，促进其通过尿液排出体外，若身体状况允许，每日建议饮水量为 2 ~ 3L。

（5）避免酗酒：特别是啤酒和烈酒，酒精会干扰尿酸的排出，增加痛风发作的风险。

（6）规律生活：保持规律的生活习惯，避免过度劳累和压力过大，这些都有助于控制痛风和降低尿酸水平。

总之，通过规范的治疗和生活方式的调整，痛风患者可以有效地控制病情，减少痛风发作的频率，保护内脏功能，从而改善生活质量。

揭秘痛风“神药”：痛风的正确用药

我是一位饱经痛风折磨的患者。这个故事，是我和所谓“神药”之间的故事，也是关于我如何从一次次的痛风发作中寻找解脱，最终明白如何正确治疗痛风的曲折道路。

四五年前，我被诊断出患有痛风。这个疾病带给我巨大的痛苦，每隔两三个月就会有一次剧烈的痛风发作，那种疼痛仿佛要撕裂我的骨头。在一次次的痛风发作中，我只能无助地躺在床上，忍受着那难以言喻的痛楚。

直到去年春节，我的女儿听说了一种名为“泰国娜莎”的药物，据说对痛风有奇效。出于对父亲病痛的同情，她毫不犹豫地为我购买了几盒这种药物。每当痛风急性发作时，我就会按照药品说明书服用“娜莎”。不可否认，这个药物确实能够迅速缓解我的疼痛，让我暂时脱离苦海。

然而，好景不长，这种表面的缓解换来了更大的代价。最近一次痛风发作后，我按惯例服用了“娜莎”，疼痛的确有所减轻，但随之而来的是上腹部剧烈的疼痛，甚至出现了头晕乏力、黑色大便等症状。我爱人紧急将我送往医院，经过检查，医生告诉我，这些症状是由于“娜莎”引起的上消化道出血，也就是胃出血。

原来，“娜莎”的主要成分是吡罗昔康，经过网络查询，我才知道这是一种非甾体抗炎药（NSAIDs），虽然具有止痛效果，但同时也伴随着较多的副作用，包括消化道出血、肾功能损害等等。正因为如此，吡罗昔康在中国已经被禁止生产。

药物在市场上销售前，需经过严格的审批流程，包括药效学研究、安全性评价等多个阶段，以确保药物的安全性和有效性。然而，一些未经批准的药物（如“娜莎”），往往绕过这一审批流程，通过各种渠道进入市场，给我们患者带来潜在的健康风险。

医生告诉我，痛风的治疗并非只依靠药物，更重要的是采取综合性的治疗措施。这包括饮食调整、生活方式的改变、发作期及非发作期的不同的治疗策略等，以从根本上控制尿酸水平，减少痛风发作的频率。而这次急性胃出血经过风湿免疫科医生和消化内科医生的联合会诊和治疗，逐渐痊愈后，我也终于踏上了降尿酸治疗规范控制病情的新征程。

通过这次经历，我深刻意识到，面对痛风这样的慢性疾病，我们千万不能寄希望于某种所谓的“神药”，而应该在医生的指导下，采取科学、合理的治疗和管理措施。我决定从现在开始，更加关注自己的健康状况，严格遵循医生的建议，用正确的方式对抗痛风，让自己真正远离病痛的困扰。

这个故事告诉我们，在面对疾病和痛苦时，我们需要有正确的认知和态度。不要轻信未经验证的“神药”，更不要因一时的痛苦而忽视了药物的潜在风险。在选择治疗方案时，一定要保持清醒的头脑，听从专业医生的建议，确保自己的治疗之路既安全又有效。

科普问答时间

1. 为什么痛风患者容易被所谓的“神药”或假药所吸引？

痛风患者容易被所谓的“神药”或假药所吸引，主要是因为痛风的急性发作带来的剧烈疼痛让患者渴望快速找到缓解痛苦的方法。这种剧烈的疼痛经常让患者难以忍受，因此，当听闻某种药物能迅速止痛时，患者往往会抱有希望，希望能立即减轻疼痛。此外，痛风是一种长期且反复发作的疾病，需要长期管理和治疗，这让一些患者感到沮丧和不耐烦，从而更容易被那些宣称能提供快速治愈或长期免疫的“神药”所吸引。

这种心理状态，加上对痛风病理和治疗机制理解不足，使得患者容易成为不科学治疗方法的目标。市场上对这些“神药”或假药的夸大宣传和误导信息进一步加剧了这一现象，导致患者在没有充分证据支持的情况下轻信这些宣传，从而选择未经验证的治疗方法。

2. “神药”或假药对痛风患者有哪些潜在风险？

“神药”或假药对痛风患者的潜在风险主要包括以下几个方面。

（1）副作用和毒性反应：这些未经验证的药物可能含有对人体有害的成分，长期或过量使用可能导致严重的副作用或毒性反应，如上消化道出血、肝肾功能损害等。

（2）治疗延误：使用“神药”或假药可能导致患者错过最佳治疗时机，延误病情的正规治疗，使痛风病情加重，增加了痛风石和痛风性关节炎的风险。

（3）经济损失：患者在这些无效治疗上的花费可能会造成不必要的经济负担。

（4）心理影响：长期使用无效的治疗方法，不仅无法缓解病情，反而可能加重患者的心理负担和压力。

3. 痛风治疗中的土方和秘传方有效吗？

痛风治疗中的土方和秘传方可能包含一些传统草药或自然疗法，它们的有效性和安全性在很大程度上缺乏科学证据支持。虽然某些草药或自然成分可能对减轻痛风疼痛有一定帮助，但由于缺乏严格的临床试验和科学研究，这些方法的效果无法得到保证。

此外，自制药物或土方的剂量和质量控制往往不如正规药物严格，可能存在安全隐患。一些草药成分可能与患者正在使用的其他药物产生不良相互作用，增加副作用的风险。因此，在没有医生指导的情况下，患者不应随意尝试这些未经验证的治疗方法。

4. 痛风该避开的“神药”陷阱？

不正规的痛风“神药”们，其共同特点为：“纯天然”“不伤肝肾”“缓解疼痛立竿见影”“治愈痛风”“永不复发”，事实上可能是以下几类骗局。

（1）祖传秘方系列：打着“祖传秘方”幌子治疗痛风的

“神药”往往为一小包药粉，根本不知道其中成分，但止痛效果确实能立竿见影。但是，若长期服用，你会发现，你的脸会越来越大，胃口越来越好。

（2）止痛药、激素系列：最具代表性的是“泰国娜莎”，化学成分是吡罗昔康，非甾体抗炎药中的一种。与你所熟知的塞来昔布、双氯芬酸钠、依托考昔等为同类药物，但具有更多的副作用。很多国外的“神药”，里面的成分明确写着含有“aspirin（阿司匹林）、piroxicam（吡罗昔康）、prednisone（泼尼松）、dexamethasone（地塞米松）”等，其实就是消炎止痛药或激素，长期不规范使用副作用极大。

（3）保健品系列：正规保健品都会有“卫食字 ** 号”的标志，就像正规药会有“国药准字 ** 号”一样。这些保健品“神药”的特点是吃了没啥用，但不至于吃死人。如果真的相信这些保健品，也需要与正规治疗用药一起使用，以免贻误治疗。

（4）“纯中药”外购系列：最具代表性的是“痛风灵”“风湿灵”“风痛灵”等。这些药物的特点是打着“中药”的幌子，但往往是境外购买的。这些药物特点是，您在国家药品监督管理局网站的药品查询中无法查到相关信息，还有一个突出特点是，药盒上会有“特效”“秘制”等字样，甚至会有代理电话，这些都是“假药”的代名词。

防大于治：痛风的预防定律

我是别人眼中的“成功人士”，一个曾经忙碌于工作和社交的微胖中年白领。我的故事，可能和很多人的经历相似，但我希望通过我的经历，能够给大家带来一些反思和启示。

曾几何时，我自认为健康的身体能扛得住一切。忙碌的工作，频繁的应酬，让我几乎每天都在外面用餐，而那些看似美味的海鲜和肉类，实则是含有高嘌呤的“隐形杀手”。嘌呤，一个可能很多人都不太熟悉的词，它是人体代谢的正常产物，但当嘌呤代谢失衡，就会导致血液中的尿酸水平升高。长期过量摄入高嘌呤食物，就如同我一样，无形中在体内累积着未来的疾病种子。

我永生难忘第一次发作的那个痛彻心扉的夜晚。剧烈的疼痛让我从床上滚下来，大脚趾仿佛被无形的火焰吞噬，每一次脉搏的跳动都是无尽的折磨。家人将我紧急送往医院，经过医生的诊断，我被告知患上了急性痛风。

痛风是一种因为尿酸盐在关节或其他组织沉积导致的炎症性疾病。长期的不良饮食和生活习惯，让我成为了这个疾病的俘虏。令人震惊的是，医生告诉我，我的肾脏已经有了结晶，如果长期忽视，等出现了慢性痛风性肾病，甚至导致肾功能衰竭，我会更加追悔莫及。这一切，像一记重锤，敲醒了我对健康忽视的警钟。我开始反思并痛定思痛，一定要及时刹车和止损了！

其实，我有数次机会可以预防这一切的发生。如果我能够注意饮食健康，减少高嘌呤食物的摄入（如动物内脏、海鲜、红肉等）；如果我能够每天抽出时间进行适量的运动，保持体重、增强身体素质；如果我能够定期进行身体检查，及时了解自己的身体状况并早点干预……或许，我就不会遭受这样的折磨了。

从那以后，我开始了漫长的治疗和调整过程。在医生的指导下，我开始服用降尿酸药物，适当控制饮食，特别是淘汰了高嘌呤食物，转而选择更多的新鲜蔬菜和水果。我开始坚持每日运动，哪怕只是简单的散步，也从不间断。每 1 ~ 2 个月，我都会去医院定期随访，密切关注自己的健康状况。

经过一段时间的努力，我的病情逐渐得到了控制。痛风已经 1 年未再发作，我的肾结石也消失了，重获了往日的活力，更加全身心投入到了工作和生活中。

这一切的改变，让我深刻意识到了健康的重要性。健康，不是理所当然的，而是需要我们用心去呵护和珍惜的。我希望我的故事，能够提醒更多的人重视自己的健康，尤其是对于痛风这样的“文明病”，更需要我们在日常生活中提前采取预防措施，而不是等到疾病来临时才后悔莫及。

痛风并不是不可避免的，通过合理的饮食、适量的运动、定期的体检，我们完全可以将它拒之门外。希望我的故事能够给正在阅读这篇文章的你，带来一些启示，让我们一起珍惜并呵护好自己的健康。

科普问答时间

1. 为什么痛风容易在夜间发作？

痛风发作有一个明显的特点，就是经常在夜间或清晨发作。这主要是因为夜间人体的代谢率降低，体温稍有下降，这使得尿酸更容易在较低温度下结晶沉积在关节处，尤其是身体远端的关节，比如大脚趾。同时，夜间人体水分摄入减少，血液浓缩，也会导致血液中尿酸浓度相对升高，促进了尿酸晶体的形成和炎症发作。此外，夜间人体在休息状态，关节因长时间处于静止状态，这可能也会增加尿酸晶体在关节中沉积的机会，从而触发痛风的急性发作。因此，痛风患者常常夜间发作，甚至被剧烈的疼痛惊醒。

2. 痛风与饮食有何关联？

痛风与饮食的关联非常密切。一些高嘌呤食物，如红肉、海鲜、动物内脏及酒精饮品或含糖饮料等，会在体内代谢产生较多的尿酸。当这些高嘌呤食物的摄入过多时，会导致体内尿酸水平上升，进而引发或加剧痛风症状。

在高嘌呤食物中，酒精饮品尤其是啤酒和烈酒的摄入也是痛风的重要诱因之一。酒精会影响尿酸的排泄，加剧体内尿酸水平的升高。此外，高果糖饮料也被认为与痛风有关，因为果糖也可以增加尿酸的产生。

因此，调整饮食结构，减少高嘌呤食物及酒精、饮料、肉汤等摄入，增加新鲜蔬菜和水果的摄入量，对于控制血尿酸水平，预防痛风发作具有重要意义。

3. 痛风患者的长期管理应注意哪些方面？

痛风患者的长期管理是一个综合性的过程，涉及饮食、生活方式调整和药物治疗。有效的长期管理可以减少痛风发作的频率和严重性，减轻或防止痛风并发症的发生。需要注意以下几方面。

（1）持续的饮食管理：保持低嘌呤饮食，限制或避免动物内脏、红肉、海鲜、高果糖饮料和酒精的摄入。

（2）维持健康体重：通过均衡饮食和适量运动减轻体重。肥胖是痛风的重要危险因素，减肥可以显著降低尿酸水平，减少痛风发作的风险。

（3）规律的生活方式：保持规律的生活作息，避免过度劳累和压力，这些都有助于改善痛风患者的整体健康状况。

（4）定期监测尿酸水平：定期进行血尿酸检测，根据医生的建议调整饮食和治疗方案，以维持尿酸水平在正常范围内。

（5）遵循医嘱进行药物治疗：对于反复发作的痛风患者，医生可能会推荐使用降尿酸药物，如别嘌醇、非布司他或苯溴马隆等，以长期控制血尿酸水平。务必按照医生的指导服用药物，不要自行更改药物剂量或停药。

对于痛风的长期管理需要患者、家庭成员和医疗团队的共同努力，通过综合管理措施，可以有效控制痛风、改善生活质量。

胖子的运动指南：痛风患者的运动指导

我住在一个宁静和谐的小镇上，这里的每一条街道、每一座建筑，对我来说都充满了温馨的回忆。作为一个中年人，我已经历了不少风雨，但无论岁月如何在我脸上刻画，我的内心始终保持着坚韧和希望。我曾被痛风性关节炎困扰多年，这种疾病让我饱受疼痛，但我从未放弃过对美好生活的追求。

记得刚开始感受到痛风带来的疼痛时，我以为只是偶然。然而，随着时间的推移，发作的频率和疼痛的强度都在增加。我的体重也逐渐增加，生活质量大大降低。我听说运动对于控制痛风有益，便下定决心要通过锻炼来改善我的身体状况。

最初，我选择长跑作为我的锻炼方式。每天早晨，我会穿上我的运动鞋迈出家门，沿着那条我熟悉的街道慢跑。尽管开始时步伐有些沉重，但我心中充满了坚定的信念，相信只要坚持下去，我的身体状况一定会有所改善。但事与愿违，每次运动后，我的痛风症状似乎变得更加严重了。疼痛让我夜不能寐，这让我开始怀疑自己的选择。是不是我的运动方式有问题？

在这个困境中，我没有选择放弃，而是决定寻求更专业的指导。我咨询了医生，希望能找到适合我自己的锻炼方式。在医生的建议下，我意识到我之前的锻炼方式——长时间的跑步，属于无氧运动，这对于痛风患者来说可能不是最佳选择，因为它可能会导致尿酸水平的短期内上升。遵循医生的建议，我开始尝试更多的有氧运动，如快走和太极。我每次控制在 30 分钟左右，确保不会过度劳累。我注意到，这样的运动不仅减轻了我的关节疼痛，还提高了我的身体柔韧性和平衡能力。

我也开始认真地调整我的饮食习惯，减少了高嘌呤食物的摄入，并尽量多吃一些富含维生素和矿物质的食物。这些改变虽然微小，但却给我的生活带来了巨大的正面影响。随着时间的推移，我的体重逐渐减轻，痛风的发作频率也明显减少。更重要的是，我感到自己的精神状态得到明显改善。我开始更加乐观地面对生活，积极参与到社区的活动中，与邻里分享我的运动经验和心得。

这段经历让我深刻地意识到，对于痛风患者而言，运动并不是不能进行，关键在于选择正确的运动方式和强度。在专业医生的指导下，结合适当的饮食调整，痛风患者完全可以通过科学的方法改善健康状况，提高生活质量。我的故事或许能给正在与痛风抗争的人们带来一些启示，让我们不要被痛风所困，而是要学会与它共处，找到适合自己的生活方式。

科普问答时间

1. 为什么痛风患者需要特别注意运动方式?

痛风患者在选择运动方式时需要格外小心，这是因为痛风是由于体内尿酸水平过高，导致尿酸盐在关节和软组织中结晶沉积，引起炎症和剧烈疼痛的疾病。某些类型的运动，特别是高强度或冲击性强的运动，可能会加剧关节疼痛或引发痛风发作。此外，剧烈运动还可能导致肌肉分解增加，进而增加尿酸的产生，从而提高血液中尿酸的水平，加重痛风症状。

因此，痛风患者在进行运动时应选择低冲击、温和的有氧运动（如快走、游泳或太极等），这些运动能够帮助增强心肺功能，提高新陈代谢，促进尿酸排泄，而不会对关节造成额外负担。同时，适当的运动还可以帮助痛风患者控制体重，因为体重过重也是痛风的一个重要风险因素。

2. 痛风患者进行运动时应注意哪些事项?

痛风患者在进行运动时应特别注意以下几个方面以确保安全和有效。

（1）选择合适的运动：优先选择低冲击、温和的有氧运动，如游泳、骑自行车、快走或瑜伽等，避免高强度或冲击性运动，如跑步、举重等。

（2）控制运动强度和时间：开始时应保持低强度，运动时间不宜过长，逐渐根据个人情况调整。一般建议每次运动时间保持在 30 分钟左右。

（3）避免关节过度负担：特别注意保护易受痛风影响的关节，如脚踝、膝盖和脚趾，避免长时间站立或重复使用同一关节。

（4）适当热身和拉伸：运动前后进行充分的热身和拉伸，以减少肌肉和关节的受伤风险。

（5）保持适当水分补充：运动时应多饮水，帮助促进尿酸的排泄。

3. 运动如何帮助痛风患者控制病情?

对于痛风患者而言，适当的运动不仅能够改善身体状况，还能够直接或间接地帮助患者控制病情。

（1）促进尿酸排泄：有氧运动能够提高心肺功能和血液循环，有助于尿酸的代谢和排泄。

（2）减轻体重：运动有助于减轻体重和体脂肪，减轻关节负担，降低高尿酸血症和痛风发作的风险。

（3）增强关节灵活性：适当的运动可以增强关节和周围肌肉的力量，提高关节的灵活性和稳定性，减少痛风发作时的疼痛感。

（4）改善代谢和内分泌状态：规律的运动有助于改善患者整体的代谢状态，调节内分泌功能，还有助于控制导致痛风的根本原因。

4. 在痛风发作期间，患者应该如何进行运动？

在痛风发作期间，患者的关节通常会出现剧烈疼痛和肿胀，这时候进行常规运动可能会加剧症状。因此，在发作期间，患者应首先遵循医嘱进行治疗和休息，避免对患处关节进行负重或过度使用。

然而，一旦急性症状得到缓解，患者就可以开始进行一些轻度的活动，以促进血液循环和关节功能的恢复。如进行轻柔的关节活动范围练习、温和的拉伸和水中活动等，应避免对患病关节产生冲击的运动。在整个过程中，患者应密切关注自身的身体反应，避免任何导致疼痛加剧的活动，并在医生的指导下逐步增加活动强度。

走出什么都不能吃的误区：痛风患者的饮食指导

我姓张，一个在鱼米之乡的小镇上过着规律生活的普通人，也是一位与痛风抗争多年的患者。我的故事可能对很多人来说并不特别，但它却体现了我的人生态度和勇气。

十年前，当我第一次感受到痛风带来的那种剧烈疼痛时，我无法接受。我感觉就像有火焰吞噬着我的关节，那种痛苦是我此生从未经历过的。从那一刻起，我发誓要做出改变，用我所有的努力和毅力与这个病魔战斗。

在互联网的帮助下，我了解到尿酸主要来源于体内的嘌呤代谢，而这些高嘌呤的食物会直接增加尿酸的产生。于是我开始严格的饮食控制，我的饮食几乎完全是由萝卜和白菜等蔬菜组成，对于肉类、动物内脏、高汤、果汁和海鲜等，我完全断绝了所有的接触。在我看来，这些都是导致尿酸升高的罪魁祸首。但是，尽管我如此严格地控制饮食，痛风的发作却并没有如我所愿地减少。反而随着时间的推移，发作的频率和强度都在增加。每次发作都让我怀疑人生、痛不欲生，这种反复无常的疼痛发作，让我对自己制定的严格饮食方式也产生了怀疑。

在又一次疼痛发作的夜晚，我决定去看医生，寻求专业的帮助。医生告诉我，尽管饮食对于控制痛风有一定的作用，但它并不是嘌呤代谢的全部来源。因为大约 2/3 的尿酸是由人体自身产生的，只有不足 1/3 的尿酸来自饮食。医生说，过于严格的饮食控制反而可能导致营养不良，从而降低我的免疫力，使我更容易受到其他疾病的侵袭。听了医生的解释后，我开始了解到，真正有效的痛风管理需要一个更加全面的方法。除了适当控制高嘌呤食物外，还需要使用降尿酸药物来直接控制血尿酸水平。此外，增加适量的运动和摄入充足的水分也是非常关键的。

于是，我开始按照医生的建议进行调整。我在饮食上不再过分限制自己，而是寻找一个更加均衡的饮食结构。我开始摄入更多的全谷物、部分豆类、低脂乳制品及富含维生素 C 的水果（如橙子、草莓、车厘子等），这些食物不仅可以为我提供必要的营养，还可以帮助我更好地管理我的痛风。同时，我每天确保至少喝 2L 水，以促进尿酸排泄，减少肾脏负担。

随着这些日常生活习惯的改变，我的痛风逐渐得到了控制。发作的频率大大减少，即使偶尔吃些我以前避免的食物，痛风也没有再次发作。我感到自己的身体比以往任何时候都要健康，我的生活质量也得到了极大的提升。

通过这一系列的改变和努力，我意识到，与痛风的斗争不是一场短期的战斗，而是需要长期、持续的努力。每个人的身体状况都是独一无二的，因此找到适合自己的治疗和管理方法是非常重要的。感谢医生的指导和帮助，我现在不仅能够更好地管理我的痛风，还学会了如何过上一种更健康、更充实的生活。我的故事或许能够给其他与痛风抗争的人一些启示和希望，让我们都能找到属于自己的健康之路。

科普问答时间

1. 为什么痛风患者需要特别注意饮食？

痛风是一种与高尿酸血症相关的代谢性疾病，其特点是尿酸结晶沉积在关节和其他组织中，引发炎症和剧烈疼痛。饮食在痛风管理中扮演着重要的角色，因为某些食物和饮品中含有的嘌呤在体内代谢后会产生尿酸。高嘌呤食物的过量摄入会导致患者体内尿酸水平升高，从而增加了痛风发作的风险。

痛风患者需要避免或限制高嘌呤食物的摄入，如红肉、海鲜、动物内脏等，以及控制酒精和富含果糖的饮品摄入，因为这些都可能导致血尿酸水平升高。同时，痛风患者还应该增加低嘌呤食物的摄入，如新鲜蔬菜和水果，以及保持适当的水分摄入，以促进尿酸的排泄。

通过合理调整饮食，可以帮助痛风患者控制血尿酸水平，减少痛风发作的频率和强度，从而改善生活质量。因此，了解和遵循针对性的饮食指导对痛风患者来说至关重要。

2. 痛风患者应该如何调整饮食以减少痛风发作?

痛风患者在调整饮食以减少痛风发作时应该遵循以下几个原则。首先，减少高嘌呤食物的摄入（如红肉、海鲜、内脏等），因为这些食物会增加体内尿酸的产生。其次，避免过量饮酒，尤其是啤酒和烈酒，因为酒精会干扰尿酸的排泄，导致血尿酸水平升高。同时，痛风患者应该增加低嘌呤食物的摄入，有益的选择包括：新鲜蔬菜、水果（如樱桃、草莓和柑橘类水果），因为它们不仅嘌呤含量低，还含有丰富的维生素和矿物质；全谷物、蛋白质来源如豆类和豆制品、低脂乳制品，这些食物为身体提供必要的营养，同时保持低嘌呤摄入量。此外，保证充足的水分摄入也非常重要，建议痛风患者每天摄入 2L 水，以帮助稀释并促进尿酸的排泄。

3. 痛风患者在节日或特殊场合该如何饮食？

节日或特殊场合往往伴随着丰盛的饮食，这对痛风患者来说可能是一个挑战。为了应对这种情况，痛风患者可以提前计划，选择低嘌呤的食物作为自己的主要食物来源。例如，可以选择蔬菜沙拉、瘦肉或豆腐作为蛋白质来源，同时搭配全谷物面包或糙米，这些都是营养均衡且低嘌呤的选择。对于甜品，可以选择新鲜水果或低脂的乳制品，避免高果糖的食物或含糖饮料。

在参加聚会时，痛风患者应该尽量避免酒精饮品，特别是啤酒，可以选择无糖的饮料或苏打水作为替代。如果需要品尝一些高嘌呤的食物，应该尽量控制摄入量，浅尝辄止，避免过量摄入。

4. 痛风患者饮食中的饮水量应该怎样控制？

充足的水分摄入对痛风患者来说非常重要，因为水能帮助稀释血液中的尿酸浓度，并促进尿酸通过肾脏排出体外，从而减少痛风发作的风险。痛风患者每天应该至少饮用 8 杯（约 2L）水，或者根据个人的体重和活动量进行调整。

在炎热的天气或进行体力活动后，可能需要更多的水分补充。除了纯净水外，痛风患者还可以选择一些低嘌呤的饮料，如草本茶或无糖的果味水或者苏打水，以增加水分的摄入。避免含酒精和果糖类的饮料，因为这些可能会增加尿酸的产生或减少尿酸的排泄。

总之，保持充足的水分摄入对于痛风患者来说至关重要。通过适当的饮水，可以帮助控制尿酸水平，减少痛风发作的机会，减轻肾脏负荷，从而维护痛风患者的健康状态。

未曾痛过，也需要治疗吗：无症状高尿酸血症的治疗

尿酸升高不要慌，正确应对是关键。

从知道我的尿酸含量高于一般人时起，我便踏上了一段与无症状高尿酸血症共舞的旅程。那是一次常规的年度体检，没想到的是，体检结果给我的平静生活投下了一颗小小的石子。医生告诉我，虽然我没有任何痛风的迹象或其他相关症状，但我的尿酸水平确实偏高，这是一种被称为无症状高尿酸血症的状态。

那一刻我的情绪是很复杂的。一方面，我感谢我的身体还没有表现出任何不适。另一方面，医生告诉我如果不及时采取恰当的干预，这种情况可能会导致更严重的健康问题。医生耐心地向我解释了高尿酸血症的可能后果，包括痛风、肾结石甚至肾功能受损。这让我意识到，尽管目前没有症状，但我需要认真对待这个问题。

我决定采取积极措施。首先，医生建议我从饮食和生活方式开始进行调整。我开始研究哪些食物是高嘌呤的、应该避免的，比如红肉、海鲜和酒精饮品。我还学到，摄入充足的水分对于稀释血液中的尿酸并通过尿液将其排出体外至关重要。逐渐地，我发现自己在超市的购买选择也随之改变，更倾向于蔬菜、全谷物和低脂肉类。

生活方式的改变并不容易，尤其是对于我这样一个习惯于社交聚餐和周末小酌的人。但我逐渐学会了在聚会中寻找健康的选择，比如选择少量红酒而不是啤酒，或是在餐馆选择蔬菜

沙拉为主。我还开始重视体育锻炼，将其完全融入我的日常生活，不仅因为它有助于维持健康的体重，还因为运动能够促进尿酸的排泄。

经过几个月的努力后，我的尿酸水平有了明显的下降，这让我备受鼓舞。但医生提醒我，对于部分人群来说，仅靠饮食和生活方式的调整可能不足以控制尿酸水平，还需要进行药物治疗。虽然我目前还没有达到那个阶段，但我明白如果有一天需要，我应该接受药物这一选择。

我开始积极关注高尿酸血症的知识，阅读医学文章，并通过各种新媒体平台了解更多关于无症状高尿酸血症的信息以及如何管理自己的状况。我意识到，尽管无症状高尿酸血症可能不会立即影响我的生活，但它是一个需要持续关注和管理的状况。通过积极改变生活方式，不仅降低了我的尿酸水平，也全面提高了我的健康状况。

通过这个故事，我们可以看到，面对尿酸升高，我们不必过于恐慌。只要我们保持正确的心态，积极寻求医生的帮助，并付诸行动去改变不良的生活习惯，就有机会能够重新找回健康。请记住，尿酸升高不是洪水猛兽，正确应对才是关键。

科普问答时间

1. 什么是无症状高尿酸血症？

无症状高尿酸血症指血液中尿酸水平超过正常范围（通常 > 420μmol/L），但患者并未表现出痛风的典型症状，如关节疼痛、肿胀等。尽管目前没有明显的症状，但这并不意味着可以忽视高尿酸水平带来的潜在风险。长期的高尿酸血症可能会导致尿酸结晶沉积在关节和其他组织中，引发痛风发作，甚至可能导致患者出现肾脏疾病、心血管疾病等健康问题。因此，即使是无症状的高尿酸血症，也需要通过合理的生活方式调整和必要的药物治疗来管理和控制，以预防可能的并发症。

2. 无症状高尿酸血症的主要治疗方法有哪些？

无症状高尿酸血症的治疗主要侧重于生活方式的调整和药物治疗。首先，饮食调整是基础，应该减少高嘌呤食物的摄入，如红肉、海鲜、内脏、酒精饮品和含糖饮料等，同时增加低嘌呤食物的摄入量，如蔬菜、水果和全谷物。其次，增加体力活动和维持健康体重同样重要，适量的运动有助于提高身体的代谢水平，有助于降低尿酸水平。此外，保持充足的水分摄入，每天至少饮用 2L 水，有助于促进尿酸的排泄。在必要时，医生可能会建议使用药物治疗，如别嘌醇或非布司他等降尿酸药物，以帮助控制血尿酸水平。

3. 饮食在控制无症状高尿酸血症中扮演什么角色？

饮食在控制无症状高尿酸血症中扮演着重要的角色。一方面，患者需要避免高嘌呤食物，因为嘌呤在体内代谢后会生成尿酸，过量的嘌呤摄入会导致血尿酸水平上升。另一方面，平衡饮食、增加蔬菜和水果的摄入不仅可以提供患者丰富的维生素和矿物质，还有助于患者维持健康的体重和代谢水平。同时，保持充足的水分摄入也是必要的，它可以帮助稀释患者血液中的尿酸，并促进其通过肾脏排出体外。

4. 适合无症状高尿酸血症患者的运动有哪些？

适合无症状高尿酸血症患者的运动主要是一些低冲击、中等强度的有氧运动，如快走、游泳、骑自行车和瑜伽等。这些运动有助于促进身体的代谢，增强心肺功能，同时对关节的冲击和负担较小。建议无症状高尿酸血症患者每周至少进行 150 分钟的中等强度运动，可以根据个人的体能和喜好，将运动分成几个较短的时段进行。定期进行这些运动，可以帮助患者控制体重，提高机体的代谢能力，有助于患者降低尿酸水平。

痛风的“朋友们”：痛风的合并症

本以为痛风只是偶尔关节疼痛一下，谁曾想到，这背后竟隐藏着更可怕的并发症。

陈先生，一个 45 岁的中年男子，家境殷实，生活优渥。他平时热衷于与朋友相聚，品味各类美食，对于运动则不太热衷。然而，这样的生活方式，却在不知不觉中埋下了健康的隐患。两年前的一个清晨，陈先生突然感到大脚趾传来一阵剧烈的疼痛，仿佛被无数根针扎一般。他赶紧到了医院，经过检查，被诊断为“痛风性关节炎”。当时医生告诫他要控制饮食，减少高嘌呤食物的摄入，并适当进行运动。然而，陈先生并未将这些话放在心上。他认为痛风只是偶尔的疼痛，忍一忍就过去了，没必要太过在意。每当痛风发作，陈先生总是在朋友的建议下吃点止痛药，然后继续他的美食之旅。他从未想过，这样的轻视和忽视，会给自己带来更大的灾难。

前天凌晨，陈先生突然感到胸前一阵剧痛，仿佛被重物撞击一般。同时，他还感到胸闷气促，呼吸困难。他急忙拨打“120”，被紧急送往急诊室。经过一系列检查，医生告诉他妻子一个非常不幸的消息——他患有急性心肌梗死及高血压。

这个消息让他的妻子如坠冰窟，她难以置信地问医生：“为什么我老公年纪轻轻竟然得了这么严重的疾病？”医生详细追问病史后知道陈先生血尿酸升高近10年，并且患有痛风性关节炎两年多。医生告知他的妻子，痛风并非只是简单的关节疼痛，它还可能引发一系列严重的并发症。长期的高嘌呤饮食和缺乏运动，导致陈先生的尿酸水平持续升高，不仅引发了痛风性关节炎，还加重了心脏和血管的负担，最终还可能参与促进并加速急性心肌梗死和高血压的发生。

在陈先生病情稳定后，他妻子将医生的讲解转述给他，陈先生陷入了沉思。他后悔自己当初没有听从医生的建议，没有重视痛风的治疗和预防。如今，他不得不面对心肌梗死的残酷现实。

但陈先生并没有因此而绝望。他决定从现在开始，重新审视自己的生活方式。他开始控制饮食，减少高嘌呤食物的摄入，并增加蔬菜水果的摄入量。同时，他还加入了运动健身的行列，每天坚持锻炼身体。在风湿免疫科医生的精心治疗下，陈先生的病情得到了有效控制。他的尿酸水平逐渐下降，痛风发作的次数也明显减少。更重要的是，他学会了如何保护自己的心脏和血管健康，预防并发症的发生。

这个故事告诉我们，痛风并非小事一桩。我们必须认真对待医生的建议，改变原有不健康的生活方式，才能避免更多的健康问题。希望陈先生的经历能够帮助那些正在与痛风和其并发症斗争的患友，让他们明白，只有珍视和关爱自己的身体，才能拥有健康和快乐的未来。

科普问答时间

1. 痛风患者如何预防肾脏疾病的发生？

痛风患者预防肾脏疾病的关键在于控制血尿酸水平和改善生活方式。首先，保持血尿酸在正常范围是预防痛风性肾病的基础。这可能需要药物治疗，如别嘌醇或非布司他等降尿酸药物。

其次，充足的水分摄入对预防肾结石形成非常重要，建议每日饮水量达到 2L 以上，以帮助稀释尿液中的尿酸，促进尿酸排泄。同时需要关注尿液酸碱度，合适的酸碱度水平更有利于尿酸排泄，建议尿酸碱度维持在 6.2 ~ 6.9。

此外，健康的饮食习惯也对痛风患者的肾脏健康至关重要，应减少高嘌呤食物的摄入，增加富含抗氧化剂的食物如新鲜蔬菜和水果。适量运动和维持健康体重也能降低肾脏疾病的风险。

定期进行肾功能检查对于及早发现和干预肾脏问题也非常重要。

2. 痛风与心血管疾病有何关联，患者应如何降低风险？

痛风与心血管疾病之间存在显著关联，其中部分原因是痛风患者常伴有代谢综合征的其他病变，如高血压、高血脂和糖尿病等，这些都是心血管疾病的危险因素。

为了降低心血管疾病的风险，痛风患者首先需要控制好血尿酸水平，避免痛风发作对心血管系统的潜在影响。此外，健康的生活方式是降低心血管风险的关键，包括均衡的饮食、规律的体育锻炼、戒烟限酒以及维持正常的体重和血压。

定期进行心血管疾病的风险评估和监测，对于早期发现和干预也非常重要。

3. 痛风患者应如何有效管理和监测潜在的合并症？

痛风患者有效管理和监测潜在合并症的关键在于定期进行全面的身体检查和积极的生活方式调整。首先，患者应定期监测血尿酸水平，以及进行肾功能、心血管状况和关节状况的检查，以及早发现并处理任何可能的合并症。

其次，维持健康的生活习惯对预防合并症至关重要。这包括合理的饮食、规律的运动、充足的休息和避免过度饮酒及吸烟。痛风患者应遵循医生的建议，适当运动，如游泳、散步或瑜伽，这些低冲击运动有助于保持关节灵活性，同时减少心血管疾病的风险。

最后，患者应到医院定期进行随访，及时讨论和调整治疗方案。如果出现任何新的症状或疑虑，应立即寻求医生的帮助。通过这些措施，痛风患者可以有效管理病情，减少合并症的风险，提高生活质量。

真假痛风，傻傻分不清：焦磷酸钙沉积症

观看《西游记》时，我们曾惊叹于孙悟空与六耳猕猴的真

假难辨，那是一场扣人心弦的较量。然而，在风湿免疫科，张女士也遭遇了一场“真假痛风”的考验，这场考验不仅关乎她的健康，更牵动着她的心灵。

张女士是一位生活平凡且安逸的中年女性。55岁那年，她的生活因为一种名为“假痛风”的疾病而彻底改变。

她的故事始于几年前的一个平凡日子，当时她只是偶尔出现左膝轻微的不适，她认为这可能仅仅是因为日常生活中的某些小劳损，毕竟哪个年纪稍长的人不会有这样那样的小毛病呢？然而，随着时间的推移，这种轻微的不适慢慢变成了剧烈的疼痛，频繁无预警地发作，让她痛苦不堪。

最初的几次就诊并未给她带来太多帮助。医生们的初步诊断倾向于痛风性关节炎，这让她感到非常困惑，因为她并没有高尿酸血症病史。无论服用秋水仙碱还是消炎止痛药，都只能短暂缓解症状。她开始质疑，为什么她的病症如此反复无常，而治疗效果却如此有限呢？

随着疼痛的加剧，她开始避免任何可能引发疼痛的活动。每次疼痛发作时，她的膝关节都会红肿、发热，疼痛强烈到让她无法集中精神做任何事情。她对自己的状况感到无比绝望，甚至开始怀疑自己是否还有机会回到无痛的日常生活中。

经历了无数次失败的治疗后，她把最后的期望寄托于风湿免疫科。在一个阳光灿烂的下午，她来到风湿免疫科门诊，遇见了那位最终为她解开谜团的王医生。

王医生不仅耐心听她叙述病情，仔细地为她进行体格检查，还为她安排了系统的化验和影像学检查。王医生最终告诉她，她的症状实际上是由一种叫作“假痛风”的疾病引起的。这种疾病虽然在表现上与痛风类似，但实质是由关节内的焦磷酸钙晶体沉积引起的。

了解到真正的原因后，王医生针对性地给她调整了治疗方案。除进行药物治疗外，还建议她进行生活方式的调整，包括饮食、运动和避免关节过度负荷。在新的治疗方案下，她的症状逐渐得到了缓解，生活质量也有了显著提升。

回顾这段漫长而艰难的旅程，张女士常感慨万千。这次经历让她意识到，正确的诊断和治疗是如此重要，它能够给患者带来希望，让患者重新找回生活的美好。她希望她的故事能够鼓励那些同样在与未知的疼痛斗争的人们，不要放弃寻找答案的勇气。在科学和专业的帮助下，患者总能找到克服困难、重拾生活质量的路径。

通过她的故事，希望能够提高人们对假痛风这一疾病的认识。这是一个在症状上与痛风相似，但在治疗和管理上却大有不同的疾病。正确的诊断对于患者重新获得健康生活至关重要。希望张女士的经历能够为那些在疾病面前感到迷茫和无助的人带去一线光明。

科普问答时间

1. 什么是假痛风，它与痛风有什么不同？

假痛风，也被称为焦磷酸钙沉积症，是一种因为钙焦磷酸盐结晶沉积在关节和软组织中而引起的疾病。这种结晶的形成可以引起关节炎急性发作，表现为关节红、肿、热、痛，这些症状与痛风相似，因此被称为“假痛风”。二者都属于晶体性关节炎，但痛风是由尿酸盐结晶沉积引起的，而非钙焦磷酸盐，这是两者的主要区别。

假痛风的发作通常影响较大的关节，如膝盖，但也可以影响其他关节。尽管它可以模仿痛风的症状，但假痛风的治疗和管理与痛风不同，因为它们涉及不同类型的结晶沉积。假痛风的治疗旨在减轻疼痛和炎症，通常包括非甾体抗炎药（NSAIDs）、秋水仙碱和糖皮质激素类药物短期或局部应用。

2. 为什么钙焦磷酸盐会在关节中沉积？

钙焦磷酸盐结晶的沉积可能与多种因素有关，包括遗传倾向、代谢异常、关节损伤、老化和某些疾病状态。随着年龄的增长，关节软骨中焦磷酸钙的沉积可能增加，导致假痛风的患病风险增加。此外，某些疾病，如甲状腺功能减退、副甲状腺功能亢进和家族性假痛风，也与钙焦磷酸盐的异常沉积有关。

钙焦磷酸盐结晶的形成可能是由于关节和软组织中钙和磷酸盐水平发生变化，这可能是由于上述疾病或状况导致的代谢变化。当这些结晶聚集并沉积在关节中，就会导致炎症反应和疼痛的发作。

3. 如何治疗假痛风？

假痛风的治疗旨在缓解疼痛和炎症，防止症状的发作，并管理任何潜在的相关疾病。治疗通常包括 NSAIDs 来减轻急性发作期间的疼痛和炎症。对于不能使用 NSAIDs 的患者，医生可能会考虑秋水仙碱或糖皮质激素类药物。在某些情况下，物理疗法和改善生活方式的措施（如减重和适量运动）也可以帮助减轻症状并提高关节功能。此外，如果假痛风与特定的疾病有关（如甲状腺功能减退），那么治疗这些基础疾病也是管理假痛风的重要组成部分。

4. 预防假痛风的方法有哪些?

虽然假痛风的确切原因尚不完全清楚，但可以采取一些措施来减少发作的风险。保持健康的生活方式，包括适量的运动和均衡的饮食，有助于维持健康的体重和促进整体健康，这可能有助于降低假痛风的风险。运动可以增强关节功能，改善血液循环，并有助于控制体重，而均衡饮食有助于维持正常的钙和磷代谢，从而可能减少焦磷酸钙结晶的形成。

此外，定期检查并及时治疗可能增加假痛风风险的疾病，如内分泌系统疾病（甲状腺功能减退或副甲状腺功能亢进）也是重要的预防措施。通过管理这些疾病，可以减少影响钙和磷代谢异常的因素，从而可能降低假痛风的发生率。

保持充足的水分摄入也被认为是预防假痛风的一种方法，因为足够的水分可以帮助促进代谢废物的排泄，包括可能促成结晶形成的物质。虽然这主要是针对痛风的建议，但理论上也适用于减少焦磷酸钙的沉积。

最后，避免已知会增加焦磷酸钙结晶风险的药物，例如某些利尿剂和抗癌药物、除非医生特别建议使用，这也是预防假痛风的一个重要方面。如果需要使用这些药物，应在医生的指导下进行，可能需要定期的监测和预防措施。

总的来说，虽然无法完全避免假痛风，但通过综合管理生活方式、注意相关疾病的治疗和预防，以及在必要时咨询医生的意见，可以有效降低发作的风险和影响。

第七篇

越来越矮的人生：骨质疏松

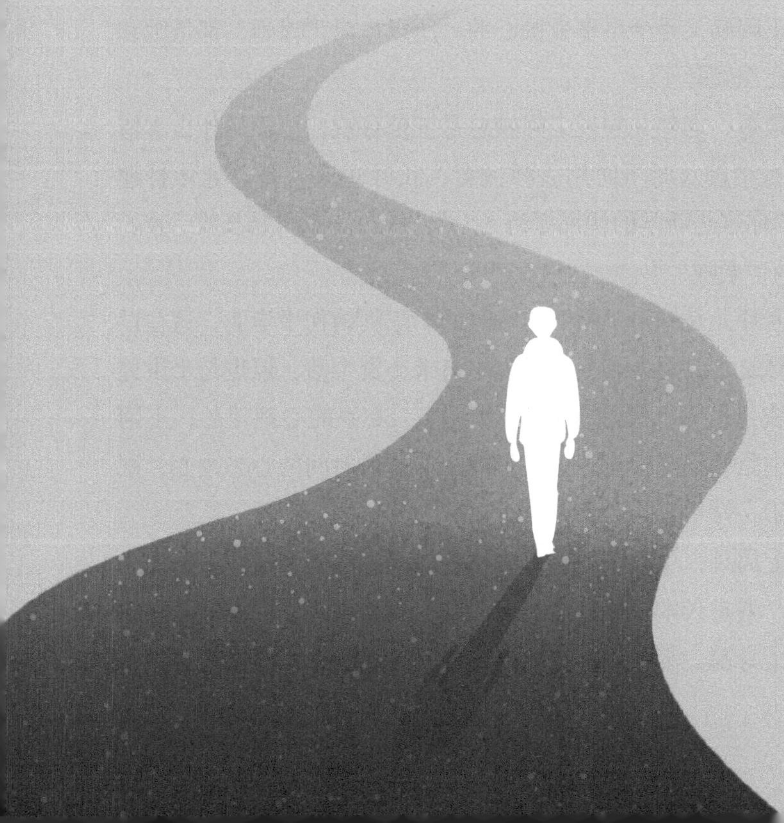

身高变矮的秘密：骨质疏松的病因

王阿姨苦了一辈子，养了儿子养孙子，本盼着孙子上学后自己的生活能变得多姿多彩些，可以有空上上老年大学，逛逛各大商场，还能和老闺蜜潇洒地出去旅游！

可惜这些惬意的生活只能想想而已。大孙子刚养大，小孙子又来了。王阿姨心里是喜欢子孙满堂的，但一想到又将是重复带娃的六年，还是忍不住在心里叹口气。

王阿姨的儿子和儿媳都是教师，工作、生活基本不愁。但两人基本从早到晚都在学校，育儿大任全在王阿姨老两口身上。王阿姨又是个事事爱操心的，所以也没请保姆，都是她和老伴在照顾孙子。

最近，老伴儿发现王阿姨总是郁郁寡欢，仿佛做什么事情都没有精神。时不时用手捶捶背，长吁短叹一番。老伴打趣道："你这是新学的忧郁派诗人？""唉！"王阿姨长叹一声："老啦！老啦！"

老伴儿是知道王阿姨的心思的。王阿姨初中毕业，这在以前也算是个文化人。平时虽说不追求小资生活，但也是个讲究生活质量的人。60 多岁的生理年龄，50 岁的心理年龄，王阿姨心中是始终抗拒衰老这件事的。而这段时间的心态改变，则起源于一件小事。

上周日，王阿姨去超市购物的时候，碰到了好久未见的老朋友。老友久未相逢自然相谈甚欢，说着说着，两人在无意中比起了身高。王阿姨发现原先比自己矮小半个头的闺蜜竟然和自己差不多高了。

年轻时王阿姨身高 165 厘米，身材高挑。即使随着年龄的增大，她也始终保持着较好的体型，平时也就没大注意自己的身高变化。但最近几年，一心扑在孙子上，对自己的健康也就疏于关心。这次她特意去测了一下身高，发现自己竟然比年轻时足足矮了 3 厘米。这个认知让她的心态一下子有点儿崩。

王阿姨望着镜子里的自己，腰身比原来宽了啊！后颈肉有点厚啊！背看着好像有点驼啊！想想最近自己老觉得腰酸背痛，全身乏力，原来真的是老了。王阿姨的心情一下子掉到了谷底。

老伴儿看着王阿姨落寞的神情，笑着摇摇头，心里觉得王阿姨还是矫情了些。年纪大了，身子缩水了，这不是很自然的事情吗？生老病死是自然规律，任谁都不能逾越。他不咸不淡地安慰了几句，出门遛弯儿去了。

半小时后，正当老伴打算回家时，突然接到王阿姨的电话："老头子，你在哪里？快回来！我腰痛，不能动了！"电话中传来王阿姨焦急的声音和不时的呻吟声。

老伴儿一听就慌神了，这是出了什么事情？他急忙往家里赶。

途中，王阿姨告诉他，刚才在给小宝弯腰换尿不湿。换好后抱着小宝打算走两步，抱起的瞬间突然腰部传来一阵剧痛。幸好小宝没事，但是王阿姨的腰痛一直没缓解。老伴儿安慰王阿姨，"你估计是腰肌扭伤了，别急，等我回来给你按摩按摩。"

当天晚上，老伴儿主动把活儿都干完了，让王阿姨好好休息。王阿姨觉得疼痛似乎好点了。但是到了第 2 天，她扭动腰的幅度稍微大点，腰部的疼痛感就会清晰地传来。老伴儿给她推拿、贴止痛膏，效果似乎也不明显。老伴儿让王阿姨去医院看看，但王阿姨想着儿子、媳妇都在上班，自己一人去医院行动不便；小宝在，家里又不能没人。就咬咬牙继续扛着，寻思着十有八九是肌肉扭伤，去医院也没啥用，自己动作注意点，好好休息，总会好的。

直到周末，王阿姨的腰痛已经 3 天了，老伴儿和儿子提起这件事，被儿子一顿埋怨，立即带王阿姨去了医院检查。结果让人十分意外：王阿姨竟然不是肌肉扭伤，而是骨质疏松伴腰椎压缩性骨折！

那么，是谁偷走了王阿姨的身高呢？

经过医院的检查后，王阿姨被诊断为骨质疏松症伴病理性骨折。骨质疏松是人体正常骨量减少所致，并且中老年人多见。女性绝经后容易出现骨量减少，进一步引起人体骨骼异常，如脊柱椎体变扁，并且椎间盘脱水也使得高度变矮。这就是为什么人体随着年龄增长会逐渐变矮的原因。同时，脊椎骨之间连接不稳定，容易发生骨折。

随着年龄的增长，我们的骨骼会逐渐变薄和质量下降，就像一栋年久失修的房子，如果不及时进行维护，将会变得破旧不堪，摇摇欲坠。骨质疏松是一种常见的骨骼疾病，影响着全球数以亿计的人，也被称为“沉默的杀手”。王阿姨正是因为绝经后的骨质丢失，才导致了她身高的不断缩水。骨质疏松还导致了她腰背痛的发生，因为脊椎骨骼的密度降低，不能提供足够的支持。由于骨质疏松使得她骨骼格外脆弱，一次小小的用力就导致了骨折的发生。

但许多人并不了解它的病因，下面，我们就来一探究竟。

科普问答时间

1. 什么是骨质疏松？

骨质疏松是一种以骨量减少、骨组织微结构破坏为特征的全身性骨骼疾病。它的发生往往悄无声息，却可能导致骨折甚至残疾。它常见于老年人群，尤其是绝经后的女性。绝经后，女性雌激素水平急剧下降，会导致骨量丢失速度加快。

2. 骨质疏松如何诊断？

双能 X 射线吸收法测量骨密度是目前通用的骨质疏松症诊断指标，当骨密度 T 值小于等于 −2.5 时，应考虑骨质疏松，需要积极干预。

3. 骨质疏松的病因有哪些？

骨质疏松的发生与饮食及生活习惯、年龄、性别，以及是否患有高血压、高脂血症、糖尿病等因素密切相关。高龄、不良生活作息、缺乏运动、缺乏日照及患“三高”疾病都会增加骨质疏松的风险。

骨质疏松可防、可治，应注重早期筛查与识别。

首先，骨质疏松的发生与年龄关系密切。随着年龄的增长，尤其是女性在绝经期后，骨量流失会加速。这是由于雌激素水平的下降，它对骨骼健康有着重要作用。因此，对于女性朋友，尤其是绝经期后的女性，要特别注意补充钙质和维生素 D，以预防骨质疏松的发生。

其次，骨质疏松的发生也与遗传因素有关。家族中有骨质疏松病史的人，患病风险会相对较高。这可能与基因突变有关，这些突变会影响骨骼的生长和发育。因此，有家族病史的人更应该注重预防骨质疏松。

此外，生活方式也是骨质疏松发生的重要因素。饮食不均衡、缺乏运动、过度饮酒和吸烟等生活习惯都会对人体骨骼的健康产生负面影响。因此，要保持健康的生活方式，合理饮食、适量运动、戒烟限酒，才能有助于维护骨骼的健康。

值得一提的是，某些疾病和药物也会导致骨质疏松的发生。例如，患有糖尿病、甲状腺功能亢进、库欣综合征等疾病，以及使用肾上腺糖皮质激素、抗癌药物等，都可能对骨骼造成损害，导致骨质疏松的发生。因此，患有这些疾病或使用这些药物的人要特别注意骨骼的健康状况，及时采取预防措施。

总之，骨质疏松的病因是多方面的，包括内分泌紊乱、生活方式因素、药物因素、消化吸收因素和遗传因素等。了解骨质疏松的病因，采取科学的生活方式和预防措施，有助于维护骨骼的健康，预防骨质疏松的发生。如有相关疑虑，请及时就医咨询专业医生。

藏在背后的真凶：骨质疏松的临床表现

孙大姐最近很烦。

不光是生理上的，还有心理上的。

她已步入每个女人都不想步入但又无法避免的重要时

期——更年期。

绝经了，就意味着自己彻底丧失生育功能，真正走向老龄化，剩下的日子过一天就少一天！孙大姐想到这些就很烦躁。

一开始，孙大姐常感到乏力疲惫，不像以前那样充满干劲。她经常感到腰背酸痛，虽试图通过按摩和热敷理疗来缓解疼痛，但效果并不明显。可怕的是，她的体态也在逐渐发生改变。身姿不再挺拔，就好像背后藏了个小人在使劲儿把自己往下压。

更年期！更年期！失眠多梦、烦躁不安、潮热出汗、头晕头痛以及记忆力下降，都是正常的更年期的症状。孙大娘默默地给自己洗脑。

今年的冬天很不友好。

先是乙型流感又是支原体肺炎，还有腺病毒、新冠病毒，一波又一波地攻击着脆弱的人群。发热门诊人满为患，鼻咽拭子再次成为人们的“好朋友”。孙大姐家“全军覆没”，孙大姐还不幸进展为病毒性肺炎，经过抗病毒治疗，体温是降了，但依然每天咳嗽。

这天，孙大姐起床，准备接受每天清晨的咳嗽冲击波。谁知没咳几声，突然右侧胸部传来一阵剧痛，痛得孙大姐蜷曲着身子、冷汗直冒。

一家人着急忙慌地把孙大姐往医院抬，直冲急诊抢救室。结果，肺没破，孙大姐竟然是把肋骨给“咳”断了！

啼笑皆非的孙大姐从此有了一个绰号——“脆皮人”。

针对孙大姐把肋骨咳断这件事，医生还是谨慎地做了相关排查，结果替孙大姐抓住了这个“藏在背后的真凶”——骨质疏松症。骨密度检查显示，孙大姐的腰椎骨密度为 −3.5，髋

关节骨密度为 -3.0。这让一向自诩身体硬朗的孙大姐傻眼了。不就是更年期吗？怎么又出来一个骨质疏松，还是重度的？

科普问答时间

人的身体就像一栋建筑，而我们的骨骼就是建筑的框架，一旦发生骨质疏松，身体将无法承受相应的重量，轻微的一个动作就可能导致骨折的发生，严重影响生存质量。骨质疏松的发展是长期的、隐匿的，因此骨质疏松又被称为人体“寂静的疾病”。

那么，骨质疏松的临床表现有哪些？

骨质疏松患者可以没有症状，也可以出现包括乏力、骨痛、脊柱变形、身高变矮、脆性骨折和呼吸受限等临床症状。

（1）隐形攻击：骨质疏松的最大特点就是可能感觉不到任何不适。它就像一个隐形的攻击者，可能在一次不小心的跌倒或者摔伤后才会突然发现它的存在。

（2）疼痛警报：当“隐藏的敌人”开始大规模攻击时，你可能会感到疼痛，尤其是在背部，这就像是你的身体在向你发出警报。这些疼痛是骨转换增加和骨吸收过程中骨组织的破坏导致的。在骨吸收过程中，骨小梁的破坏和消失以及骨膜下皮质骨的破坏都会引起全身性骨痛，其中以腰背痛最为常见。

（3）身高缩水：骨质疏松可能会让你的身高变矮，或者出现驼背。身高缩短和驼背是骨质疏松在腰背痛之后出现的重要临床体征之一，也可能在悄无声息的过程中出现。身高可缩短 5 ~ 20cm。

（4）脆性骨折：脆性骨折相对于暴力骨折，就是在没有剧烈的碰撞等原因的情况下，患者的某些部位出现骨折的表现。骨折也是引起疼痛的重要原因，特别是脊椎压缩性骨折，如扁平椎、楔椎和鱼椎变形所引起的椎骨压缩性骨折。由于疼痛的存在，患者往往需要卧床休息，减少运动，这可能进一步加重肌肉萎缩和乏力感。

（5）生活质量下降：严重的骨质疏松导致的胸腰椎压缩性骨折常常引起脊柱后凸和胸廓畸形，进而导致胸腔容量显著降低，导致呼吸功能减弱。一般可以通过肺功能判断呼吸受限程度，有时需要进行氧气治疗。综合疼痛、乏力、活动受限及呼吸功能降低等问题，患者生活质量可能会明显下降。

因此，对于骨质疏松的早期诊断和预防非常重要。在生活中，我们应该注意均衡饮食、增加运动、合理用药，以及定期进行骨质疏松筛查，以尽早发现骨质疏松的存在并采取措施进行预防、治疗和管理。

喝骨头汤有用吗：科学补钙

孙大姐顺利出院了。

出院当天，医生千叮咛万嘱咐：回去以后一定要注意补钙，多喝牛奶，多吃含钙量高的食物，不能再像以前一样省吃俭用。

她暗暗给自己设立目标，一定要把低下去的骨密度给拉回来，坚决不做“脆皮人”。

可孙大姐不喜欢吃钙片，她本身肠道功能就不好，经常便秘，大大的钙片让她的便秘更加严重。她秉承着吃什么补什么的原则，不吃钙片，改喝骨头汤。左邻右舍都说了，骨头汤营养好又补钙。隔壁李阿姨的老伴儿得肿瘤了，瘦得皮包骨，从医院回来后李阿姨就经常给老伴儿炖猪蹄汤，现在养得白白胖胖的。所以孙大姐回来后连续喝了 3 个月骨头汤。

钙有没有补进去孙大姐不知道，但是腰围明显大了一圈是肉眼可见的。

有一天夜里，孙大姐的左脚大脚趾突然剧烈疼痛，又红又肿，像被门狠狠夹了一下。孙大姐痛苦地在心里念叨，今年是遭了什么霉运啊？一波未平一波又起。家人又连夜把孙大姐送到了急诊室，一查发现孙大姐的尿酸竟然大于 600μmol/L，血抽出来都很浑浊，油油的。孙大姐很郁闷，明明 3 个月前医院体检时除了骨质疏松，尿酸、血脂都是正常的啊。百思不得其解的孙大姐问值班医生。当值班医生知道孙大姐连喝了 3 个月骨头汤后，哭笑不得。因为长期喝骨头汤，摄入了大量的油脂、嘌呤，所以孙大姐不光没补到钙，还导致了痛风、高脂血症。这通瞎折腾，真是赔了夫人又折兵。

科普问答时间

骨质疏松是一种全身代谢性骨病，以骨量减少、骨微观结构退化为特征，从而导致骨强度下降，骨脆性增加和骨折危险度升高。很多人都在补钙，预防骨质疏松，但是也有一些预防骨质疏松的误区，例如喝骨头汤补钙。

1. 为什么喝骨头汤不能补钙？

骨头中的钙质几乎都不会被熬进汤里，骨头汤里面的钙含量微乎其微。据科学测算，一杯牛奶的含钙量约为250mg，而同样体积骨头汤的含钙量仅有5mg，相差悬殊。有实验曾经用家常炖煮的方法，熬了两锅骨头汤，一锅用清汤熬，另一锅在清汤里加了点醋，两锅汤都熬足两小时。检测后发现，100g纯骨头汤中仅含钙2.2mg（等量自来水中含钙1.4mg），加醋的骨头汤中含钙16.4mg。这是因为，尽管骨头中钙的含量很丰富，但主要以羟基磷灰石的形式存在，在水中的溶解度极低。骨头汤中钙的含量低，反而骨髓里面的脂肪纷纷浮出水面。因此喝骨头汤补的不是钙而是脂肪，肥胖人群以及老年人不宜饮用太多，否则会加重身体负担，对健康造成威胁。而且，很多骨头汤经过长时间熬制后，骨头中的嘌呤成分大量溶解于汤中，对于尿酸高或痛风的患者来说也极不友好。

所以，骨头汤虽然好喝，但并没有补钙奇效。长久饮用，还会导致高脂血症、高尿酸血症，甚至诱发痛风。

2. 骨质疏松的日常调理？

骨质疏松的预防和治疗需在医生指导下进行。首先需要调整生活方式，均衡膳食，每天摄入富含钙、低盐、适量蛋白质及维生素和矿物质的均衡膳食；每天日照20分钟，可以促进人体内维生素D的合成；应配合规律运动。注意控制骨质疏松的风险因素，要戒烟，限酒，减少咖啡、饮料、浓茶的摄入，同时尽量避免使用影响骨骼健康的药物。

钙是骨骼的主要组成部分，骨骼储存了人体99%的钙。充足的钙摄入对减缓骨丢失、改善骨矿化和维护骨骼健康有益。维生素 D 是钙剂的最佳搭档，它能增加肠钙吸收、促进骨骼矿化，还能保持肌力、改善平衡能力、降低跌倒风险。

3. 如何选择钙剂?

市场上销售的钙剂通常有片剂、粉剂、胶囊等剂型，可以根据个人的具体情况结合医生建议进行科学补钙。

4. 如何服用钙剂?

骨质疏松症防治的基础措施：补充充足的钙剂。成人每日元素钙参考摄入量为 800mg，50 岁及以上人群每日元素钙参考摄入量为 1 000mg，骨质疏松者每日元素钙参考摄入量为 1 000 ~1 200mg。我们主张尽可能通过饮食摄入充足的钙，当平均每日膳食钙摄入量不足 400mg 时，应给予钙剂补充。

一般认为钙剂最好在饭后口服，以餐后 1 小时服用最佳。人在饭后胃酸分泌是最充分的时候，而钙剂的吸收需要酸性环境。即使是胃酸缺乏的病人，餐后服用钙剂也能达到正常的钙吸收。但是，最近也有证据提示碳酸钙在进餐时服用吸收比较好，而枸橼酸钙在空腹状态下吸收良好。

对于一日三餐来说，晚餐后服用钙剂是人体补钙的最佳时间。因为按正常的激素分泌调节作用，人体在晚上 12 点以后至凌晨时期内，血钙最低，这时对钙剂的吸收率最高，利用最好。

常见钙剂含量用法及相关注意事项

钙剂品种	元素钙含量 /%	常见钙制剂	含钙量(每片或粒)	用法用量	解释
碳酸钙	40.00	碳酸钙 D_3 片、碳酸钙 D_3 颗粒剂型	500mg 600mg	口服，每次 1 片，每日 1 ～ 2 次	碳酸钙含元素钙量高，吸收率高，易溶于胃酸。不良反应为上腹不适和便秘等。肾结石患者不建议补充碳酸钙，可能会造成高钙血症、高钙尿症，导致出现新的肾结石，或原有肾结石增大
醋酸钙	25.34	醋酸钙胶囊	152.1mg	口服，每次 2 粒，每日 1 ～ 2 次	醋酸钙吸收率较高，服用后不消耗胃酸，对胃刺激性小，不易便秘，可用于老年肾脏病患者
枸橼酸钙	21.00	枸橼酸钙片	100mg	口服，每次 1 ～ 2 片，每日 3 次	具有崩解速度快、生物利用度高、不良反应少、不容易形成结石等特点
乳酸钙	18.37	乳酸钙片	32.5mg	口服，每次 2 ～ 4 片，每日 2 ～ 3 次	用于预防和治疗钙缺乏症，含量较低，不良反应为便秘等
葡萄糖酸钙	9.30	葡萄糖酸钙片	45mg	口服，每次 1 ～ 4 片，每日 3 次	含量较低，且吸收率较低，可能引起恶心、便秘和消化不良等

资料来源：《中国老年骨质疏松症诊疗指南（2023）》。

5. 补钙时要注意什么?

服用钙剂时注意不要与含草酸的食物同服，如菠菜、雪菜、苋菜、空心菜、竹笋、洋葱、茭白及毛豆等都含有大量草酸，草酸会与钙元素结合而影响吸收。所以补钙期间最好先将这些蔬菜放到热水中焯水后再食用，或在食用这些蔬菜后 3 ~ 4 个小时再服用钙制品。

传统观念怀疑肾结石是补钙太多引起的，而事实是结石主要与体内钙代谢失衡相关。美国一项大规模前瞻性调查研究，纳入 45 619 例 40 ~ 75 岁既往无肾结石病史的正常男性，评估食物摄入钙在肾结石形成中的作用。研究结果显示，钙摄入量与发生结石的风险呈负相关。另一项对 917 例女性连续 12 年的调查也表明，高钙饮食者比低钙饮食者患肾结石的可能性减少 35%。

6. 服用钙剂后容易便秘怎么办?

便秘是很多老年人无法耐受钙剂的主要原因之一。为防止补钙出现便秘，应注意以下几个方面问题。

（1）补钙勿过量。合理补钙，中国营养学会推荐 50 岁及以上人群每日所需钙摄入量为 1 000mg，而我国人均钙摄入量约为 356mg，故尚需补充约为 600mg 钙。

（2）注意饮食调理，多食新鲜蔬菜、水果、富含植物纤维的谷类等。

（3）合理饮水，以增加大便容积，利于促进肠道排便。

（4）可以多运动，比如快走或者慢跑，可以增加胃肠道的蠕动，缓解便秘。

（5）补钙同时要养成良好的排便习惯，不要刻意抑制便意，排便时不要看书报，要养成定时排便的习惯，以晨起排便为最佳时机。

（6）劳逸结合，必要时可短期休假，以缓解工作压力、减缓急躁情绪。

在健康的生活方式下，还可以借助药物治疗改善骨质疏松，包括抗骨吸收药物（双膦酸盐、降钙素、RANKL 抑制剂）、促进骨形成药物（甲状旁腺激素类似物）以及其他机制类药物。这些将在我们后面的章节里详细讲明。

所有药物必须在医师的指导下服用。服药后如果出现不适，请及时和医生沟通，调整药物。

原来单吃钙剂还不够：抗骨质疏松的药物治疗

当孙大姐还在坚持不懈地喝骨头汤时，王阿姨已经把骨质疏松症彻底学习了一遍。

以往我们认为骨质疏松是一种老年病，而随着现代社会的发展，因户外运动的减少、烟酒咖啡的摄入，骨质疏松已逐渐年轻化。

对于骨质疏松的治疗，大部分患者仍停留在补钙的阶段；但实际上，单纯补钙并不能达到预防或治疗骨质疏松的目的。今天王医生就和大家一起聊聊骨质疏松的药物治疗。

科普问答时间

1. 认识钙剂的好搭档——维生素 D

钙元素是人体骨骼构建的重要原料，而维生素 D 可以促进钙的吸收、利用并可减少钙质流失，两者同时补充的效果优于单纯补充钙元素。

维生素 D 对人体内钙元素的稳态及肌肉骨骼健康至关重要。它可促进肠道钙吸收，使新形成的骨样组织矿化，并在肌肉功能中起重要作用，是强筋健骨的基本要素。此外，维生素 D 在维持人体的多种生理功能中也扮演重要角色，维生素 D 缺乏已被视为许多疾病的危险因素。近年来多项临床研究表明，血液中维生素 D 水平较高的人患心脏病、乳腺癌、结肠癌、1 型和 2 型糖尿病、高血压和其他并发症的风险可能会降低，所以维生素 D 是近年来不断被新研究提及并推崇的一种维生素。

人体所需的维生素 D 主要通过人体自身合成，主要来源为表皮中的 7- 脱氢胆固醇，经阳光中紫外线日照后转化为维生素 D_3 前体，再迅速转换为维生素 D_3。现阶段，都市化生活中的人们长期在室内或者城市建筑遮挡的环境中生活，或因爱美怕晒黑而采取了防晒措施，每日有效日照时间明显下降。因此，需通过有效晒太阳来帮助自身合成维生素 D。每日在建筑物内工作的白领、外出时间少的老人、孕妇、哺乳期妈妈、儿童群体因为日照暴露不足而成为最为常见的维生素 D 缺乏症高危人群。如果成人和儿童有体重过大或正在使用抗惊厥药物、糖皮质激素、抗真菌药物和抗艾滋病的药物，则需要每日补充同年龄段标准需求的 2 ~ 3 倍的维生素 D。

2. 普通维生素 D 和活性维生素 D 有什么不同?

营养补充的维生素 D 可分为普通维生素 D 和活性维生素 D 两种。普通维生素 D 仅为一种营养素补充剂，而活性维生素 D 则是一种治疗药物。活性维生素 D 与普通维生素 D 的差异是具有生物活性，一些品种成分进入体内可直接起效，无须经过两步活化起效。活性维生素 D 主要包括骨化三醇、阿法骨化醇和帕立骨化醇等，主要用于骨质疏松及一些疾病的治疗，其导致高尿钙的风险明显高于普通维生素 D，一旦发现用药期间出现高尿钙或高血钙，应立即减量或停药。对于需要长期使用活性维生素 D 治疗的患者，建议在启动治疗后的 1、3 及 6 个月分别监测尿钙磷及血钙磷水平，此后建议每年监测两次血钙磷、尿钙磷及肾功能，以确定长期治疗方案的安全性。

3. 可以抑制骨吸收的药物有哪些?

一旦确诊骨质疏松，除了补充钙剂及维生素 D 外，同时应用抑制骨吸收或促进骨形成类的药物十分重要。抑制骨吸收的药物包括双膦酸盐类（阿仑膦酸钠、唑来膦酸）、降钙素、选择性雌激素受体调节剂（雷洛昔芬）、雌激素及地舒单抗等。

4. 如何合理选择及应用抗骨质疏松药物?

抗骨质疏松的药物种类繁多，医生会根据患者的实际情况进行不同药物的搭配组合，以达到个体化治疗，取得最佳疗效。对于相对年轻的绝经后妇女，无骨折史，骨折风险不高，可以选择口服药物如阿仑膦酸钠治疗。对于不能耐受口服药物、经常漏服药物及高骨折风险者，如多发骨折的老年患者、严重骨质疏松的患者，可考虑使用注射剂（如唑来膦酸、地舒单抗或特立帕肽）治疗。对于仅存在椎体骨质疏松伴骨折高风险，可考虑选用雌激素或选择性雌激素受体调节药治疗。新发骨折伴疼痛的患者，可考虑短期使用降钙素治疗。若原有基础肾功能不全的，则宜选地舒单抗，不需要调整药物剂量。

除了吃什么药以外，药需要吃多久也是患友们最常提及的问题。抗骨质疏松药物疗程因人而异，但所有治疗应至少持续1年。排除药物禁忌证后，建议唑来膦酸治疗3年，口服阿仑膦酸钠治疗5年，疗程结束后需复查骨密度，同时对骨折风险进行再次评估，如为低风险，可考虑实施药物假期，即停药1~3年再次治疗；如患者骨折风险依旧很高，可以继续使用双膦酸盐或换用其他抗骨质疏松药物。

5. 骨质疏松治疗还需要注意哪些问题?

这里有几个小贴士需要跟大家分享：口服阿仑膦酸钠治疗时，给药时间需要在早餐前至少30分钟，空腹直立位用200mL温开水送服，服药后30分钟内和当天第一次进食前应避免躺卧，以避免食管损伤。服药后2小时内，应避免食用高钙食品（例如牛奶或奶制品）以及服用补钙剂，这些会降低药物的吸收。在日常生活中，我们需要避免大量饮用含酒精和咖啡因的饮品，同时避免大量吸烟，这些不良嗜好会抑制钙的吸收，在日常生活中应予注意。

动还是不动：骨质疏松患者的日常护理

孙大姐自从骨折后喝了3个月的骨头汤，不但体重噌噌噌地往上升，还得了痛风！这让她一时半会儿缓不过劲来。

所谓“伤筋动骨100天”，养了3个月的孙大姐对接下来自己是要多动还是少动产生了疑惑。要把这多出来的肥肉消耗掉，肯定要多动动，生命在于运动嘛！但是自己刚肋骨骨折后，虽然不影响主要的活动，但难保到时候又出什么幺蛾子。万一动多了，腿骨折了呢？孙大姐对于自己这个“脆皮人”的认知相当深刻，导致她现在做事情总是畏手畏脚，生怕一不小心骨头又断掉了。

其实，不光孙大姐在担忧，很多骨质疏松的患者都有这样的困惑：骨质疏松就是骨头变脆了，骨头变脆就容易骨折，就像干枯的树枝，不怎么用力一折就断。那么，得了骨质疏松，还可以放心大胆地运动吗？答案当然是肯定的。

科普问答时间

1. 运动对骨质疏松患者有哪些帮助？

运动对骨质疏松患者是有益的，运动可以刺激骨骼生长并保持骨量，老年人在日常生活中可以通过适当的运动来改善健康状况。运动是骨质矿化和骨形成的条件，能调节全身代谢，改善肌肉神经功能，增强骨强度和肌肉强度，减少骨量丢失，从而达到防治骨质疏松的目的。科学的运动不仅不会导致患者骨折，还可以缓解疼痛、强筋健骨、延缓骨质疏松的进展，同时适当的运动可以减少因为疾病带来的焦虑抑郁，促进心理健康，让患者生活更有质量。反之若长期不运动，肌肉会萎缩，关节会“生锈”，人体的体能和平衡能力退化，一个踉跄或者体位改变，身体无法迅速平衡稳定，就会导致摔伤，进而增加骨折风险。所以骨质疏松的患者要积极动起来，而不是排斥运动。

2. 骨质疏松患者运动时要遵循哪些原则?

对于骨质疏松的患者，要遵循个体化（运动方式、频率、时间及强度）、量力而行、循序渐进的原则，有规律地进行一些中、低强度的多元化运动（有氧运动、肌肉强化、平衡训练等）。在身体条件允许的情况下，可以定期进行一些负重运动来增强肌肉强度和预防跌倒。

对于没有严重基础疾病的老年骨质疏松患者，《原发性骨质疏松症患者的营养和运动管理专家共识》建议每周应进行150 ~ 300分钟中等强度运动，或者每周进行75 ~ 150分钟高强度有氧运动。鼓励进行包括有氧运动、肌肉强化和平衡训练活动在内的多元身体活动。患有慢性病或其他不便于运动的情况下，应尽其能力和条件允许进行身体活动。但如果有合并下肢骨关节炎，平日有膝关节疼痛，则不建议进行下蹲、登楼梯、爬山等运动，避免弯腰、扭腰等过度运动或不恰当运动带来的副损伤。骨质疏松患者应该避免冲击性强的运动如跳跃、跑步，还要避免前后弯腰的运动如仰卧起坐、划船等。

针对老年人群，低强度活动干预可改善老年人的骨骼健康状况，从而预防骨质疏松。高强度活动干预可以改善腰椎骨密度，高强度运动、组合运动形式及阻力运动更有效。同时，运动可显著降低老年人跌倒相关损伤的风险，也可减少损伤导致的医疗护理事件或骨折的发生，联合运动方案和平衡训练是减少跌倒相关损伤的最有效运动类型。

3. 适合骨质疏松患者运动的类型有哪些?

（1）有氧运动：以有氧代谢为主要供能途径，在一段时间内有节律地运动躯干、四肢等大肌肉群的身体活动。可居家进行的有氧运动有：步行，跳舞（社交舞）、健骨操，慢跑、原地蹬地跑，跳有氧健身操，练太极，骑自行车（固定），以及进行家居劳动（拖地、清扫、手洗衣服等）或庭院作业（整理花坛）等。

（2）力量训练：能增强肌肉强度、力量、耐力和质量的活动。运动时利用关节对抗自由重量、机械或自身体重的阻力进行移动活动，为达到力量平衡，必须进行各肌肉群的活动。年轻的轻度骨质疏松患者可以选择适当重量的推举等器械训练，年老的重度骨质疏松患者可以选择躺床上进行直腿抬高、空中迈步等。

（3）平衡活动：居家常见的平衡运动有脚尖走、脚跟走、踏步直线走等。平衡活动可以提高抵抗身体内外因导致跌倒的风险，也有助于在出现跌倒的情况下降低骨折等受伤风险。

（4）柔韧性训练有助于增加关节的活动范围，提高身体的灵活性。适合老年骨质疏松患者的柔韧性训练包括拉伸运动和太极拳等。

骨质疏松年轻患者可以选择高强度运动，老年骨质疏松患者推荐选择中等强度运动。做中等强度运动可说话但不能唱歌，需要用力，但不吃力，一般运动时心率应达到每分钟“150－年龄（次）”，但不超过每分钟“170－年龄（次）”；高强度运动不得不为说几句话而停下换气，此时呼吸频率和心率大大增加。

总而言之，骨质疏松患者需要运动，但在准备开始运动前，要全面了解自己身体状况，选择适合自己的运动方式、运动强度，合理安排每日的运动时间，不要急于求成，以避免过度疲劳或运动性损伤。

4. 骨质疏松患者饮食应注意些什么？

首先要多摄入含有优质蛋白质、丰富矿物质和维生素的均衡膳食。摄入足量蛋白质，蛋白质是骨合成胶原蛋白的主要营养物质，充足的蛋白质摄入有助于维持骨骼和肌肉功能，降低骨质疏松性骨折后并发症的风险。多摄入富钙食物，如奶类及其制品、大豆类及其制品、水产类、坚果、深绿色蔬菜等。《原发性骨质疏松症患者的营养和运动管理专家共识》建议均衡膳食，包括富钙、低盐（每日5g）和适量蛋白质（每日蛋白质摄入量为1.0～1.2g/kg，进行抗阻训练的老年人为1.2～1.5g/kg）。动物性食物每日摄入120～150g，每日摄入牛奶300～500mL或同等蛋白质的奶制品。《中国居民膳食指南（2022）》建议一般老年人（65～79岁）每日蛋白质摄入量为男性65g，女性55g。保持健康的膳食模式（即多水果、蔬菜、鱼、家禽、坚果和全谷物），可降低骨折风险。

5. 对于老年骨质疏松患者，该如何预防跌倒？

跌倒已成为我国65岁以上老年人因伤致死的首位原因。

每年约有 1/3 的 65 岁以上社区居民会发生跌倒，并且随着年龄的增长而增加。跌倒除造成身体损伤，还会引起老年人心理障碍，对摔倒产生持续性的心理恐惧，限制自己的行动，进一步增加跌倒的风险，形成恶性循环。

在中国老年人中，与跌倒显著相关的危险因素包括高龄、女性、助行器使用、生活环境、慢性疾病、药物使用及视力障碍等。对老年骨质疏松和脆性骨折患者要进行跌倒风险评估，对有风险的患者应提供改善平衡和 / 或包含综合运动方案的干预措施。

具体预防跌倒的措施包括以下几点。

（1）规律锻炼。力量训练可以改善腿部肌肉的强度，进而提高行走时的稳定性。特别要加强对下肢肌肉力量的锻炼，可以通过提踵、直腿后抬等方法进行锻炼。老年人应科学选择适合自身的运动形式和强度，停止运动可使本就处于衰老阶段的身体功能加速衰退，进一步增加跌倒风险。

（2）穿合身的衣裤，穿低跟、防滑、合脚的鞋有助于预防跌倒。运动时穿适合运动的衣裤和鞋。老年人在挑选鞋时应更多考虑其安全性。鞋底要纹路清晰、防滑，鞋跟不宜太高。鞋面的材质应柔软，有较好的保暖性和透气性。鞋的固定以搭扣式为佳。鞋的足弓部位略微增厚，可在走路时起到一定支撑和缓冲作用。最好选择坚固防滑并且为踝部提供支撑的低跟鞋。

（3）科学选择和使用适老辅助器具，主动使用手杖。老年人应在专业人员指导下，选择和使用适合自己的辅助工具。常用适老辅助器具包括：手杖、轮椅、适老坐便器、适老洗浴椅、适老功能护理床、视力补偿设施及助听器等。手杖可发挥辅助支撑行走的作用，是简便、有效的防跌倒工具。

（4）进行家居环境适老化改造，减少环境中的跌倒危险因素。地面选用防滑材质，保持地面干燥；室内照度合适，避免大面积使用反光材料，减少眩光。灯具开关位置应方便使用。摆放座凳，方便老年人换鞋和穿衣。床、坐具不要过软，高度合适。在淋浴间、坐便器、楼梯、床、椅等适当位置安装扶手。

（5）防治骨质疏松，降低跌倒后骨折风险。老年人应均衡饮食，选择适量蛋白质、富含钙、低盐的食物；避免吸烟、酗酒，慎用影响骨代谢的药物。天气条件允许时，每日光照至少 20 分钟。体育锻炼对于防治骨质疏松具有积极作用；应定期进行骨质疏松风险评估、骨密度检测，及早发现骨质疏松。一旦确诊骨质疏松，应在医务人员的指导下进行规范、积极治疗。

（6）遵医嘱用药，关注药物导致的跌倒风险。就诊开处方前，老年人要向医师说明正在服用的药物；如果处方中有新药，要咨询新药是否会增加跌倒风险。遵医嘱用药，不要随意增减药物；避免重复用药；了解药物的副作用；应用作用于中枢神经系统、心血管系统等的药物后，动作宜缓慢，以预防跌倒。

这章关于骨质疏松的科普内容到此结束了，相信大家对骨质疏松这个疾病已经有了较为全面的了解。希望在我们的生活中，大家都能关注骨质疏松这个“沉默的杀手”，将它扼杀在摇篮里。让我们远离床榻，享受生活，优雅地老去。

第八篇

折翼的翅膀：儿童风湿病

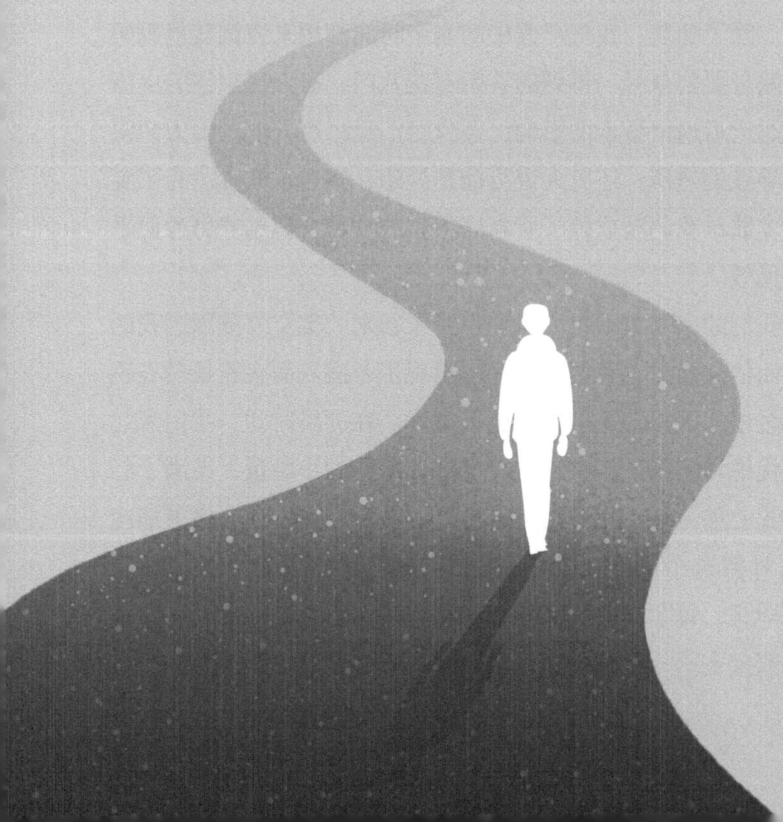

婴儿与狼疮的神秘邂逅：新生儿红斑狼疮

顺利地度过孕期，平安地经历生产，每一个新生命的诞生都是上天的恩赐。沉浸在初为人母的喜悦中，我满心期待着宝宝的健康成长。老一辈人总说，等出了月子，宝宝的皮肤就会像鸡蛋白一样水嫩。然而，我家宝宝在满月后，身上的皮疹没有消退，反而越发严重。特别是宝宝眼睛周围，看着都让人心疼。宝爸虽打趣说宝宝的眼睛像熊猫眼，但我们的心里却充满了忧虑。

为了消除宝宝的皮疹，我们全家展开了一场热烈的讨论和行动。除了哺乳，我把产假中的剩余时间都用来咨询其他妈妈和查阅母婴公众号。得到的答案五花八门，有人说宝宝的皮疹是妈妈产后遗留激素的影响，会自行消退；有人说是因为穿得太多导致的热疹；还有人说可能是湿疹，要注意饮食。为了宝宝的皮肤，我甚至戒掉了所有高蛋白的食物，但这些努力似乎并未见效。

我们的家庭关系也因此变得紧张起来。宝宝外婆因为我的质疑而倍感焦虑，我们之间一度出现了矛盾。而宝爸虽然表现得很轻松，但我知道他心里也很担忧。在那段时间，我们家充满了忧虑和紧张的气氛。看着宝宝那嫩嫩的小脸蛋上布满了红疹，我心如刀绞。我开始反思自己的做法，也许我应该更加冷静地对待这个问题，而不是盲目地听信自己搜集的各种说法。毕竟，每个宝宝的情况都是不同的，适合别人的不一定适合自家宝宝。

冷静下来后，我开始调整心态。不再过度关注宝宝的皮疹，而是更加注重他的日常护理和饮食搭配。但所有的努力却依旧没有换来宝宝“白嫩”的皮肤。

因此，我们全家经过商量，决定带宝宝到医院就诊。经过化验，王医生指着化验单上的指标，轻声地告诉我：“宝宝的肝功能有些异常，建议住院进行进一步检查。”听到这个消息，我顿时感到一阵茫然。我来这里是为了给宝宝看皮疹，怎么突然发现肝功能有问题，还要住院了？一旁的外婆更是焦急万分，她激动地说：“是不是弄错了？之前医生告诉我们，宝宝吃奶好、生长发育也好，肝功能不可能有问题呀！”王医生耐心地解释道：“您别着急。根据宝宝的皮疹情况和肝功能指标，我们怀疑可能是患上了‘新生儿红斑狼疮’，建议宝宝住院进行进一步评估和治疗。另外，新生儿红斑狼疮大多是由于妈妈体内的一些自身抗体通过胎盘影响了宝宝，建议妈妈也去成人风湿科进行抗核抗体谱等检查。”

“狼疮”，多么吓人的字眼，和凶猛的狼一样让人心生恐惧，还有“肝功能异常”，真没想到在这平静的“皮疹”外表下还隐藏着这么多陷阱，对一个刚出生的小婴儿来说，太残酷了。我不知道住院评估会意味着什么，会发现更多不好的情况吗？宝宝的病是哪里来的？我身体很健康，怎么会是我传给宝宝的呢？是因为没照顾好？感染了？吃坏了？哪个医院哪个医生看这个疾病最好？我们如何做才能更好地护他周全？

带着满满疑虑，我只能快速地在手机上搜索相关信息。“罕见疾病”“母亲的抗体进入胎儿导致”“有心脏损害、皮肤损害等多系统损害”“甚至死亡”等相关字眼深深刺痛了我。躲开家人，我自己一个人在房间里默默地想了很多很多，也哭了很久很久。当天晚上，宝爸回来之后，平静下来的我也和宝爸讨论了疾病的情况，甚至想到如果疾病是慢性的，损伤是持续进展的，而且未来需要长期治疗、需要额外照顾的话，我就辞职。哭好谈好，把最差的结果也想好，似乎就可以勇敢面对了。所以当我接到医院入院通知电话，也毫不犹豫地安排了住院评估。事情往往就是这样，当你抬头挺胸地向前走去面对它的时候，它反而就没有你躲起来想象的那么难、那么惨了，头顶的那片乌云也自然而然地慢慢散了。

如今，宝宝已经 6 个多月了，复查肝功能指标都很正常。看着他白白胖胖、活泼可爱的样子，这半年的经历仿佛就在昨日，当初悬着的心也慢慢地放下了。正如王医生所说，宝宝最终被诊断为“新生儿红斑狼疮”。而我自己，只查出来有自身抗体的异常、没有其他问题，只需要每半年进行一次风湿免疫科随访就可以。王医生告诉我：“幸运的是，宝宝的心电图和心超检查都是正常的，狼疮没有累及心脏。”这让我深感庆幸，也更加感激王医生的细心和负责。我深知在宝宝的成长道路上还有许多未知的风险和挑战，但我相信只要我们保持积极的心态和科学护理，他一定能够健康、快乐地成长。同时，我也希望更多的人能够关注和理解风湿免疫性疾病，给予患者更多的关爱和支持。我相信，在医生的帮助下，我们将共同为宝宝的健康保驾护航。

科普问答时间

1. 新生儿红斑狼疮到底是个什么疾病？

新生儿红斑狼疮（neonatal lupus erythematosus，NLE）是

一种自身免疫性疾病，在该病中自身抗体（抗 SSA/Ro、抗 SSB/La 或抗 U1-RNP）从母体被动转移至胎儿，导致胎儿 / 新生儿红斑狼疮。该病的主要表现是心脏和皮肤受累。心脏表现通常在妊娠 18 ~ 25 周出现，可能出现一度、二度或三度心脏传导阻滞；心脏传导阻滞的更晚期形式表现为胎儿心动过缓。皮疹可在出生时即出现，但出生后数周内观察到皮疹的情况更常见。还可能存在其他肝胆、血液学等多系统损害表现，比如无症状性转移酶升高、轻度肝脾大、贫血、血小板减少等。大多数症状在出生半年后随着新生儿体内母体抗体清除而消失；但心脏症状不能自行消失，是不可逆损伤，与预后不良有关。所以说，上文中的宝宝没有累及心脏是一件多么幸运的事情。

2. 为什么身体健康的母亲会生出新生儿红斑狼疮宝宝？

新生儿红斑狼疮目前推测的病因是母体抗 SSA/Ro（干燥综合征 A 型抗原）抗体和 / 或抗 SSB/La（干燥综合征 B 型抗原）抗体经胎盘传递，较少情况与抗 U1-RNP 抗体有关，从而累及新生儿器官（尤其是皮肤和心脏）。所以新生儿红斑狼疮疾病的发生与这些特异性自身抗体有关，与母体是否存在疾病无关。虽然部分母亲可能存在系统性红斑狼疮和 / 或干燥综合征等临床表现，但在许多情况下，母亲可完全无症状，只是在发现胎儿有缓慢性心律失常或新生儿出现皮疹时才意识到可能存在这些抗体。上文中的宝妈就是这样的情况，在宝宝住院期间才发现相关抗体阳性，之前一直没有任何症状。

3. 母体抗 SSA/Ro 抗体和 / 或抗 SSB/La 抗体阳性，一定会生出新生儿红斑狼疮宝宝吗？

母体抗 SSA/Ro 和 / 或抗 SSB/La 抗体阳性是后代发生新生儿红斑狼疮的一个强有力危险因素，但不是后代发生新生儿红斑狼疮的唯一决定因素。即使母亲抗体滴度很高，也仅有少数这样的母亲在之后的妊娠中娩出心脏传导阻滞的胎儿，该事实有力地说明胎儿本身是重要的风险决定因素。

4. 新生儿红斑狼疮患儿的皮疹有哪些特征？

新生儿红斑狼疮患儿的皮疹通常为凸起的活动性边缘伴中心轻微萎缩的红斑性环状皮损或弓形斑疹，最常见的皮疹区域是头颈部，其次是手臂，也可以出现在身体的任何部位。眼眶周围区域的鳞屑型皮疹常呈“眼罩”或“浣熊眼状”外观。紫外线可引起或加重皮疹，故患病期间要注意防晒。新生儿红斑狼疮的皮疹一般不会形成瘢痕，会在出生后 6 ~ 8 个月消失。外用皮质类固醇药膏可帮助皮损消退，但不主张大面积使用。

5. 新生儿红斑狼疮应该如何进行早期筛查？

早期筛查包括产前筛查和产后筛查。

产前筛查包括筛查母体是否存在抗 SSA/Ro 和抗 SSB/La 抗体阳性，并监测宫内胎儿是否存在心脏传导阻滞。对于存在这些可识别危险因素（如患有系统性红斑狼疮、干燥综合征、类风湿关节炎、混合性结缔组织病、未分化型结缔组织病，或既往妊娠过新生儿红斑狼疮伴皮肤和 / 或心脏表现）的女性，应在怀孕前或在妊娠期间尽早进行相关抗体检查。如果发现胎儿出现心率缓慢，超声心动图检查也证实存在心脏传导阻滞，宝妈需进行相关抗体检查。对于抗 SSA/Ro 和 / 或抗 SSB/La 抗体检测呈阳性者，建议妊娠期间接受更密切的监测，即定期进行胎儿超声心动图监测。早期发现胎儿心脏传导阻滞并予以早期干预，有助于改善结局。

产后筛查包括对于无可识别的心脏结构异常但存在心脏传导阻滞的所有新生儿，应检测其母亲的相关抗体；如果患儿小于 8 月龄，存在环状或多环状皮疹，和 / 或任何程度的心脏传导阻滞，也应检测是否存在母体来源的抗 SSA/Ro 和抗 SSB/La 抗体。

新生儿红斑狼疮是生命周期中最早出现的一种被动获得的自身免疫性疾病。接下来，让我们看看儿童出现自身免疫功能异常，还会患有哪些常见的疾病呢？

迅疾而来的生命危机：巨噬细胞活化综合征揭秘

我叫张秀（化名），是个平凡的白领，生活虽不富裕，却也温馨。我和先生有个 10 岁的女儿小笠。她活泼可爱，懂事体贴，成绩优异，总是给我们带来无尽的欢笑和安慰。然而，3 个多月前，女儿突然出现的一系列奇怪症状，彻底打破了我们平静的生活。

那是一个周末的清晨，我在周末的懒散中享受着难得的悠闲。女儿在卫生间窸窸窣窣地不知道在干什么。我翻了个身，想继续沉浸梦乡。突然，女儿焦急地闯进我的房间，语气急促地喊着妈妈，说自己的脸很疼。我立刻坐起身来，看着女儿的脸，发现她的脸部肿胀得厉害，我顿时慌了神，立即穿好衣服，带着女儿匆匆赶往了最近的医院。

幸运的是，周末清晨的医院病人并不多，我们很快被急诊科王医生接诊。她迅速地为女儿做完了检查，然后安慰我不要太着急："小笠的脸部肿胀疼痛，眼睑还有红色丘疹，应该是过敏。"听到医生的诊断，我才稍微安心了一些，开药便带着女儿回家了。

然而，事情并没有像我们想象的那样简单。女儿回家后症状并没有好转，反而越来越严重。一开始她只是简单地喊累，慢慢地她总是说自己没力气。有一次吃完晚饭，我在洗碗，喊她去倒垃圾，她却坐在沙发上说自己站不起来。我气得责备了她几句。然而她并没有顶嘴，眼泪大滴大滴地滑落。我突然意识到问题的严重性，立刻背着她下楼赶往医院。这次医生很快为她办理了住院手续。

医生告诉我们问题比之前严重，我赶紧向单位请了假，心中充满了不安。我看着女儿日益浮肿的脸庞，与往日的清秀判若两人，我的内心仿佛被针扎一般疼痛。医生进行了一系列详细的检查后，拿着肌肉活检的报告告诉我一个更坏的消息：我的女儿被诊断为幼年型皮肌炎，并且已经影响她的肺部和心脏。虽然我们已经有了心理准备，但是这个坏消息仍然像晴天霹雳一样让我措手不及。医生迅速为她展开了治疗，令我感到欣慰的是，随着治疗逐渐起效，她身上的皮疹慢慢消失，体力也逐渐恢复。这让我一度以为我们即将回归正常的生活。

然而命运似乎并不打算就这样放过我们。就在我们以为一切都在好转的时候，女儿突然无法进食，喝水也会呛到，声音变得嘶哑。我心中一紧，不敢有任何拖延，立刻带她前往医院。医生接诊后表示幸好女儿没有发热，但病情已经加重需要立刻住院。由于女儿的状态很差，我也不敢再向公司请假，无奈之下只好辞去了工作。每天到了规定的时间，我都会陪伴女儿接受静脉注射药物治疗。我看着她因为打针而肿胀的手臂，心中五味杂陈。为什么我们要承受这么多苦难呢？但苦难总会有它存在的意义。女儿每天都在不断好转。

3 个星期前，女儿突然患上严重的感冒，高热、头痛症状持续不断，但医生却无法确定具体的感染源。面对这突如其来的病情，我们全家再次陷入了无尽的担忧中。医生的严肃神情，让我感到了浓浓的不安。经过一系列的检查，结果显示笠笠的血常规和肝功能检查结果异常、铁蛋白数值偏高、脾大，这些都是让人担忧的症状。医生建议我们进行骨髓穿刺检查，以确定病因。拿到骨髓穿刺的初步报告时，医生沉痛地告诉我，笠笠被诊断为巨噬细胞活化综合征。这个陌生的疾病名字，对我来说犹如晴天霹雳。我从未听说过这种疾病，但它却无情地闯入了我们的生活，给我们的世界带来了巨大的冲击。

医生解释说，这是一种罕见且严重的疾病，如果不及时治疗，可能会对笠笠的生命构成威胁。那一刻，我感到了前所未有的恐惧和无助。为了救治笠笠，她被迅速送进了重症监护室。在那里，医生们对她进行了强化治疗，包括大剂量激素冲击、环孢素静脉滴注以及静脉应用人免疫球蛋白等措施。每一项治疗都充满风险和不确定性，但我们别无选择，只能相信医生，期待奇迹的出现。在监护室的日子里，我们每天都过得提心吊胆。幸运的是，在医生和护士们的精心照料下，笠笠的病情终于开始稳定下来，我们悬着的心也慢慢放了下来。经过一段时间的治疗和观察，笠笠终于从重症监护室转到了普通病房。

这三个月的时间里，我们一家人经历了一段艰难的历程。每一天都充满担忧和希望，仿佛是一场梦魇。在这个过程中，我通过各种途径去了解巨噬细胞活化综合征这种疾病，逐渐认识到它是一种免疫系统异常激活的病症，可能导致身体多个器官功能衰竭。尽管目前确切的病因仍是个谜，但医学界正在不断探索和研究治疗方法。

这段经历让我深刻地认识到健康的重要性。任何身体上的不适都值得我们重视，及时寻求专业医疗帮助是关键。同时，我也希望通过自己的经历，能够给那些与巨噬细胞活化综合征和其他疾病斗争的人们带来一些力量和勇气。无论前方的道路多么艰难，只要我们不放弃希望，保持积极的态度并接受适当的治疗，我们都有可能战胜病魔。

科普问答时间

1. 什么是巨噬细胞活化综合征?

巨噬细胞活化综合征（macrophage activation syndrome，MAS）是一种罕见但极为严重的全身性高炎症性疾病，通常作为某些风湿性疾病的严重并发症出现。这种疾病的发生与免疫系统的异常激活密切相关，可导致身体多个器官受到累及和损害。巨噬细胞活化综合征的主要临床表现包括持续性高热，这是身体对炎症反应的典型反应；此外，患者的铁蛋白水平和其他炎症标志物会显著升高，表明体内存在着广泛的炎症反应；同时，患者还可能出现全血细胞减少，这是由于异常的免疫反应对造血系统造成了损害。肝功能损害也是一个重要表现，患者可能出现黄疸、转移酶升高等症状。此外，凝血功能障碍也会发生，增加患者出血的风险。在一些严重的病例中，中枢神经系统受到炎症的影响，表现为头痛、恶心、呕吐、意识障碍等。在进行骨髓检查时，经常观察到许多巨噬细胞吞噬血细胞的现象，然而，这并非所有巨噬细胞活化综合征患者的共性特征，部分患者的骨髓样本外观甚至可能完全正常。巨噬细胞活化综合征的病情凶险，如果不及时诊断和治疗，可能会迅速发展为多器官功能障碍、休克甚至死亡。因此，对于这种疾病的认识和警惕性至关重要，早期发现并采取有效的治疗措施对改善患者预后至关重要。

2. 有哪些疾病会导致 MAS，它又有哪些诱因？

首先，MAS 是继发于风湿性疾病的具有生命危险的严重并发症。这些疾病如幼年特发性关节炎全身型、系统性红斑狼疮和幼年型皮肌炎，会导致免疫系统异常活跃，从而增加发生 MAS 的风险。其次，感染和药物也可能是 MAS 的诱因。例如 EB 病毒、流感病毒和结核分枝杆菌等感染可能与 MAS 的发生相关。此外，某些药物如生物制剂、抗生素和免疫抑制剂等，也可能通过影响免疫系统的平衡而诱发 MAS。需要注意的是，MAS 的确切病因和发病机制尚不完全清楚，可能存在其他未知的疾病和因素与之相关。此外，个体差异、遗传易感性等因素也可能对于 MAS 的发生起到一定作用。因此，对于可能导致 MAS 的疾病和诱因，我们需要保持警惕，早期识别和治疗 MAS 对于改善患者预后和减少并发症至关重要。

3. MAS 的治疗措施有哪些?

想要降低 MAS 的死亡率，首要之务在于早期识别与干预。这不仅关乎患儿的生命，更关系到患儿生活质量的提升。控制“炎症风暴”作为治疗 MAS 的核心环节，其重要性不言而喻。在确诊或怀疑 MAS 后，应立即开始大剂量糖皮质激素治疗。这是缓解病情的重要措施，能够快速控制炎症反应，减轻患者的痛苦，为患者的康复打下坚实的基础。除了糖皮质激素治疗外，环孢素、环磷酰胺、依托泊苷或生物制剂等药物也被用于 MAS 的治疗，特别是对于病情严重的患者来说，它们可以进一步增强糖皮质激素的治疗效果，挽救患者的生命。总的来说，早期识别和干预是基础，控制“炎症风暴”是核心，针对不同诱因进行治疗是关键。

与高热共舞：川崎病之旅

在一个阳光明媚、晴空万里的周末，我带着 4 岁的儿子豆豆前往植物园游玩。那是一个充满欢声笑语的地方，孩子们在草地上奔跑、嬉戏，大人们则悠闲地欣赏着美丽的风景。然而，正当我陶醉于这片宁静和谐时，一个突如其来的变故打破了我们原本美好的计划。

当我们踏上了回家的路途，豆豆开始表现得有些疲乏。他小声地要求我抱抱他。当时我以为他只是玩累了，没有过多在意。然而，回到家后，我发现他的皮肤有点烫，一测体温，竟然高达 39.4℃。我心头一紧，立刻给他口服了退烧药，希望他能尽快退烧。

午饭后，豆豆的体温有所下降，他似乎也恢复了活力。看到他开心地在小区的小公园里玩耍，我心中的担忧稍微缓解了一些。然而，晚饭过后，他的体温再次飙升至 39.5℃。考虑到 1 月份他曾感染过新型冠状病毒，且在 1 个月前刚刚患过流感，我怀疑这次发热可能与之前的疾病有关。但与之前不同的是，这次除了发热之外，他没有出现其他上呼吸道感染的症状，如咳嗽、流鼻涕等。

面对豆豆持续高热不退的情况，我焦虑得一夜未眠。第二天一早，我决定带他去社区医院进行详细的检查。在医院的化验室里，医生抽取了豆豆的指尖血进行血常规和 C 反应蛋白检测。等待结果的过程中，我内心忐忑不安，担心会有什么不好的结果。王医生仔细检查了豆豆的扁桃体，发现有些发红，但没有发现疱疹和溃疡。听诊心肺后，医生也表示正常。

血常规结果显示白细胞正常，中性粒细胞略高，而 C 反应蛋白则高达 40 多。结合豆豆的症状和检查结果，王医生初步判断为急性上呼吸道感染。他嘱咐我们回家后按时口服小儿柴桂退热颗粒和头孢，并提醒我们如果 48 小时后体温仍未好转，需要再次复诊。

接下来的两天里，豆豆的体温依然以高热为主，一直在 39～40℃。与此同时，他的全身出现了大面积的红疹，双眼充满红血丝，口唇发红并伴有干裂，舌头像杨梅刺一样红点点很多。他还告诉我颈部有些疼痛。我摸了一下，发现有好几颗边界清楚的淋巴结。更令我吃惊的是，他的手脚开始肿胀起来，掌心也发红。

面对豆豆日益严重的病情，我忧心忡忡，再次带他来到王医生的诊室复诊。医生仔细检查了他的身体，并开具了血常规和呼吸道病原体的化验单。结果显示呼吸道病原体均阴性，而血常规中白细胞已经升高，C 反应蛋白也明显上升至 78.5。面对这些异常的检查结果，王医生眉头紧皱地告诉我，豆豆目前诊断需要考虑川崎病。

听到这个陌生的疾病名称，我一时愣住了。王医生解释说川崎病是一种以全身血管炎为主要病变的急性发热出疹性小儿疾病，严重时可导致心血管并发症。他建议豆豆尽快住院治疗并接受进一步的检查评估。

面对豆豆突如其来的疾病和未知的治疗过程，我心情沉重，内心充满了担忧和困惑。作为母亲，我深知自己必须坚强面对这一切，为了孩子我将竭尽全力。于是，我们迅速办理了住院手续，顺利住进了医院。

入院后，医生对豆豆进行了进一步的化验检查，包括血沉、肝肾功能、凝血功能、心超等。结果显示血沉高达 70mm/h，谷丙转氨酶和谷草转氨酶均超出正常范围，尿常规白细胞也异常升高。这些数据进一步证实了川崎病的可能性。在间隔 5 天左右的第二次心超检查中，医生发现豆豆的冠状动脉轻度扩张，这也是川崎病的一个重要特征。看到这些检查结果，我心中五味杂陈，既忧虑又感到些许安慰，至少我们距离确诊又近了一步。

为了有效控制病情并预防心血管并发症的发生，医生及时给予了豆豆大剂量的人免疫球蛋白和口服阿司匹林治疗。在经过一段时间的治疗后，豆豆的体温逐渐恢复正常。这一刻，我深感医者仁心、病魔无情、人间有爱。我们与医生紧密合作，共同抗击病魔，为豆豆的康复而努力。虽然治疗的过程充满艰辛，但看到豆豆日渐好转，我心中充满了感激与希望。

科普问答时间

1. 什么是川崎病？

川崎病又称皮肤黏膜淋巴结综合征，通常认为川崎病是由感染因素触发的急性全身免疫性血管炎，可并发冠状动脉病变。川崎病导致的冠状动脉病变已经成为部分国家和地区常见的后天性心脏病之一。

2. 川崎病常见吗？

川崎病好发于5岁以下儿童，全年均可发病，男女发病比例为1.7：1，东亚地区显著高发，且发病率呈不断升高趋势，欧美国家发病率较低。我国北京和上海近年来发表的资料显示每10万名0～4岁儿童中每年就有超过100例新发川崎病患儿。

3. 川崎病有哪些主要表现呢？

（1）发热：常为反复发热，体温可达39～40℃，抗生素治疗无效。1周内发热自动消退或用药（如糖皮质激素）后消退者，不能排除川崎病。

（2）四肢末梢改变：急性期出现手掌、足底潮红和硬性水肿，有时伴有疼痛；患病2～3周，手指和脚趾出现从甲周开始的脱皮（膜状脱皮），并可能延伸到手掌和脚底；患病1～2个月，指甲上可出现深的横槽或脱甲现象。

（3）皮疹或卡介苗接种处红肿：皮疹通常在发热后5 d内

出现，常见弥漫性斑丘疹、猩红热样和多形性红斑样皮疹，而荨麻疹或小脓疱疹较少见。皮疹通常广泛分布，主要累及躯干和四肢，腹股沟处皮疹加重和早期脱皮以及肛周潮红、脱皮是川崎病的特点。卡疤红肿是指原卡介苗接种处急性炎症，是川崎病的一项相对特异的早期表现，发生率为10%～50%。日本及新加坡报道卡介苗接种后1年内患川崎病的婴儿，卡疤红肿阳性率可高达70%，高于淋巴结肿大及四肢末梢改变的发生率。

（4）双侧球结膜充血：发热后不久患儿可出现双侧球结膜非渗出性充血，通常不累及边缘和虹膜周围的无血管区；发热第1周，裂隙灯检查常可见到前葡萄膜炎；偶有结膜下出血及点状角膜炎。

（5）口唇和口腔改变：包括口唇红、干燥、皲裂、脱皮和出血；草莓舌；口咽黏膜弥漫性充血。

（6）颈部淋巴结非化脓性肿大：常为单侧，直径在1.5cm及以上。

4. 为什么川崎病需要行心脏超声检查？

川崎病最主要的危害就是并发心脏损害。部分川崎病儿童的临床表现并不典型（又称不典型川崎病），心脏超声检查可以发现心脏病变，特别是冠状动脉病变，有助于诊断和及时治疗。因此一旦怀疑川崎病，就应该尽早进行心脏彩超检查。

冷与热的变奏：周期性发热的谜团

作为一位母亲，近半年来，我经历了一段无比焦虑和不安的日子。我的 7 岁的女儿，每隔 1 个月就会发热，而且几乎每次发热都要到 38.5℃以上。

我清晰地记得，我女儿第一次发热时的样子。那一天，女儿的脾气突然变得异常暴躁，情绪变得烦躁不安，全然不像她平时乖巧、文静的模样。不久之后，她的体温迅速上升，一下子就烧到了 38.9℃，还不停地喊着肚子痛。情况紧急，我们没有丝毫的犹豫，立刻驱车前往了医院的急诊发热门诊。一路上，我的心像被重石压着，焦虑不已。到达医院，医生经过细致的查体和检验检查之后，认为女儿的情况可能是胃肠炎，开出了退热药、抗生素和益生菌，并嘱咐我们随时监测她的体温，关注她的病情变化。在那几天中，我们时时刻刻都提心吊胆，但幸运的是，两三天后，女儿的体温很快就稳定了下来，不喊肚子痛了，也没有呕吐腹泻的情况，我们悬着的心也终于放了下来。

然而，在接下来的日子里，女儿却每隔一段时间，几乎是每个月都会发热，伴有肚子痛。每次发热前，她的脾气都会变得异常暴躁，然后紧随而来的就是体温的迅速升高，每次的体温都会升到 38.5℃以上。我们每次都会迅速前往急诊就诊，医生给开的药也大同小异。同样的，两三天后，女儿的体温就会恢复正常，并且腹痛的情况也能缓解。可是，随着时间的推移，我们发现了一些奇怪的现象。女儿每次发热、肚子痛的时候，再没有出现呕吐、腹泻的情况，也没有鼻塞、流涕或咳嗽等症状。在这段时间里，我们还做了胃肠镜检查，也都没有提示有特别的异常。

每次女儿发热后，我们都会小心翼翼地询问她的身体状况和感受，希望从中找到一些线索，了解她的病情。可是，女儿总是告诉我们，除了发热之外，她并没有感觉到其他任何不适。在不发热的时候，她就像一个健康的孩子，活泼、快乐，没有任何异样。这样的回答让我们倍感困惑，我开始意识到这可能并不是普通的感冒发热或是胃肠炎。普通的疾病在恢复后，患者通常会有所感知，或是感到虚弱、疲倦，但女儿却完全相反。她似乎只是在发热时才会感到不适，其他时候都十分正常。这样的情况让我感到非常焦虑和无助。每当女儿的体温上升，我都会感到一阵揪心的疼痛。我害怕她再次受苦，害怕她承受这个年纪本不该承受的病痛。每次从医院回来，我的心情都异常复杂。我希望能够找到确切的诊断和治疗方法，但同时又害怕听到医生说出更坏的消息。我开始在网上搜索女儿的症状，希望从其他家长的经历中找到一些启示。可是，关于周期性发热的资料并不多，而且大多数都是一些零散的病例描述，没有太多的实际帮助。看着女儿痛苦的样子，我内心充满了无助和焦虑。

最近一次我们去发热门诊时，医生在详细了解了女儿的病史后，推荐我们前往风湿免疫科就诊。那一刻，我内心五味杂陈。一方面，我庆幸终于有了新的方向，但另一方面我又担心这是否意味着女儿的情况比我想象的还要严重。在风湿免疫科经过详细的检查和医生的判断后我得知，原来女儿得的是一种名为“周期性发热”的疾病，可以通过一些药物来缓解症状，部分患者也可以表现为良性过程。听到这个消息的那一刻我心里十分难受和自责，为什么没有早点发现早点治疗。医生告诉我们这个疾病需要长期管理，并且需要定期到医院进行检查和监测病情的变化。听到这些话我不禁泪流满面，我不知道自己该如何面对这一切，但为了女儿我必须坚强起来。

从那以后我开始学习更多关于周期性发热的知识和治疗方法，希望能够帮助女儿更好地管理病情。我知道这是一条漫长而艰难的路，但我愿意陪伴女儿一起面对一切困难和挑战，只要她需要我，我会一直在她身边，支持她、鼓励她，给她力量和信心，去战胜疾病。现在，我们已经习惯了每个月去一次医院检查和开药的生活，虽然有些辛苦，但我相信只要我们保持积极的心态和乐观的心情，一定能够渡过这个难关。

时间过得很快，转眼间，我们已经走过了半年多的路程，在这段时间里我深刻体会到了作为一位母亲的艰辛和不易，也更加珍惜和感恩每一天与女儿相处的时光。虽然女儿的病情并没有得到完全治愈，但我相信在医生的指导和我们的努力下，她一定能够健康快乐地成长。同时我也希望通过分享我们的故事能够给其他家长带来一些启示和帮助，让我们一起为孩子们的健康和未来努力奋斗！

科普问答时间

1. 什么是周期性发热？

周期性发热是一种自身炎症性疾病，其特点是炎症反应呈周期性发作，导致体温升高，出现发热症状，这种疾病往往有家族遗传性。它的发病机制涉及免疫系统的异常活跃，特别是非抗原依赖性机制。

在免疫系统的复杂机制中，抗原特异性机制和非抗原依赖性机制共同协作，以保护我们的身体免受外来病原体的侵害。非抗原依赖性机制与固有免疫有关，它是指免疫系统对非特异性刺激的反应。固有免疫是身体的一种快速反应机制，能够在接触病原体后立即启动防御反应。非抗原依赖性机制涉及炎症反应等固有免疫反应，它是由免疫细胞对非特异性刺激的应答所引发的。这些刺激可能包括细胞损伤、微生物成分或炎症因子等。非抗原依赖性机制通过引发炎症反应、促进吞噬作用等方式来清除病原体和受损细胞，从而在感染的早期阶段发挥重要作用。而自身炎症性疾病是由于非抗原依赖性炎症机制被不恰当激活所引起的。

2. 周期性发热的发热特点如何？

反复性发热，是周期性发热疾病最恒定不变的特征之一，给患者带来了不小的困扰。在发作期间，尽管一些轻微的病例可能只伴随低热，体温在 37.5 ~ 38℃徘徊，但绝大多数患者的体温会飙升至 38 ~ 40℃，给身体带来明显的负担。值得注意的是，这种发热的持续时间相对较短，通常只会持续 12 小时到 3 日，然后自行消退。对于很多患者，尤其是年幼的儿童来说，发热可能是周期性发热疾病的最初也是唯一明显的症状。

3. 除了发热以外，周期性发热还有哪些伴随症状？

腹痛是周期性发热患者常见的伴随症状。腹痛的初起可能是局限性的，但随着时间的推移，疼痛的范围可能会逐渐扩大。这种腹痛的背后，往往隐藏着腹膜炎症的病理过程，因此患者常展现出腹膜炎的体征，如肌肉的防卫性收缩、反跳痛、腹部板状硬化以及麻痹性肠梗阻的现象。这些表现有时会被误诊为外科急腹症，从而导致诊断的延误，甚至在某些情况下，患者会经历不必要的手术治疗。

胸膜炎症也是周期性发热患者可能出现的症状之一，它会引起胸痛，这种胸痛也可能是由膈下炎症引起的牵涉痛所致。胸膜炎症通常表现为单侧的胸痛，而且在吸气或咳嗽时会明显加重。患者往往会出现少量的一过性胸腔积液。对积液进行分析，可以发现它属于渗出液，并且以中性粒细胞为主要成分。一些患者在反复发作的过程中，可能会出现胸膜的增厚和粘连现象。

虽然大多数发作通常在 3 日内可自行缓解，但也有可能持续长达 1 周。值得注意的是，出现胸膜炎的患者往往也会同时伴发心包炎。在关节方面，患者可能会感到单个大关节的疼痛，常见的受累关节包括膝、踝或髋。在极少数情况下，患者会表现出游走性的多关节炎症状。这些症状和体征通常在发作后的 24 ~ 48 小时达到高峰，然后逐渐消退。滑膜炎作为其中的一种表现，通常会在不造成关节破坏的情况下完全消失。然而，也存在膝部和髋部长期关节炎发作的可能性，这些发作可能持续超过 1 个月，有时甚至长达数年之久。长期的关节炎可能会展现出破坏性的特征。有些患者还可能出现丹毒样的皮肤损害，通常表现为较大的隆起红斑，可伴有压痛感，见于小腿、踝部或足背部位，且多为单侧发病。这些皮肤症状往往会自行恢复，不需要使用抗生素进行治疗。

解码热源：基因轨迹下的热识别

随着对周期性发热的深入了解，我逐渐明白这是一种罕见病，需要长期治疗和管理。它并不像普通感冒那样简单，需要更多的耐心和关注。为了女儿的健康，我决定与医生密切合作，为她制定合适的治疗计划。

在与王医生的深入交流中，我逐渐了解到诊断周期性发热的复杂性和细致性。这不仅仅是一个简单的观察或检查过程，而是一个需要综合考虑多方面因素的医学研判。患者的病史、家族史及临床表现，都是医生在诊断时不可或缺的依据。

对于像我女儿这样反复发热，持续数月甚至数年的情况，医生首先会考虑是否存在感染或恶性肿瘤等常见病因。然而，经过一系列详尽的检查，包括各种实验室化验和影像学检查，我们仍然未能找到明确的感染源头或肿瘤迹象。甚至连骨髓穿刺这样相对侵入性的检查也做了，结果仍然显示没有血液系统的肿瘤。

王医生解释说，由于前几次发热时我们过于焦急，过早地使用了退热药物，这可能在一定程度上掩盖了病情的真实面貌。为了更好地观察和诊断，王医生建议我们，在女儿下次发热时，暂时不使用任何退热药和抗生素，而是直接住院接受全面的观察。如果女儿能够在不用药的情况下，2～3 天可自行退热，那将更有力地支持周期性发热的诊断。

几周后的一个清晨，女儿又像往常一样准时开始发热。我们立即联系了王医生，并按照他的建议将女儿送往医院住院观察。果然，在经过两天的密切观察后，女儿的体温逐渐回归正常，没有任何药物干预的情况下自行退了热。

王医生在查房时再次详细询问了我们的家族病史，特别关注是否有类似周期性发热的情况。他解释说："周期性发热往往与单基因遗传有关，如果家族中有类似的病史，那么患者被诊断为周期性发热的可能性就会大大增加。"然而，在我仔细回忆和搜寻了家族成员的健康状况后，确信并没有类似的病例。

面对我的疑惑，王医生进一步解释说："即使家族中没有明显的类似病例，也不能完全排除遗传性疾病的可能性。因为有些遗传性疾病是由隐性突变或新生突变引起的，这些突变在家族中可能并不表现出明显的遗传规律。"

王医生仔细研究了女儿的病情后说："周期性发热中最常见的是家族性地中海热，这是一种遗传性疾病。通常表现为发热，持续时间为 6～72 小时，体温超过 38℃；发作次数至少 3 次。此外，还有腹痛、胸痛和关节炎等症状，有家族性地中海热家族史。如果满足这些症状中的两项，那就可以临床诊断家族性地中海热。"他强调，为了最终确诊，还需要进行基因检测。

他解释说，周期性发热可以是由多种基因突变导致的综合征的表现，这些综合征包括家族性地中海热、肿瘤坏死因子受体相关周期性综合征、高 IgD 伴周期性发热综合征及冷吡啉相关周期性综合征（CAPS），而 CAPS 还进一步细分为家族性冷因性自身炎症综合征、小儿肾淀粉样变性和新生儿发病的多系统炎症性疾病。

王医生强调，基因检测在诊断这些遗传性周期性发热综合征中扮演着至关重要的角色。通过检测特定基因的突变情况，医生能够更准确地确定患者所患的疾病类型，从而制定出更有针对性的治疗方案。此外，明确诊断对于监测可能的不良预后以及提供遗传咨询也是非常重要的。

我们意识到，基因检测不仅关乎女儿当前的治疗，还对我们家庭未来的健康规划和遗传咨询有着深远的影响。因此，我们决定听从王医生的建议，尽快为女儿安排基因检测，以便早日明确诊断，制定合适的治疗方案。

经过一段时间的等待，基因检测终于有了结果，女儿原来是有异常基因“*MEFV*”。王医生解释说，家族性地中海热的致病基因 *MEFV* 位于 16 号染色体上，该基因编码一种称为炎素的蛋白质。炎素在宿主防御细菌过程中发挥重要作用。在家族性地中海热患儿中，*MEFV* 基因突变导致即使在没有外部触发因素的情况下也会产生炎素。这种不适当的炎素产生会引发一系列炎症介质的分泌，最终导致发热等的症状。

在得知女儿确诊为家族性地中海热后，我们悬着的心终于放下了。为了预防急性发作和减少亚临床炎症，女儿接受了长期的秋水仙碱药物治疗。这种治疗方案不仅有助于防止淀粉样变性的发生，还能延缓病情进展。

在接下来的日子里，我们与王医生保持着密切的联系。他说：“虽然目前还没有治愈这种疾病的方法，但通过合理的治疗和管理措施，我们可以有效地控制病情并提高患者的生活质量。”

科普问答时间

1. 出现怎样的发热需要进行基因检测呢?

发热是我们在临床上经常遇到的症状之一，它的出现可能预示着各种不同的疾病。实际上，引起发热的原因有很多，其中最常见的就是感染。然而，除了感染之外，还有许多其他因素也可能导致发热。

对于像故事中的患儿这样需要进行基因检测的发热，通常是那些经过详细病史询问、全面体格检查以及实验室影像学评估后，仍然无法明确病因的情况。在这种情况下，医生会考虑进行基因检测，以帮助诊断或排除某些遗传性疾病，如家族性地中海热。

家族性地中海热是一种常染色体隐性遗传性疾病，其特点是周期性发热和其他相关症状的出现。虽然感染是导致发热的常见原因，但家族性地中海热的发热有其独特的特点，如持续时间和发作频率等。因此，对于那些疑似家族性地中海热的病例，进行基因检测是很有必要的。基因检测不仅可以用于确诊家族性地中海热，还可以排除其他可能与家族性地中海热相似的自身炎症性疾病。这些疾病在临床表现上可能与家族性地中海热相似，但它们的病因和治疗方法各不相同。因此，通过基因检测，医生可以更准确地诊断病因，并制定合适的治疗方案。

总之，对于那些不明原因的发热，如果经过全面诊断性检查后仍无法确诊，医生会考虑让患者进行基因检测以帮助明确诊断。这不仅有助于患者得到正确的治疗，还能为其家庭成员提供遗传咨询和预防措施。

2. 什么是基因检测?

基因检测是一种通过血液、其他体液或细胞对 DNA 进行检测的技术。基因检测不仅可以用于疾病的诊断，还可以预测个人患病的风险，为疾病的预防提供依据。目前，基因检测已经广泛应用于新生儿遗传性疾病的检测、诊断，以及某些常见病的辅助诊断。通过基因检测，人们可以根据自己的基因情况制定个性化的健康计划，采取相应的预防措施，以降低患病风险。然而，基因检测也存在一些争议和风险。一方面，基因检测可能涉及个人隐私和伦理问题，需要保护个人信息安全和隐私权益；另一方面，基因检测的结果可能会对个人心理产生负面影响，如过度担忧、焦虑等。因此，患者在进行基因检测前，应充分了解相关信息和可能的风险，并在专业医生的指导下进行决策。

3. 基因检测一定需要患儿的父母参与吗?

基因检测在某些情况下确实需要患儿和家长共同参与。对于家族性疾病，特别是遗传性疾病的检测，家长的参与显得尤为关键。这是因为家长可能携带与这些疾病相关的基因变异，这些变异有可能被传递给孩子，进而增加孩子的患病风险。通过检测家长的基因，可以获取更全面的基因层面的信息，并且确定是父母哪一方贡献了突变基因，从而更精确地评估孩子的疾病风险，并为疾病的诊断和治疗提供有力支持。此外，这对于遗传咨询也具有重要的指导意义。但具体是否需要家长参与，应根据检测目的和实际需求来决定。

身体的语言：症状的彩绘

我清晰地记得，那个秋后的下午，一切都显得那么宁静而美好。小镇上的枫叶在微风中轻轻飘舞，阳光透过树叶的缝隙洒在大街小巷。我就住在这个宁静的小镇上，是镇上一所高中的学生，我喜欢与朋友们相聚，喜欢爬山。那是一个和往常一样的周末，但是对我而言，却是一段苦难日子的开始。

我和一群好友决定去爬山远足，欣赏秋天的美景，秋叶如火般红艳。我们挑战着陡峭的山路，笑声在山谷回荡。攀登的每一步都是对自然的尊重、对生命的热爱。然而，就在我们抵达山巅的那一刻，一场突如其来的变故打破了原本宁静的美景。我的脚踝传来一阵剧痛，刹那间仿佛整个世界都停滞了。我试图忍受这股疼痛，但很快脸色变得苍白，汗水如雨般从额头滑落。朋友们见状连忙扶我坐下，焦急地询问我的情况。我费力地告诉他们，脚踝的疼痛令我难以站稳。为了查看情况，朋友们揭开我的裤脚。露出的小腿上，密密麻麻的红色小点如同一群蚂蚁在肆意涌动，看着令人一阵眩晕。朋友们瞬间面露惊恐之色，立刻意识到情况紧急。为了我的安全，朋友们毫不犹豫地背起我，开始艰难地下山，寻求医疗帮助。

在医院，医生经过仔细检查后得出了一个诊断：过敏性紫癜。这是一种免疫系统疾病，其主要特征是皮肤出现紫癜状皮疹，可伴随着关节痛或腹痛。我的家人对这个诊断感到无比震惊，因为我以前从未有过任何过敏症状。

从此，我开始了漫长而艰难的治疗之路。门诊医生告诉我需要住院治疗，我没想到自己的病情会这么严重。妈妈赶紧请了一周的假，陪着我在医院治疗。用了一周的激素，待我的情况好转后，妈妈跟医生沟通是否可以停用激素，毕竟我还那么小。可是激素刚停两天，病情就又严重了，我开始出现腹痛、恶心、呕吐的症状，身上的小红点也跟着增加。即使这样，妈妈和爸爸商量还是不能依靠于激素治疗，我也担心激素引起肥胖、让自己变得难看。于是，我们转院到中医院治疗。医生给我开了中药，服用一星期后，我皮肤上的小红点仍有反复，解小便时发现有很多泡泡，有时还会出现腹部隐痛、关节痛。我想中药治疗也是需要一定时间的，就这样又过了半个月，仍然没有明显改善。最后，我们还是辗转回到了最初的医院，进行激素治疗，并缓慢减量。这次治疗过程挺顺利的，我的病情没再反复。除了日常的用药外，我在饮食上也需要格外地注意，饮食要清淡、易消化、富有营养，忌油腻。妈妈会给我做各种有营养的饭菜，荤素搭配，水果、蔬菜每天都换着花样。

观察了几个月，基本上疹子不再出现了，尿蛋白也呈阴性。我发现了一个规律，只要在检查前几天出去走走逛逛，这个疹子就会增加。基于此情况，我决定还是少运动比较好。半年过后，随着病情的好转，我从每天运动十分钟可以慢慢增加到半个小时，从走路到跳绳运动。

患病的过程让我深感生活的不易，原本充满活力的我变得疲惫而无力。在这个过程中，我体会到了身体的脆弱和生命的无常。曾经习以为常的活动，如远足、朋友聚会，都成了奢侈的奢望。然而，正是在这个困境中，我发现了自己内心深处的坚韧和勇气。我在医院里结识了许多有类似疾病的患者，我们共同面对病痛，互相支持。渐渐地我学会了接受现实，学会了在困境中寻找希望；通过心理辅导来缓解内心的压力，努力保持积极的态度。在医院的日子里，我感受到了友情的力量，朋友们轮番来探望我，给予我坚定的支持和鼓励。他们不仅仅是陪伴，更是我的精神支柱。医生和护士们也在尽最大的努力帮助我康复。

经过漫长的治疗，我的病情终于渐渐好转。虽然依旧需要定期的医疗观察和复查尿常规，但我学会了在有限的生活空间里找到快乐和满足感。我重新拥有了对生活的热爱，尽管生活方式有所改变，但心态变得更加坚强和成熟。这不仅是一场生理上的挑战，更是一次心灵的洗礼。

远足原本是一场赏心悦目的旅程，但却因为意外成为了我人生中的一篇故事。这段经历不仅教会了我勇敢面对困境，更让我懂得了友情的珍贵。在风雨中，真正的友谊会如一盏明灯，照亮前行的路。生活中的每个瞬间都有可能成为我们成长的经验，让我们更加珍惜当下，感恩身边的每一个陪伴。

科普问答时间

1. 过敏性紫癜到底是个什么样的疾病？

过敏性紫癜是儿童期最常发生的 IgA（一种免疫球蛋白）引起的血管炎，发病年龄为 2 ~ 6 岁，在低龄儿童中更为多见。一年四季都可发病，秋冬季节为主，男孩子发病比例更高，目前多称为 IgA 血管炎。过敏性紫癜很容易被误解成是一种过敏反应，但其实它和过敏关系不大。病因尚不明确，可能涉及感染、遗传、免疫因素、食物、药物、疫苗及昆虫叮咬等因素。如若患者每次发病前有明确的过敏史，则避免接触过敏原可预防疾病的复发。

2. 过敏性紫癜有哪些临床表现？

主要有四大临床表现，包括皮疹、消化道症状、关节痛及肾脏表现。

（1）皮肤紫癜：典型的皮肤表现就是四肢、臀部出现红点，红斑，密密麻麻，可能会有点痒，高出皮肤表面，按压后不会褪色，几天后转变为暗紫色。皮疹会反复出现，对称分布，分批出现。治疗后皮疹逐渐消退，恢复后一般不会留疤。

（2）消化道症状（急性期的常见死因）：如果血管炎发生在胃肠道，腹痛就开始出现了。约 2/3 患者出现消化道症状，表现为阵发性剧烈的腹部绞痛，疼痛部位不固定，或伴有恶心、呕吐、呕血和便血等。

（3）关节症状：如果血管炎发生在关节，患儿可出现膝、踝、肘、腕等关节肿痛。较常见的为脚踝肿胀，疼痛明显，患儿走两步都很困难，活动受限。但一般在数日内消失，不留后遗症。

（4）肾脏表现（决定远期预后）：20% ~ 80% 的过敏性紫癜患儿可出现肾脏损害，常在紫癜后 1 ~ 8 周内出现，也可出现在紫癜消失后或疾病的静止期。常出现血尿和 / 或蛋白尿，部分患者会有肾功能下降，严重者可出现肾功能衰竭。症状轻重不一，大多数患儿能完全恢复，1% ~ 2% 的患儿会发展为慢性肾炎，0.1% ~ 0.2% 的患儿会发生肾功能不全。

其他过敏性紫癜患儿可出现神经系统、呼吸系统、循环系统症状以及肌肉内、结膜下出血及睾丸炎等表现。

3. 饮食上需要注意什么？

患儿在发病期间应避免食用可引起过敏的食物（牛奶、鱼、虾、海鲜及蛋等），避免接触可疑过敏原。腹痛轻症患儿应采用少渣易消化饮食；腹痛厉害者应进食流质或禁食，消化道有明显出血者应禁食。饮食要清淡，易消化、富有营养，忌油腻。

4. 日常生活需要注意什么？

急性期应卧床休息，待症状好转后下床活动。避免接触各种可能的过敏物质（如花粉、动物的皮毛等），避免剧烈运动，恢复后可适度有规律地户外运动，提高机体免疫力。注意饮食卫生，勤洗手，不吃不洁瓜果及水生植物，以杜绝肠道各类细菌、病毒、寄生虫感染的机会。规律作息，避免熬夜、疲惫等，养成良好习惯，避免机体免疫低下。保持心情愉快，减少紧张、恐惧心理，保持心态稳定。注意气候变化，及时增减衣物，预防感染，定时开窗通风，保持室内空气流通。保持皮肤清洁干燥，衣着应宽松、舒适，避免抓挠皮肤，以防止出血和感染。过敏性紫癜可反复发作或并发肾损害，家长和患儿要学会观察病情，遵医嘱用药，定期复查尿常规，一旦病情复发或加重，应及时就医。

5. 过敏性紫癜的预后如何？

过敏性紫癜是自限性疾病，多在 8 周内痊愈，但一年内复发率为 30% ~ 40%。通常近期预后与消化道症状有关（胃肠道出血、肠梗阻等），远期预后与肾脏病变有关。肾损害 85% 发生在病程 4 周内，97% 发生在 6 月龄内，故建议尿检正常者至少随访半年，6 月龄后尿检仍异常者继续随访 3 ~ 5 年。过敏性紫癜的科学防治，离不开规范的治疗，也需要科学的护理，防治结合才能减少复发。

小小关节、大大痛苦：幼年特发性关节炎

大家好，我是一名 12 岁的小学生，今天我要和大家分享我的奇妙“关节炎”之旅。是不是觉得有点不可思议？别急，让我慢慢讲给你们听。

4 年前的一个周末，我和小伙伴们在公园里欢快地玩耍。我们你追我赶，尽情地嬉戏，仿佛是那些在蔚蓝天空下自由飞翔的小鸟。然而，就在那一天，我的世界开始发生了改变。

下午和伙伴们玩耍时，我不小心摔倒，膝盖受到撞击。当时只是擦破了点儿皮，稍微揉搓一下便觉得不太疼了。因为我经常摔跤，所以对此并没有太在意。然而，到了晚上，我的膝盖竟然肿了起来，疼得我走路都变得困难。妈妈以为我只是扭伤，让我休息静养。但休息了几天后，关节肿痛并未好转。

8 岁的我对这突如其来的变化感到无比恐慌和无助。我不明白为什么我的膝盖会像被火烧一样疼，为什么我不能像其他孩子一样自由地跑跳。在那个年纪，我还不懂得如何掩饰自己的情感，也无法理解这种痛苦究竟源于何处。当夜幕降临时，我不能自由活动我的膝盖；到了白天，我也只能无助地望着窗外，看着其他孩子们欢快地嬉戏，自己却只能孤零零地坐

在角落里。我不明白为什么命运要如此对我，将我推向孤独的边缘。每当夜晚来临，我都会默默祈祷，希望痛苦能早日离我而去，让我重拾欢乐。

我们去了骨科医院，医生叔叔检查了我的腿，说没什么大问题，就是关节里有一些积液，可能是滑膜炎，需要好好休息。几天后，疼痛神奇地消失了。我兴奋极了，以为自己又能回到和朋友们一起玩耍的日子。但好景不长，几周后我感冒了，膝盖的疼痛又回来了，这次更加猖狂，连小腿和脚踝也加入了“疼痛俱乐部”。这一次，休息并没有用，我只能哭着告诉妈妈我的感受。我们又去看骨科医生，复查了一下，还是说有积液。医生叔叔说让我在床上躺两周，积液就会慢慢吸收的，一切都会好起来的。

在家休息的日子很舒服，腿也没那么难受了。小伙伴们来看我，还约着一起打篮球呢！可是过了一段时间，我突然发现自己的膝关节时不时地疼，尤其是早晨起床的时候。我开始以为是睡觉姿势不对，但后来发现，这种疼痛越来越频繁，甚至影响到了我的日常活动。于是，爸爸妈妈又带我去医院检查。这次医生叔叔对我都眼熟了，看完片子也没发现什么问题，他建议去大医院看看风湿免疫科。爸爸妈妈带我去挂了一个专家号。医生对我进行了详细的检查，还做了很多奇怪的机器检查。最后，他们告诉我，我得了一种叫“幼年特发性关节炎”的病。听到这个消息，我愣住了，关节炎不是老年人才得的病吗？为什么我会得这个病呢？

医生阿姨告诉我，幼年特发性关节炎是一种免疫系统紊乱导致的疾病，它会侵犯关节，导致关节炎症、肿胀和疼痛。虽然这个病的原因还不清楚，但是可以通过药物和治疗来控制病情。原来是这样，这样我就放心了。

接下来，我开始了一段漫长的治疗之旅。一开始，我需要每天吃药，还要定期去医院复查。刚开始的时候，我觉得很痛苦，不喜欢吃药，也不喜欢去医院。但是，爸爸妈妈告诉我，这是为了让我身体健康必须要做的事情。于是，我乖乖地听他们的话，坚持治疗。渐渐地，我发现自己的关节疼痛减轻了，体力也恢复了。在医生的建议下，我还开始进行一些适当的锻炼（如游泳、骑自行车等），来增强关节的灵活性和力量。哦，原来关节炎也可以这样治！

经过一段时间的治疗，我的关节炎得到了良好控制。4 年转眼过去了，现在的我，已经不再害怕吃药和去医院了。我学会了照顾自己，也懂得了健康的重要性。通过这段经历，我明白了：生活中，我们总会遇到一些困难和挑战，但只要我们勇敢面对，用心去解决问题，就一定能够战胜它们。就像我的关节炎一样，虽然它让我痛苦过，但同时也让我学会了坚强和勇敢。

最后，我想对和我一样患有幼年特发性关节炎的小伙伴们说："不要害怕，我们一起勇敢地面对这个病，相信医生，坚持治疗，我们一定会战胜它！"

科普问答时间

1. 什么是幼年特发性关节炎？

幼年特发性关节炎（juvenile idiopathic arthritis，JIA）是儿童时期一种常见的结缔组织病，也被称为幼年类风湿关节炎。国际风湿病学会联盟专家组将儿童时期不明原因关节肿胀持续6周以上的情况，统一定为JIA，从而取代了幼年类风湿关节炎和幼年慢性关节炎的称呼。JIA以慢性关节滑膜炎为主要特征，并伴有全身多脏器功能损害，亦是造成儿童时期残疾和失明的重要病因。

2. 幼年特发性关节炎的临床表现有哪些？

幼年特发性关节炎的临床表现可能因不同的类型而有所不同，但通常包括关节症状和关节外症状。关节症状是最常见的表现，包括关节肿胀、疼痛、活动受限，可伴随关节局部皮肤温度增高，甚至后期会出现关节畸形。这些症状可能出现在任何关节，但最常见的是膝关节、手指关节、腕关节、肘关节和肩关节。关节炎可以是少关节型或多关节型，少关节型通常只影响少数几个关节，而多关节型则可能影响5个以上的关节。

关节外症状包括全身症状和系统症状。全身症状如发热、皮疹、体重下降及乏力等，这些症状可能出现在关节炎之前或与之同时出现。系统症状可能涉及多个器官，包括心血管、肺、胸膜、眼、肾脏及皮肤等。例如，心血管症状可能包括心包炎、心肌炎、心内膜炎等；肺部症状可能包括胸膜炎、肺实质病变等；眼部症状可能包括葡萄膜炎等。

根据国际风湿病学会联盟的分类标准，幼年特发性关节炎被细分为以下7种类型：全身型、少关节炎型、类风湿因子阳性多关节炎型、类风湿因子阴性多关节炎型、银屑病关节炎、与附着点炎症相关的关节炎以及未分化型幼年特发性关节炎。

3. JIA 患儿平时需要注意哪些事项?

（1）饮食方面：可以多吃优质高蛋白食物和蔬菜水果，少吃高脂肪、高胆固醇类食物，避免给胃肠造成高负担，肠道环境好更有助于疾病恢复；同时保持健康体重可减轻膝关节等部位压力。

（2）生活方面：多去户外运动，并补充钙剂和维生素 D。体育锻炼可以增强肌肉力量、改善关节灵活度，可以首选游泳，因其对关节的压力较小并能活动关节。一般不推荐跳跃及跑步，球类运动适合疾病控制良好的患儿。当然在急性期，还是要避免剧烈运动；平时也要避免劳累、感冒，注意皮肤、口腔卫生，培养良好的生活习惯。

（3）心理方面：因为 JIA 属慢性疾病，患儿需要长期进行治疗，所以家长、学校和医生应多多关注孩子的心理健康，家长应积极鼓励孩子融入学校、集体生活以保持良好的情绪状态。

（4）用药方面：使用糖皮质激素时，要按时按量服用，不可随意减量，并定期检测血压、血糖、血钾、血常规及大便潜血。处于发育期的孩子应定期检测生长和发育情况。使用甲氨蝶呤等免疫抑制剂时应注意观察药物副作用，如白细胞减少等，需定时复查血常规与肝肾功能等。

4. JIA 患儿的预后如何?

JIA 患儿总体预后较好，但不同亚型 JIA 患儿的预后具有较大差异。并发症主要是关节功能丧失和虹膜睫状体炎所致的视力障碍。JIA 患儿的病情极易反复，个别病例在历经数年缓解后到成人期偶尔也会出现复发。JIA 并非小病，如果处理不当可能贻害终身。当儿童出现疑似症状，应及时就医，通过规范诊治，选择合适的药物，改善患儿的长期预后，让患儿重回健康生活。

JIA 早期诊断，早期治疗，预后大多较好。

守护微笑的秘方：儿童止痛药物指南

疼痛是儿童送医就诊的一大原因，但由于孩子年龄小，往往很难说清疼痛部位和疼痛原因。有时，家长会按自己的经验、感受来判断孩子疼痛的原因，这给儿科医生的诊疗工作增加了难度。腹痛、头痛、腿痛是孩子疼痛的几个主要症状，疼痛背后的原因可大可小。小儿常见的腹痛可能是阑尾炎、肠套叠等急症，也有可能是不需要特别处理的肠系膜淋巴结炎，但这需要医生仔细甄别，以免误诊。

在那个阳光明媚的星期天，晨晨，一个 7 岁的小男孩，正在小区的公园里尽情玩耍。他追逐着蝴蝶，欢快地奔跑着，沉浸在无忧无虑的童年欢乐中。然而，就在一刹那，命运与不幸开了个玩笑。晨晨不小心被一块石头绊倒，摔倒后小腿剧烈疼痛，局部甚至出现了瘀斑。他的快乐瞬间被撕裂，疼痛让他无法忍受。晨晨大声哭喊起来。妈妈急忙赶来，心痛地抱住晨晨。她知道必须立即带他去医院做详细检查。在医院的检查中，王医生经过对晨晨的仔细查体和拍片后，诊断为下肢扭伤和局部皮肤擦伤，幸运的是没有骨折。王医生建议晨晨回家休息、观察病情变化。晨晨虽然遵从了医生的建议回家休息，但疼痛并未消退。他面露痛苦，行动也有些受限。看着儿子痛苦的样子，妈妈心疼不已。于是，他们再次找到王医生。王医生这次为晨晨开了一瓶止痛药。当晨晨和妈妈看到药瓶上写着"布洛芬混悬液（美林）"时，他们有些疑惑，这不是治疗感冒发热的药吗？王医生解释说，美林是一种退热药，同时也是一种止痛药。半信半疑中，晨晨喝了 8mL 的美林。令他意想不到的是，不到一个小时，他的疼痛感竟然真的完全消失了。晨晨的脸上再次洋溢出了开心的笑容，仿佛刚刚的疼痛只是个幻觉。这次经历让晨晨和妈妈深刻体会到了医生的神奇之处，也让他们更加明白了在面对疼痛时，及时就医并遵从医生建议的重要性。

在 15 岁的初三毕业生小静的生命中，中考的压力和学业的繁重一直是无法回避的重担。然而，一天前的那一场悄然而至的发热，却打破了生活的平静。小静开始出现偶尔的咳嗽，但这咳嗽中却带着一种不寻常的痛楚，那是明显的胸痛。小静的父母，两位平凡而朴实的家长，面对这样的情况，首先想到的是中考即将到来，学业是小静目前最为重要的事情。或许是出于这样的担忧，他们选择了自行给予止痛药"复方对乙酰氨基酚片（散利痛）"口服，希望能暂时缓解孩子的痛苦，同时也为小静准备了一些"治疗感冒咳嗽的中成药"。体温与胸痛似乎得到了一些缓解，小静也继续回到了学校，但一切并未如父母所愿的那般顺利。仅仅隔了一天，小静的身体状况再次出现了变化。发热依旧持续，咳嗽明显加重，胸痛也如同潮水般反复袭来，而且有加重的趋势。这时，母亲再也无法淡定，心中的紧张如同被风吹动的弦，紧绷到了极点。她立刻为小静请了假，带着孩子来到了医院。经验丰富的王医师为小静进行了详细的肺部听诊、叩诊等检查。随后，又进行了一系列化验与拍片。结果如同晴天霹雳：大叶性肺炎，且炎症已累及胸膜产生了胸痛表现，血常规结果提示有非常严重的细菌感染。面对这样的诊断结果，小静的妈妈深感自责，觉得是自己的随意用药耽误了小静的病情。王医生果断地为小静进行了抗感染治疗。在经过一夜的精心治疗与护理后，奇迹出现了，第二天，小静的胸痛明显缓解，肺炎病情也开始逐渐好转。这个年轻的生命，经过一次严峻的考验后，又重新焕发了生机。

乐乐是一个快乐的小天使，与他的名字“乐乐”相得益彰。他那无邪的笑声，如同阳光般洒满每个角落。然而，上周开始，这束阳光被乌云遮蔽了。乐乐突然感冒发热，咳嗽不止。那顽固的高热、头痛、全身酸痛乏力，让他的小身躯承受着巨大的痛苦。原本充满活力的他，此刻耷拉着脑袋，时不时地大哭大闹，令人心疼不已。妈妈心急如焚，立即带他去医院化验检查。医生经过仔细检查，诊断为甲型流行性感冒。为了缓解乐乐的体温，医生开出了对乙酰氨基酚（泰诺林）。然而，令妈妈担忧的是，服用泰诺林后，乐乐的体温并未明显下降。看着乐乐难受的样子，妈妈心疼不已。在泰诺林的基础上，她自行给乐乐口服了小儿氨酚黄那敏，希望能为乐乐减轻一些痛苦。服用 2～3 天后，乐乐的体温终于恢复了正常，但他的精神状态仍不见好转，咳嗽依然频繁。于是，妈妈带着乐乐再次前往医院复诊。医生为乐乐做了生化化验，结果显示肝功能谷丙转氨酶明显偏高。这一结果令妈妈十分担忧。经过询问病史，王医生认为肝功能损伤可能和病毒感染有关，但也不能排除退热止痛药物过量引起。因为小儿氨酚黄那敏里也含有对乙酰氨基酚，与泰诺林是一类药。过量使用退热止痛药物可能导致肝功能损伤。

在停了退热止痛药并加用护肝补液等对症治疗后，乐乐的各个指标逐渐恢复正常。他的精神状态也明显好转，重新变回了那个快快乐乐的小可爱。这次经历让妈妈深刻认识到退热止痛药是一把双刃剑：使用过少效果不佳，过多则可能对脏器功能造成损伤。在孩子生病时，合理用药至关重要。

科普问答时间

1. 如何评估儿童疼痛的严重程度？

评估儿童疼痛严重程度是一项重要且复杂的任务，因为儿童可能无法像成人那样准确地描述自己的感受。

首先，家长可以观察孩子的面部表情和体态：当孩子感到疼痛时，他们的面部表情可能会变得紧张、扭曲或痛苦；他们也可能会采取某种体态来减轻疼痛，如蜷缩身体或保持某个特定的姿势。

其次，注意孩子的行为和活动水平：疼痛可能会影响孩子的日常活动和行为，他们可能会变得比平时更安静、不活跃，或者无法完成平时能够轻松完成的活动。同时，关注孩子的生理反应：疼痛可能会引起一些生理反应如出汗、呼吸急促、心跳加快等，这些反应可以作为评估疼痛严重程度的参考指标。

也可以采用视觉模拟评分法（visual analogue scale，VAS）：这是一种常用的疼痛评估工具，适用于能够理解和使用它的儿童。VAS 通常是一条标有数字的直线（通常为 0 ~ 10 分，0

表示没有疼痛，10 表示最剧烈的疼痛），儿童被要求在直线上标记代表自己疼痛程度的点，家长可以根据测量标记的位置来评估疼痛的严重程度。

2. 儿童止痛治疗的目标和原则是什么？

儿童止痛治疗的目标主要是缓解或消除疼痛，提高儿童的生活质量，并尽可能减少疼痛对儿童生长发育和心理健康的不良影响。根据疼痛的类型、来源、严重程度和持续时间，治疗会有所不同。对于有些病例，治疗疼痛的基础来源或其他相关症状（如痛苦或焦虑）可以缓解症状。治疗原则是在整个治疗过程中都应定期进行疼痛评估，可采用包括非药物和药物治疗措施。应尽可能使用口服镇痛药，避免采用会造成疼痛的给药途径。也应预计到镇痛药的副作用，并给予适当的处理。

3. 儿童常用的止痛药物有哪些种类？

镇痛药的选择取决于疼痛强度和患儿对之前所用药物的反应。对于轻度疼痛而言，对乙酰氨基酚、布洛芬、双氯芬酸等非甾体抗炎药（NSAIDs）一般即可充分镇痛。中至重度疼痛者，可使用阿片类药物治疗，通常联用非阿片类镇痛药。一般建议 12 岁以下的儿童避免使用可待因和曲马多，因为这些药物的代谢差异会改变儿童所暴露的活性药物的水平，极端情况下药物过量可致命。对于 12 岁及以上的儿童，开具这些药物时也应谨慎，特别是对于肥胖患者和有阻塞性睡眠呼吸暂停或严重肺病的患者，因为这些疾病可能会增加发生严重呼吸问题的风险。如果儿童出现胃肠道痉挛等引起的绞痛，可以使用解痉类止痛药，如硫酸阿托品注射液、消旋山莨菪碱片等。由于不恰当使用止痛药，不仅会导致药物的副作用，也会掩盖病情，因此建议在医生指导下使用。

4. 儿童常用的关节炎止痛药物有哪些?

儿童常用的关节炎止痛药物多选择非甾体抗炎药，一般不选择阿片类药物以及解痉类止痛药。

儿童常用非甾体抗炎药物种类及用法

药物	开始年龄	每日剂量 /$mg \cdot kg^{-1}$	最大量 / mg	每天次数
对乙酰氨基酚	3 月龄	40 ~ 60，最大不超过 75	4 000	4 ~ 6
布洛芬	6 月龄	30 ~ 40	2 400	3 ~ 4
吲哚美辛	新生儿	1.5 ~ 3	150	3
双氯芬酸	2 岁	2 ~ 3	150	3
塞来昔布	2 岁	10 ~ 25kg 体重：每次 50mg，每天两次；25 ~ 50kg 体重：每次 100mg，每天两次	200	2

关节的保镖：儿童抗风湿药物应用指南

“为什么要给孩子用抗肿瘤的药物？！”孩子奶奶泪眼婆娑地质问我，一只手扶着眼镜，一只手颤颤悠悠地拿着甲氨蝶呤的药物说明书。看着婆婆，恍惚中看到了半年前的自己，在风湿免疫科病房，也曾这样满满忧虑地朝着主治医生发出深深的质疑。直到现在，即使孩子的左膝关节肿胀已经明显消退，能正常上学，能跑能跳，我内心也还不是十分笃定曾经的选择是否正确，对未来也还是充满了无限的担忧。

孩子小乐目前 5 年级，是个热爱运动的大男孩。平时常有碰撞，所以小伤小痛他都是自己默默承受，从来不吭声。有一天送他上学，我突然发现他是一瘸一拐地走进校门。当初还以为这孩子又是哪里撞伤，也就没在意。又过了几天，发现他的左侧膝关节竟然有点肿肿的，走路也还是一瘸一瘸的，才觉得不对劲了。经历了骨科、风湿免疫科的反复就诊，医生告诉我们小乐左膝关节肿胀、疼痛、活动稍微受限，需要在风湿免疫科病房住院进一步确定关节炎病因。如果说之前的路都是听着医生指令一步一步地往前走，医生说需要抽血，我们就去抽血；医生说要做磁共振成像，我们就去做磁共振成像。那么，当主治大夫王医生拿着《病情告知书》及《抗风湿药物告知书》和我们谈话时，我和先生内心那根紧绷着的弦突然就断了，站在疾病治疗的路口，选或不选，都将对孩子造成可能的，甚至永久性的伤害，怎么办？

“甲氨蝶呤虽然说是一种抗叶酸类的抗肿瘤药物，但是我们风湿免疫科使用的剂量是不一样的，我们是小剂量使用。另外，对于所有确诊为幼年特发性关节炎的孩子，目前国内外指南也都推荐应该尽早使用抗风湿药物，而甲氨蝶呤是我们这些药物里面的‘锚定药物’，其他药物都是以它为参照物的。当然药物会有它的副作用，常见的有：胃肠道不适、口腔黏膜损害、肝功能损害以及血液系统异常等。所以我们同时会配合叶酸口服，以及治疗前期 2 周左右，之后每 1 ~ 2 个月进行血常规、肝肾功能等情况检测，如果出现副作用能尽早发现、尽早调整用药以避免更大的伤害。我们医生建议使用，最终需要你们家长的知情同意。”见我和先生仍是面面相觑、一副没有主见的样子，主治医生王医生又重新进行了一番总结发言。

为什么要使用这种抗肿瘤的药物来治疗孩子的关节炎？为什么不能用其他更安全更好的药物？用一种“抗肿瘤药物”来治疗关节炎，会不会遗留不可逆转的伤害？

兜兜转转，谁还没有几个医生朋友呢！所以第一反应，我和先生就是找了我们身边认识的医生朋友咨询。“隔行如隔山，我一妇产科医生还真不懂你们的情况，我帮你问问相应科室的朋友吧！”“如果诊断明确，抗风湿药物还是建议尽早用药，具体如何选择还是应该听给你诊治的风湿科医生的评估和判断。”“我们风湿科医生的建议，就是相信给你诊治的风湿科医生的评估和意见，并持续治疗，这也是抗风湿药物使用的第一原则。”当时的我觉得这些医生的回复都很敷衍，并没有给我“有效”的建议。所以病房里有“经验”的妈妈成了我另外的救命稻草。我这个社恐的人，竟然也在病房里伸长着脖子凑上去和有经验的家长聊天，看看大家都是用的什么药，用了药之后都有什么反应。“吃甲氨蝶呤是最基础的，有些人的关节炎比较重，还会有加用打针或挂盐水类型的药物，说是生物制剂”“我们家孩子每周只要到时间吃这个药（甲氨蝶呤），都会恶心，甚至呕吐，真是心疼呀！”“上次碰到一个孩子，先是关节炎，后面眼睛都不太好了，说是家长有个药自行停用了。”“我上次碰到一个孩子，治疗好了，评估后停用所有药物 1 年多，结果关节又痛了！”几个妈妈凑一起，话题也总是围绕着孩子的疾病、用药、如何复查等，聊着聊着，焦虑的情绪似乎也慢慢有所缓解，觉得我不是一个人在战斗，也不是最艰苦的那个人。

现在我们也能坦然接受孩子吃“甲氨蝶呤”这个既是“抗肿瘤”又是“抗风湿”药物的事实，目前也没有出现我们曾经担心的各种各样的副作用。我们“冷眼旁观”地察看儿子的情况，尽量不把我们的焦虑、不安传递给他，默默地祈祷在药物的保护下，儿子的关节能远离肿痛、活动自由。

科普问答时间

1. 什么是抗风湿药物，具体有哪些类型？

改善病情的抗风湿药物（disease-modifying antirheumatic drug，DMARD）可改善症状，延缓病情进展，防止关节骨结构被破坏，对于风湿病可以起到治疗的效果。目前有 3 大类：“传统合成型 DMARD”“生物型 DMARD”和“靶向合成型 DMARD”。

传统合成型，也叫传统 DMARD，有甲氨蝶呤、来氟米特、柳氮磺吡啶、羟氯喹等。其中甲氨蝶呤是单药治疗使用时间最久、最常用的药，同时也是幼年特发性关节炎联合治疗的基础用药。这些药物起效相对比较慢，而且副作用相对比较大，但目前仍然是治疗幼年特发性关节炎的一线首选药物。生物型 DMARD 有依那西普、英夫利西单抗、阿达木单抗、托珠单抗等。靶向合成型 DMARD 目前主要是针对体内 JAK 激酶来进行靶向治疗，所以又称小分子靶向药，如托法替布、巴瑞替尼等。无论选择何种药物，首先由风湿免疫科医生进行评估。对所有确诊的活动性幼年特发性关节炎患者应尽早使用DMARD治疗，以预防、阻止或延缓疾病相关损害。

2. 儿童抗风湿药物何时起效，需要使用多长时间？

抗风湿病药物起效相对比较慢，通常需要8～12周的起效时间，所以又称为慢作用的抗风湿药物。在等待DMARD起效期间，医生会处方抗炎药物与DMARD联用，包括非甾体抗炎药（如布洛芬、双氯芬酸钠等）或糖皮质激素（如醋酸泼尼松、甲泼尼龙等）来帮助控制症状，减轻关节肿痛或僵硬，直至DMARD起效。如果效果良好且没有明显毒副作用，DMARD可能需要持续使用很长一段时间。对于部分获得持续临床缓解超过1年的患者，可以尝试减少DMARD的剂量或延长用药间隔，同时密切监测患儿有无疾病复发的证据。

3. 开始使用DMARD前需要做好哪些准备？

使用DMARD治疗前应采取一些重要的措施，包括：实验室评估（全血细胞计数、血清肌酐、氨基转移酶、血沉、C反应蛋白等），使用羟氯喹前需进行眼科筛查（特别是眼底和视野），合并症评估，疫苗接种情况，并筛查肝炎病毒、EB病毒和结核感染等。在开始使用每种新药之前，应评估相关的注意事项，以确定采取了所有恰当的预防措施。对于近期未接受胸部X线检查的患者，一些专家还会在开始甲氨蝶呤治疗前进行基线胸部影像学检查。对于开始使用生物型DMARD或靶向合成型DMARD前，我们通常会继续使用甲氨蝶呤，除非有使用禁忌证。

4. 哪些因素可能影响抗风湿药物的选择？

抗风湿药物的选择取决于多个因素，包括疾病活动度水平（如轻度 vs 中度至重度）、有无合并疾病、目前治疗阶段（如初始治疗 vs 某种治疗无效的后续治疗）、管理限制（如社会保险或商业保险的范围限制）、患者意愿（如，给药途径和频率、监测要求、个人费用、生育计划）以及有无不良预后征象等。

5. 使用抗风湿药物后症状还会发作吗？

有可能。DMARD 可降低症状发作或恶化的频率以及症状的严重程度，但 DMARD 并不能完全消除症状。这可能与药物剂量不足、药物不耐受、合并感染或其他疾病等原因有关。如果全剂量治疗 3 个月后，症状仍未充分改善，医生会根据病情更换药物。医生可能换用不同的 DMARD 或者联合使用 2 种或 3 种不同的 DMARD，包括生物制剂和小分子靶向药物。

因此，儿童抗风湿药物是我们风湿免疫科医生治疗疾病的法宝。接下来，让我们看看另一种预防疾病最经济、最有效的手段，请看下一篇。

疼痛与安全的较量：风湿儿童疫苗接种

在这个宁静而温馨的小镇上，阳光如丝如缕地洒落，为每一个角落带去温暖的抚慰，仿佛是大自然母亲对这片土地深情的拥抱。然而，就在这片被阳光眷顾的土地上，小明家庭原本平静的生活却被一个突如其来的消息所打破。小明被诊断出患有一种名为“幼年特发性关节炎”的风湿免疫病。自此，这个阳光灿烂的小男孩的命运开始发生变化。风湿病魔让他们不得不辗转寻医，在本该斗志昂扬的年纪却突然遭受不幸。

回忆起那段艰难的时光，妈妈仍然心有余悸：“当时参加运动会后，小明开始发高烧，脚疼得没办法站立，身上从脸到脚长了好多皮疹，就跟突然得了什么传染病一样，特别吓人。”去医院问诊，没有查出什么大病，医生判断可能是运动会后太劳累导致的。医生给予输液治疗，但是一输液就退烧，一到晚上又烧起来，温度高的时候疹子就特别红，浑身疼痛。每天大多数时间里孩子只能疲乏无力地躺在床上。妈妈感觉大事不妙，又带孩子去了附近的大医院。“回想起来特别幸运”，接诊主任经验丰富，结合小明持续高烧、关节痛、皮疹的情况和各项指标检查，怀疑是风湿、类风湿一类的结缔组织病。小明家人一脸茫然：“风湿？小孩子也会得风湿？这不是老年人得的疾病吗？”风湿病像一位不速之客，默默地侵袭着小明的身体，给他带来了疼痛和肿胀。小明的家人一直在竭尽全力支持着他，带他去看医生，积极接受治疗。小明的父母深感无奈，他们明白自己不能掉以轻心，因为儿子的健康是他们最关心的事情。他们带着小明四处求医，尝试了各种治疗方法，目前病情终于得到了一定程度的控制。

但是马上要迎来流行性感冒的高发季节，家人听到有些病友因为感染引起疾病再次发作，十分担心小明会不会因为感染上流感导致病情再反复。正当焦虑时，医生给出了一个接种流感疫苗以降低流感风险的建议。小明的妈妈也从网络上了解到，患有风湿病的患儿可以接种部分疫苗。于是，她迫不及待地带着小明去了当地的三甲医院，咨询了风湿免疫科专家。

专家详细了解了小明的病情后，告诉他妈妈："儿童在成长过程中要接种十几种疫苗。确实，风湿病患者因免疫功能紊乱、合并症和免疫抑制治疗等致感染负担增加，因此，预防感染在患者管理中至关重要，而疫苗可通过诱导和/或增强保护性免疫力来预防感染。但在此之前，我们需要确保小明目前病情稳定，才可以接种流感疫苗，否则接种疫苗可能会引发并发症。"在进行了相关检查后，医生告诉小明妈妈，小明可以接种这种疫苗。深思熟虑之后，小明的家人也决定接种流感疫苗。他们明白，疫苗可以作为保护伞为小明提供额外的支持，减少感染的风险，这一决定宛如为儿子构筑了新一道防线。

接种流感疫苗的那一天，小明兴奋地穿着最喜欢的衣服，全家充满期待地陪着小明一起来到了医院。在接种疫苗前，医生详细介绍了疫苗的作用、可能出现的副作用以及注意事项。小明妈妈担忧地问："这个疫苗安全吗？会不会对小明的身体产生负面影响？"医生耐心地回答："疫苗经过多次临床试验，证实其安全性。当然，任何疫苗都可能引发副作用，但绝大多数人都能够承受。我们会密切关注小明的情况，一旦发现异常，会立即采取措施。"在医生的细致解释下，小明明白这是一场疼痛及安全的较量，是为了更好地保护自己。小明的家人和医生的亲切陪伴，让整个接种过程充满了温暖和关爱，使得小明在注射时更加勇敢。接种疫苗的过程很顺利，小明没有出现明显的副作用。全家人为小明顺利接种感到欣喜不已。

随着流感季节的到来，小明的家人深深感受到做这个决定的正确性。小明没有再受到流感的困扰，他的生活变得更加稳定和快乐。小明的父母深感欣慰，这一次的决定不仅为小明个人带来了好处，更为整个家庭减轻了担忧，带来了更多的欢笑。

小明顺利接种疫苗后，向其他患有风湿病的家庭分享了自己的经历。小镇上的医生也通过小明的案例，开展了一个风湿儿童疫苗接种的讲座，让大家了解为患有慢性疾病的儿童接种疫苗的必要性。这个小小的故事，是家庭对于风湿病儿童打流感疫苗这一抉择的真实写照，也是为了更健康、更幸福的未来而付出的努力。

科普问答时间

疫苗是孩子健康的保护伞，家长们常常有这样的疑问，小朋友得了风湿病，还能接种疫苗吗？该如何接种疫苗？今天我们来一一解答这些问题。

1. 什么是疫苗？

疫苗通俗地讲是利用病原微生物及病原微生物代谢产物经过灭活（杀死微生物）或减毒所制成，用于预防接种的生物制品。接种疫苗后，人体对疫苗中模拟的病原体或它的毒素产生免疫反应。当真正病原来袭时，人体免疫系统可以快速反应，在病原体还来不及搞破坏之前就搞定它们或者中和毒素，起到预防疾病的作用。

2. 疫苗有哪些种类？

疫苗包括Ⅰ类疫苗（国家计划内免费疫苗），Ⅱ类疫苗（已被证明预防疾病效果良好的自愿自费疫苗）。传统疫苗种类主要分为减毒活疫苗、灭活疫苗。

常用疫苗的种类及特点

	减毒活疫苗	灭活疫苗
原理	将病毒或细菌的毒力降低至不能使人致病,但又保留其活性状态,能刺激人体产生免疫应答的疫苗,使受种者在不得病的情况下获得对特定疾病的免疫力	用化学或物理方法将病原体杀死,但保持免疫原性,接种后产生特异性抗体或致敏淋巴细胞
优缺点	减毒活疫苗接种后,可以在人体内生长繁殖,刺激人体产生免疫应答,全过程类似轻型、没有症状的自然感染。通常,减毒活疫苗接种的剂次数比灭活疫苗少,一般接种 1 次,接种后产生的抗体水平和持久时间也会高和长于灭活疫苗	第一次接种只起到"启动"人体免疫系统的作用,产生的抗体不能达到保护水平,需要接种第 2 剂次或第 3 剂次后,抗体才能达到预期水平。一般需接种 2 ~ 3 次,所需剂量相对较大,持续时间短,但稳定性好,较安全
常用疫苗	卡介苗、麻腮风三联疫苗、水痘减毒活疫苗、五价轮状病毒减毒活疫苗等	百白破灭活疫苗、流脑多糖疫苗、流感疫苗等

注：脊髓灰质炎、乙脑灭活疫苗、甲肝疫苗两种类型均有。

3. 哪些风湿性疾病患儿可以接种疫苗?

（1）儿童时期常见的自身免疫性疾病包括系统性红斑狼疮、幼年特发性关节炎、皮肌炎、干燥综合征、多发性硬化等。患儿在疾病缓解期可接种灭活疫苗，然而，免疫功能低下者的免疫反应强度和持久性可能会降低。疾病急性活动期应暂缓接种各类疫苗。

（2）过敏性紫癜患儿在痊愈后可接种各类疫苗。

（3）正在接受免疫抑制剂治疗的儿童可以接种灭活疫苗并无须中断免疫抑制剂治疗；但接受利妥昔单抗治疗的儿童，应该在末次剂量6个月后进行接种。对于减毒活疫苗需暂缓接种（包括生物制剂）。停用环磷酰胺 > 3个月，停用环孢素、他克莫司、来氟米特、吗替麦考酚酯等 > 1个月后也可接种减毒活疫苗。对于中断免疫抑制剂治疗的患者，需根据所用免疫抑制剂的药代动力学决定暂缓接种的时间。非生物制剂类的其他免疫抑制剂治疗结束后至少3个月才可以接种减毒活疫苗。生物制剂类免疫抑制剂尚缺少相关研究资料。

（4）接受小到中等剂量全身性糖皮质激素治疗［泼尼松及其等效药物 < 2mg/（kg·d）；或患儿体重 > 10kg，< 20mg/d，治疗 < 1周；或日剂量较低（1mg/kg）及隔日给药方案，治疗 < 4周］的患儿，接种灭活疫苗不受影响，也可接种减毒活疫苗。接受大剂量糖皮质激素［泼尼松 ≥ 20mg/d 或 > 2mg/（kg·d）］治疗结束后1个月，患儿可以接种减毒活疫苗。

第九篇

人生百态：奇奇怪怪的风湿病

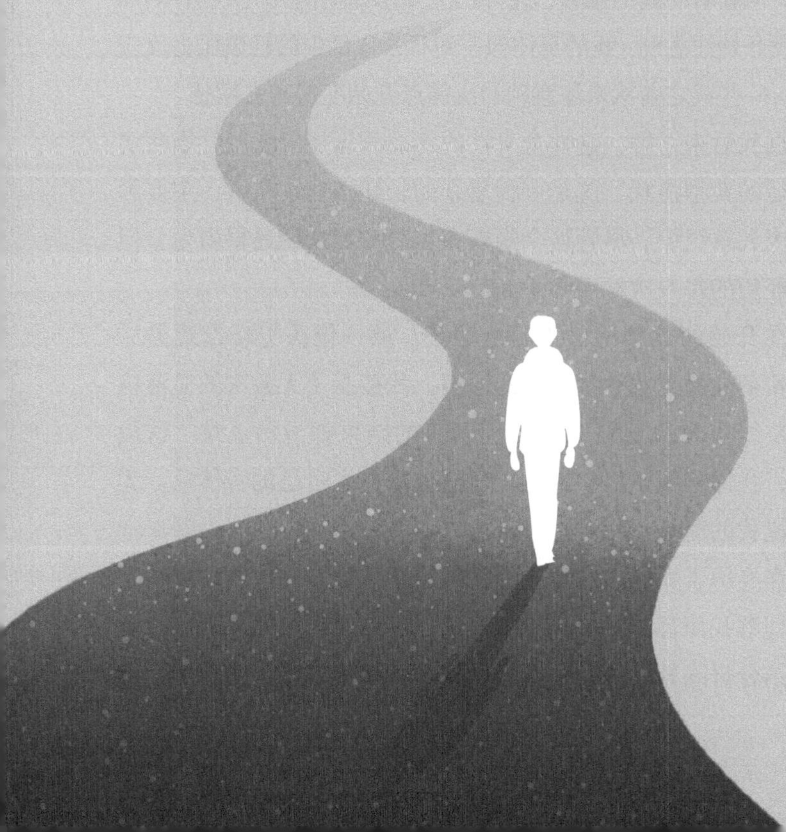

在无声的痛苦中寻找声音：肌纤维疼痛综合征的临床表现

很久以前，我的身体曾感受过一种难以名状的疼痛。这种疼痛像是一种无形的重负，压迫着我的每一寸肌肉，却又难以向外人解释。它不像骨折那样有明显的征兆，也不像感冒那样有具体的症状。今天，我想与你分享我的故事，以及我在这条漫长旅程中的发现和领悟。

我的故事始于多年前的一个普通早晨，我醒来后感觉异常疲惫，全身像被重物压着一样。起初，我以为这只是过度劳累的结果，但随着时间的推移，这种状况并未如期消失，反而日渐加剧。我开始注意到，我的身体似乎对日常生活中的轻微压力反应过度，一些我之前从未注意到的压痛点开始变得异常敏感。

据我后来了解，这种全身性的疼痛和压痛点是肌纤维疼痛综合征的典型症状。这是一种复杂的长期疼痛症状群，主要影响肌肉和软组织。尽管这个病名在当时对我来说还很陌生，但我所经历的每一次疼痛却是如此真实。

在开始的几年里，我四处求医，从一位医生转诊到另一位，希望能找到我症状背后的原因。我接受了无数次的血液检测、X 线检查和 MRI 扫描，但所有的结果都显示正常。这段时间，我深陷绝望之中，感觉自己被困在了自己的身体里，无处诉说我的痛苦。

在经历了无数次的失望后，我终于遇到了一位懂得倾听并真正理解我痛苦的风湿病专家。通过详细的病史采集和体格检查，结合排除其他可能的疾病，他为我确诊了肌纤维疼痛综合征。尽管得知患有一种目前还没有根治方法的疾病让我感到害怕，但能够给我的痛苦贴上一个名字，也让我感到一丝安慰。

确诊后，我开始了对抗肌纤维疼痛综合征的旅程。我学习了关于这种病的一切知识，从其可能的生物学机制到目前的治疗方法。我了解到，肌纤维疼痛综合征可能与大脑和脊髓处理疼痛信号的方式有关，使得患者对疼痛的感受异常敏感。

在我的治疗计划中，我尝试了多种方法，包括药物治疗、物理治疗和心理辅导。我还发现，温和的运动，如瑜伽和游泳，能够帮助缓解我的症状。更重要的是，我学会了倾听我的身体，认识到何时需要休息，何时可以适度活动。

在我的旅程中，我还意识到，肌纤维疼痛综合征不仅是一场身体的战斗，也是一场精神的挣扎。社会对这种疾病的普遍误解和忽视，加剧了患者的心理负担。因此，我决定用我的声音为那些仍在寻找答案的人提供希望和支持。

通过社交媒体和博客，我开始分享我的故事和经验，与全国各地的肌纤维疼痛综合征患者建立联系。我发现，通过分享和交流，我们不仅可以互相提供信息和支持，还可以一起提高对这种疾病的认识，减少误解和偏见。

在无声的痛苦中寻找声音，不仅是我的旅程，也是无数与肌纤维疼痛综合征共舞的勇士们的旅程。让我们一起走出阴影，迎接光明的未来。

科普问答时间

1. 肌纤维疼痛综合征的主要症状有哪些？

肌纤维疼痛综合征的主要症状包括长期的、广泛的身体疼痛，特别是在肌肉和软组织中。这种疼痛通常被描述为深层的、钝痛或烧灼感，可能在身体多个区域出现。除了疼痛，肌纤维疼痛患者常常经历极度的疲劳，即使经过长时间的休息也难以恢复体力。睡眠问题也是一大特点，包括难以入睡、经常醒来以及睡眠质量差。许多患者还报告了认知障碍，常被称为“纤维雾”，包括记忆力减退和注意力不集中。情绪问题，如焦虑和抑郁，以及头痛、晨僵和消化系统问题（如肠易激综合征）也是常见的症状。

2. 肌纤维疼痛综合征的疼痛有哪些特点?

肌纤维疼痛综合征的疼痛是长期和全身性的，患者可能在多个部位感受到疼痛，尤其是在所谓的“压痛点”周围，这些点位于身体特定的部位，如颈部、背部、胸部、手臂和腿部。疼痛可能是持续的或间歇性的，性质可能是深层的钝痛、刺痛、烧灼感或紧绷感。疼痛的强度可能因时间而异，还会受到天气变化、压力、身体活动或其他因素的影响。对于一些患者来说，轻微的压力或触摸就可能引发疼痛反应，这种现象称为触觉过敏。

3. 肌纤维疼痛综合征是如何影响患者睡眠的?

肌纤维疼痛综合征会严重影响患者的睡眠质量。患者常常难以入睡，或在夜间多次醒来，难以再次入睡。即使睡眠时间充足，患者醒来后仍然感到疲惫不堪，这被称为非恢复性睡眠。这种睡眠问题可能是由于疼痛持续存在，也可能与肌纤维疼痛综合征影响到的深层睡眠模式有关。睡眠障碍进一步加剧了日间疲劳、认知功能障碍和情绪问题，形成了恶性循环。

4. 什么是“纤维雾”，它是如何影响纤维肌痛患者的？

“纤维雾”指肌纤维疼痛综合征患者经历的一种认知功能障碍，表现为记忆力减退、注意力不集中、思维混乱和语言障碍。这种症状可能对患者的日常生活和工作能力产生重大影响，使他们难以完成复杂任务，或跟踪对话和指令。“纤维雾”可能与睡眠障碍、大脑中的神经化学变化和疼痛相关的大脑处理异常有关。

5. 肌纤维疼痛综合征患者可能遇到哪些情绪问题？

肌纤维疼痛综合征患者常常遇到情绪问题，尤其是焦虑和抑郁。长期的、无法缓解的疼痛，以及与肌纤维疼痛综合征相关的生活质量下降，可能导致或加剧这些情绪障碍。情绪问题不仅是肌纤维疼痛综合征症状的一部分，还可能影响疼痛的感知和处理，从而加剧疾病的其他症状。因此，肌纤维疼痛综合征的治疗通常需要综合考虑情绪健康。

6. 肌纤维疼痛综合征患者会经历哪些消化系统症状？

肌纤维疼痛综合征患者常报告各种消化系统问题，包括腹痛、腹胀、便秘和 / 或腹泻。这些症状有时被诊断为肠易激综合征（irritable bowel syndrome，IBS），这是一种与肌纤维疼痛综合征共存的功能性肠病。消化系统症状的具体原因尚不清楚，但可能与肌纤维疼痛综合征影响的中枢神经系统异常处理疼痛信号和其他感觉信号有关。

7. 肌纤维疼痛综合征对患者的生活质量有哪些影响？

肌纤维疼痛综合征对患者的生活质量产生重大影响。长期的疼痛和疲劳、睡眠问题、认知功能障碍和情绪问题都会影响患者的日常活动、工作能力和社会互动。疼痛和疲劳可能限制了患者的身体活动，而“纤维雾”可能影响他们的职业表现和日常决策。此外，肌纤维疼痛综合征的不可预测性和无形的症状常常导致周围人难以理解患者的痛苦，增加了心理负担。

8. 肌纤维疼痛综合征会导致哪些并发症?

肌纤维疼痛综合征本身可能不会导致直接的生理并发症，但与之相关的症状和生活质量下降可能导致多种并发症。例如，长期的疼痛和睡眠障碍可能导致慢性疲劳和抑郁。认知功能障碍可能影响患者的工作和日常生活，增加焦虑和心理压力。此外，慢性疼痛可能导致对止痛药的依赖，而未经妥善管理的情绪问题可能加剧抑郁或焦虑症。

从深夜的疼痛到日间的疲惫：肌纤维疼痛综合征的病因

在一个清晨，当太阳刚刚升起，大多数人还沉浸在甜蜜的梦乡中时，有一群人已经醒来，并且他们的早晨并不美好。他们被一种复杂的疾病所困扰——肌纤维疼痛综合征。这是一个会造成睡眠障碍、神经递质分泌异常和免疫系统紊乱的疾病。今天，我们就来探索这个难以捉摸的疾病的神秘面纱。

睡眠：不再是休息的避风港

对于肌纤维疼痛综合征患者来说，睡眠障碍是一个非常常见的问题。想象一下，当你期待在夜幕下安然入睡，却发现自己陷入了一个浅睡眠的循环。夜里易醒，做着无数的梦，早上醒来却感觉疲惫不堪，全身疼痛，仿佛整夜都在进行一场马拉松。夜间脑电图记录发现，这些患者的深度睡眠阶段被 α 波所打断，这本应是我们最深沉的休息时刻。研究甚至发现，通过使用铃声干扰健康志愿者的非快速眼动睡眠，可以模拟出类似的脑电图图案和临床症状。这让我们不得不思考，是不是我们身边的环境比如精神紧张或是环境噪音，都可能在无形中加重这种病症的表现。

神经递质：混乱的信号使者

神经递质是我们大脑中的信使，它们负责将信息从一个神经细胞传递到另一个神经细胞。在肌纤维疼痛综合征中，两种神经递质（血清素和 P 物质）的异常释放被认为在疾病的发生中起着关键作用。血清素，是一种与幸福感和安宁息息相关的化学物质。研究发现，肌纤维疼痛综合征患者的血浆中游离色氨酸（血清素的前体）及其转运比率减低，且与他们的疼痛程度呈现正相关。P 物质，一种与疼痛传递相关的神经递质，在这些患者的体内也表现异常。它在皮肤受到物理或化学刺激时会过量释放，引起一系列炎症反应。

免疫系统：失去了平衡的护卫

免疫系统是我们身体的护卫队，它保护我们免受疾病和感染的侵害。然而，在肌纤维疼痛综合征中，这个系统似乎失去了平衡。一些研究指出，在这些患者的体内可以观察到免疫反应物的异常沉积，肌肉毛细血管内皮细胞肿胀，暗示着急性血管损伤的存在。更有研究发现，白介素-2（一种免疫系统中的信号分子）在肌纤维疼痛综合征患者体内的水平升高，这与他们经常感到的疲乏和广泛的疼痛有关。

通过了解肌纤维疼痛综合征背后的复杂机制，我们不仅能更好地同情那些受到这种疾病困扰的人，也能更加明白，健康的睡眠、平衡的神经递质以及一个稳定的免疫系统对我们每个人来说是多么重要。虽然肌纤维疼痛综合征的完整画卷尚未被完全揭晓，但每一项新的研究都为我们提供了更多的线索，让我们离揭开这一医学之谜又近了一步。希望在不远的将来，我们能找到缓解这些患者痛苦的方法，让他们也能享受每个清晨的阳光。

科普问答时间

1. 什么是肌纤维疼痛综合征?

肌纤维疼痛综合征是一种长期的全身疼痛症状，通常伴有疲劳、睡眠障碍、记忆力和情绪问题，以身体特定部位的压痛点为特征。肌纤维疼痛综合征的确切原因尚未完全明了，但研究表明，它可能与大脑和脊髓中疼痛信号的处理方式有关，导致过度放大疼痛感知：对于正常不会引起疼痛的压力和刺激，肌纤维疼痛综合征的患者却感到疼痛。此外，情绪压力、身体创伤、某些疾病的发生和遗传因素也被认为是潜在的触发因素。

2. 肌纤维疼痛综合征的主要病因有哪些?

虽然肌纤维疼痛综合征的确切病因尚未完全确定，但研究表明多种因素可能共同作用，导致该病的发展。主要病因包括以下几点。

（1）神经生物学因素：肌纤维疼痛综合征患者的大脑和脊髓可能处理疼痛信号异常，导致正常刺激产生疼痛感。

（2）遗传因素：肌纤维疼痛综合征在某些家族中更为常见，暗示遗传倾向可能在疾病的发展中发挥作用。

（3）心理和社会因素：心理应激、创伤经历和情绪障碍如抑郁和焦虑症与肌纤维疼痛综合征的发展有关。

（4）睡眠障碍：睡眠问题不仅是肌纤维疼痛综合征患者的常见症状，也可能是其发病的触发因素之一。

（5）感染：某些病原体感染被认为可能是触发肌纤维疼痛综合征的发生或发展的因素，但具体机制尚不清楚。

（6）其他疾病：与肌纤维疼痛综合征共存的其他疾病，如骨关节炎、类风湿性关节炎或甲状腺功能异常，可能加剧疾病的发展。

3. 为什么肌纤维疼痛综合征在女性中更常见?

肌纤维疼痛综合征确实在女性中更为常见，但其确切原因尚未完全明确。研究者提出了几种可能的解释，包括激素差异、疼痛感知和性别差异以及遗传因素。一些研究指出，女性的激素水平变化，尤其是雌激素，可能影响疼痛敏感性和炎症反应，使女性对某些疼痛类型更为敏感。此外，社会文化因素也可能在女性更高的发病率中发挥作用，因为女性通常更倾向于寻求医疗帮助并表达疼痛。

4. 肌纤维疼痛综合征与睡眠障碍之间有何关联?

肌纤维疼痛综合征与睡眠问题密切相关，许多患者报告有睡眠质量差和睡眠障碍，如难以入睡、睡眠中断和非恢复性睡眠。研究显示，睡眠障碍可能不仅是肌纤维疼痛综合征患者常见的症状，也可能参与其发病机制。睡眠不足或质量差可导致疼痛阈值降低，加剧疼痛感知。此外，睡眠障碍还可能影响情绪和认知功能，从而加重肌纤维疼痛综合征的其他症状。

5. 心理因素如何影响肌纤维疼痛综合征患者病情的发生和发展?

心理因素，包括应激、焦虑和抑郁，在肌纤维疼痛综合征的发生和发展中扮演重要角色。应激事件，如身体或情感创伤，被认为可能触发或加剧肌纤维疼痛综合征患者的症状。心理应激可以通过影响神经内分泌系统来增加疼痛感知，并可能干扰疼痛调节机制。此外，抑郁和焦虑不仅可能是肌纤维疼痛综合征的结果，也可能加剧其症状，形成恶性循环。

6. 肌纤维疼痛综合征与其他自身免疫疾病之间有何关联?

肌纤维疼痛综合征常常与其他自身免疫性疾病共存，如系统性红斑狼疮、多发性硬化症和类风湿关节炎。虽然肌纤维疼痛综合征本身不被认为是一种典型的自身免疫疾病，但它们之间存在的关联可能暗示着共同的病理生理机制。例如，慢性炎症和免疫系统的异常调节在这些疾病中都有可能发挥作用。此外，慢性疼痛和疲劳是这些疾病共有的症状，可能导致诊断和治疗上的挑战。

7. 感染是否可能触发肌纤维疼痛综合征的发生?

某些病原体感染被认为可能触发肌纤维疼痛综合征的发

生，但具体机制尚不完全清楚。例如，有报道疱疹病毒、肝炎病毒和某些细菌感染后，一些个体可能会发展出肌纤维疼痛综合征患者的症状。感染可能通过激活免疫系统和引发炎症反应来影响疼痛阈值和疼痛感知。此外，慢性感染的压力和身体消耗可能加剧肌纤维疼痛综合征的其他症状，如疲劳和睡眠障碍。

8. 肌纤维疼痛综合征的发生与患者的生活方式有何关系？

生活方式因素，如饮食、运动和压力管理，可能对肌纤维疼痛综合征的发生和发展有影响。不健康的饮食习惯和缺乏运动可能加剧炎症，影响体重和睡眠质量，从而可能加剧肌纤维疼痛综合征患者的症状。反之，适量的运动可以改善疼痛管理和睡眠质量，减轻疲劳。有效的压力管理技巧，如冥想、瑜伽和心理疗法，可以帮助调节身体对压力的反应，减少肌纤维疼痛综合征的发作频率和严重程度。

9. 环境因素对肌纤维疼痛综合征患者有何影响？

环境因素，包括气候变化、季节性变化和环境污染，可能对肌纤维疼痛综合征的发生和症状严重程度产生影响。例如，一些患者报告症状在寒冷或潮湿的天气中症状加剧。虽然环境因素对肌纤维疼痛综合征的直接作用尚不完全明了，但它们可能通过影响患者的生活方式、情绪状态和身体健康来间接影响疾病的发展。

10. 遗传因素在肌纤维疼痛综合征的发生扮演什么角色？

遗传因素在肌纤维疼痛综合征的发生中起着重要作用，表明肌纤维疼痛综合征有一定的家族聚集趋势。具体而言，有研究表明，肌纤维疼痛综合征患者的直系亲属患有相同或类似症状的风险较高。尽管目前尚未确定具体的遗传标志物，但研究正在探索与肌纤维疼痛综合征相关的遗传变异，这可能有助于未来对该病的理解和治疗。遗传研究还表明，可能有多个基因参与肌纤维疼痛综合征患者的发病过程，涉及疼痛传递、应激反应和神经调节等多个方面。

治疗不仅仅是药物：肌纤维疼痛综合征的综合支持疗法

面对肌纤维疼痛综合征的诊断，我的内心经历了一场巨大的风暴。起初，我甚至无法接受这个事实，我的生活一夜之间就变得支离破碎。肌纤维疼痛综合征带来的不仅仅是身体上的疼痛，更是精神上的折磨。我经历了从否认到恐惧，再到最终的接受，这个过程中充满了挑战和磨难。

开始的困惑与无助

最初，肌纤维疼痛综合征带来的全身性疼痛、疲劳和睡眠障碍让我感到极度的迷茫和无助。我试图通过传统的药物治疗来寻求缓解，但往往收效甚微。每天醒来，我都必须面对这个现实：我的身体不再是我熟悉的那个身体。

寻找光明的旅程

幸运的是，当我遇到了一位真正懂得肌纤维疼痛综合征的医生时，我的治疗之旅真正开始了。她告诉我，了解肌纤维疼痛综合征是战胜它的第一步。通过参加一系列的患者教育课程，我开始逐步了解肌纤维疼痛综合征的病因、病理机制和治疗方法。这段旅程让我意识到，与肌纤维疼痛综合征的斗争不仅需要医生的专业知识，更需要我自己的积极参与和自我管理。

一步一个脚印地治疗

我的治疗计划是循序渐进的，首先是非药物治疗，然后逐步过渡到药物治疗。我开始积极地参与到锻炼计划中，包括有氧运动、太极和瑜伽。这些活动不仅缓解了我的疼痛，也让我的心情得到了极大的放松。在非药物治疗的积极影响下，我的一些核心症状得到了缓解，但仍需要药物治疗予以辅助。经过尝试，普瑞巴林和加巴喷丁等药物帮助我进一步控制症状。

心理挑战的克服

在治疗肌纤维疼痛综合征的过程中，我也遇到了心理疾病的挑战。焦虑和抑郁成了我生活中不可避免的一部分。然而，认知行为疗法为我打开了一扇崭新的大门。通过学习和实践正念和自我放松的技巧，我学会了如何管理我的情绪和应对日常生活中的压力。

自我管理的力量

随着时间的推移，我逐渐认识到，自我管理在肌纤维疼痛综合征患者的治疗中扮演着至关重要的角色。我开始更加注意我的饮食和生活习惯，保持适当的体重，并尽量维持健康的睡眠模式。我还学习了如何在日常生活中应用自我认知行为疗法的技巧，这些都大大提高了我的生活质量。

和肌纤维疼痛综合征和平共处

肌纤维疼痛综合征无疑是一场长期的战斗，它考验着我的意志和耐心。但在这场战斗中，我学会了如何与我的身体和心灵和谐共处，学会了如何在痛苦中找到希望和力量。我希望我的故事能够激励那些同样在与肌纤维疼痛综合征斗争的人，让他们知道，尽管这条路充满了挑战，但我们并不孤单。

在这条漫长而曲折的旅程中，我们可以找到属于自己的节奏，与肌纤维疼痛综合征和平共处，甚至在其中找到一种特别的美。通过不断地学习和适应，我们可以将这场挑战转化为成长的机会，找到那些即使在最黑暗的日子里也能发光的瞬间。

科普问答时间

1. 肌纤维疼痛综合征的治疗方法有哪些?

肌纤维疼痛综合征的治疗通常采用多学科方法，结合药物治疗、生理治疗和心理治疗。药物治疗可能包括疼痛缓解药物、抗抑郁药和抗惊厥药，这些药物可以帮助管理疼痛、改善睡眠质量和减轻情绪症状。物理治疗，如温热疗法、按摩、针灸和适度的运动（如游泳和步行）有助于增强肌肉、减轻疼痛和改善身体功能。心理治疗，特别是认知行为疗法，可以帮助患者学习应对技巧，以更好地管理与肌纤维疼痛综合征相关的疼痛和情绪问题。此外，教育和自我管理策略也是重要的一环，帮助患者了解疾病、制定个性化的管理计划，并采取健康的生活方式。

2. 药物治疗在肌纤维疼痛综合征的疾病管理中扮演什么角色？

药物治疗在肌纤维疼痛综合征的管理中起着关键作用，主要目的是缓解疼痛、改善睡眠和减轻情绪症状。常用的药物包括 FDA 批准的专门用于治疗肌纤维疼痛综合征的药物，如多巴胺和去甲肾上腺素再摄取抑制剂（如度洛西汀），以及部分抗神经痛药物如普瑞巴林和加巴喷丁。其他抗抑郁药也被用来帮助控制疼痛和情绪症状。非甾体抗炎药和简单的镇痛药如对乙酰氨基酚可能对某些患者有帮助，但其效果因人而异。值得注意的是，药物治疗需要在医生指导下进行，以确保安全性和有效性，并根据个人的反应和副作用调整。

3. 认知行为疗法如何帮助肌纤维疼痛综合征患者？

认知行为疗法（cognitive behavioral therapy，CBT）是一种心理治疗方法，通过改变不健康的思维模式和行为来改善心理状态和身体健康。在肌纤维疼痛综合征治疗中，CBT 帮助患者认识到和改变对疼痛和疾病的负面思维和信念，学习应对技巧以更好地管理疼痛和情绪反应，比如通过放松技巧、时间管理和逐步增加活动量来减轻疼痛和提高生活质量。CBT 还可以帮助患者应对与疾病相关的焦虑和抑郁，提高对治疗的适应性和整体福祉感。

4. 运动疗法在肌纤维疼痛综合征治疗中的作用是什么？

运动疗法被认为是肌纤维疼痛综合征管理的重要组成部分，有助于改善疼痛、增强肌肉、提高耐力和改善整体健康。适度的有氧运动，如步行、游泳和打太极，可以增加心肺功能，减轻疼痛和刚性，提高能量水平和睡眠质量。温和的拉伸和强化练习可以帮助增强肌肉，减少疼痛和僵硬。重要的是，运动计划应该是个性化的，根据患者的能力和偏好逐渐增加强度和持续时间，以避免过度劳累和疼痛加剧。

5. 替代和补充疗法在治疗中的地位如何？

替代和补充疗法，如针灸、按摩、瑜伽和冥想，被一些肌纤维疼痛综合征患者用来缓解疼痛和改善生活质量。这些疗法可能有助于减轻身体和心理的压力，促进放松，减少疼痛和僵硬。虽然这些疗法的效果因人而异，一些研究支持它们在改善特定肌纤维疼痛综合征症状方面的潜在价值。然而，重要的是在尝试这些疗法前与医疗专业人员讨论，确保它们适合个人的情况并且不会与其他治疗方法冲突。

6. 饮食对肌纤维疼痛综合征患者有何影响？是否存在特定的饮食建议？

虽然没有特定的饮食被证明对所有肌纤维疼痛综合征患者有效，但健康的饮食习惯可以帮助管理症状并改善整体健康。一些患者报告显示，减少或避免某些食物（如咖啡因、糖和加工食品）可以帮助减轻症状。均衡饮食，富含全谷物、新鲜水果和蔬菜、精益蛋白质和健康脂肪，可以支持整体健康，减少炎症。足够的水分摄入也很重要。一些患者可能会从特定补充剂（如 Omega-3 脂肪酸、维生素 D 和镁）中受益，但在添加任何补充剂前应咨询医生。

7. 如何处理肌纤维疼痛综合征治疗中患者的睡眠问题？

管理肌纤维疼痛综合征中患者的睡眠问题通常要求采取多种策略。这可能包括改善睡眠卫生，如保持规律的睡眠时间表，创造一个安静、舒适和黑暗的睡眠环境，以及限制睡前咖啡因和电子设备的使用。某些药物，如低剂量的抗抑郁药，可能被用来改善睡眠质量。放松技巧，如深呼吸、冥想和渐进性肌肉放松，也可以帮助减少入睡前的紧张和焦虑，从而改善睡眠。

8. 肌纤维疼痛综合征患者如何管理日常生活中的疼痛？

肌纤维疼痛综合征患者管理日常生活中的疼痛需要采取综合方法。这可能包括规律的适度运动、定期休息和放松技巧的使用，以减轻身心紧张。疼痛日志可以帮助追踪疼痛模式和触发因素，从而更有效地管理疼痛。热疗，如热水浴或加热垫，可以缓解肌肉紧张和疼痛。认知行为疗法和其他心理治疗可以帮助患者开发应对策略，改变对疼痛的感知。与医疗团队密切合作，制定个性化的疼痛管理计划，是成功管理肌纤维疼痛综合征的关键。

9. 慢性疼痛管理中的自我照顾策略有哪些？

慢性疼痛管理中的自我照顾策略包括维持健康的生活方式，如均衡饮食、规律运动和保持适当体重。学习和实践放松技巧，如深呼吸、冥想和瑜伽，可以帮助减轻身心紧张。确保充足的休息和睡眠对缓解疼痛至关重要。培养积极的应对机制，如时间管理、目标设定和寻求支持，可以帮助患者更好地管理疼痛和相关压力。参与支持小组或寻求心理健康专业人士的帮助也可以提供额外的情感和心理支持。

10. 长期管理的挑战有哪些，肌纤维疼痛综合征患者如何应对这些挑战？

长期管理肌纤维疼痛综合征的挑战包括应对持续的疼痛、疲劳、情绪波动和社会误解。患者可以通过积极与医疗团队合作、采用综合治疗方法和维持健康生活方式来应对这些挑战。学习关于疾病的知识和如何选择治疗方法，设定实际的目标和期望，也是重要的应对策略。建立一个支持网络，包括家人、朋友和支持小组，可以提供情感和实际上的支持。学习自我倡导，包括与医疗提供者有效沟通和寻求必要的资源和调整，也对提高生活质量至关重要。适应性地面对疾病的变化和挑战，保持积极和开放的态度，是长期管理肌纤维疼痛综合征的关键。

谁为我画了眼影：皮肌炎的临床表现

细心的小王发现，隔壁张大婶那个平时从不化妆的女儿最近画了个“眼影”——妖艳霸气的紫红色，甚至看起来还有点肿，难道是她偷偷学化妆了？本来年轻人爱美，时不时为自己上个淡妆，描个眉、画个眼影，看上去朝气蓬勃、精神抖擞的也无可厚非，但是张大婶女儿的眼影的确是有点夸张，难道是眼影粉过敏？还是长时间熬夜？小王仔细一看，怎么前额、耳朵后的皮肤也有一块块红红的，便赶紧劝她去皮肤科看看。不看不知道，皮肤科医生高度怀疑“皮肌炎”，并建议赶紧转至风湿免疫科就诊。经过系统的化验和检查（包括肌炎谱、肌电图、肌肉活检），她最后确诊是“皮肌炎”。

医生说这种疾病有可能会快速发展，甚至出现四肢无力、吞咽困难、呼吸困难，甚至还有可能合并恶性肿瘤，并且需要长期使用激素及免疫抑制剂。张大婶女儿开始还不以为意，觉得不过是个皮肤病，搽点药膏就好，能有啥大问题？医生肯定是在危言耸听。而且张大婶女儿自己上网搜索看到吃激素脸会变胖，会骨质疏松、会胃出血，吃免疫抑制剂还容易感染新冠，那还了得？就自作主张没吃药。谁知这红色的皮疹竟然会“传染”，没过几天张大婶女儿脸上、胸前、后颈部、手关节背面全部都出现了紫红色皮疹。短短不到 1 个月，张大婶女儿就没力气走路了，吃饭、说话都会出现胸闷、气促。张大婶吓坏了，赶紧带女儿去风湿免疫科住院治疗。住院过程中看到很多皮肌炎患者，有的四肢无力，只能饭来张口、衣来伸手，家属必须寸步不离；有的患者说话、吞咽困难，需要插胃管，把食物打进胃里提供营养；有的患者经检查发现合并了肿瘤；还有些患者因为在院外服用偏方、保健品，转至风湿科就诊已经太迟，入院就呼吸困难、缺氧明显，很快转到重症监护室……张大婶女儿万万没想到，自己以为的“皮肤病”还会损害其他脏器，尤其是肺部受累出现间质性肺炎，一个患者（抗 MDA5 阳性皮肌炎）还因此而丧命！面对逐渐出现的肌肉酸痛、关节痛、体重下降、发热、心悸等不适，张大婶女儿真后悔没有早点听医生的话，但还是暗自庆幸自己不是最可怕的那种皮肌炎，开始配合医生好好治疗，并在住院的时候和主管医生详细了解这个病基本知识以及注意事项。

经过 2 周治疗，张大婶女儿好转出院，虽然使用了让人闻之色变的糖皮质激素和免疫抑制剂，但是张大婶女儿却感觉非常好，“眼影”、肌肉酸痛及关节痛都消失了。医生同时给了预防骨质疏松和消化道溃疡的药物，告诉她这些药物是为了将激素副作用控制到最小，后期门诊定期复查，如果症状缓解及炎症改善，会逐渐减少激素及免疫抑制剂用量。出院后张大婶的女儿谨遵医嘱，定时、定量服药，调整生活方式，保持健康饮食及适当运动。半年后再复查时医生告诉她病情控制得非常好，激素也减到每天 1 片。

张大婶的女儿回来告诉小王，自从得了这个病，虽然挺痛苦，但是自己也学到很多。网上很多东西都是不靠谱的，每个人的情况都不一样，一定要听从医生的建议，只有医生才知道什么是最适合的治疗方案。在医院里看到很多病人因为这个疾病生活不能自理，甚至有些病友为此失去生命，感慨万千。这个世界有许多东西注定会失去，只有保持豁达乐观的心态，更珍惜已拥有的，开开心心过好每一天，才是最重要的。

通过张大婶女儿这件事，我们可以看到，尽管皮肌炎给张大婶女儿和她的家人带来很多挑战和困难，但通过及时诊断、合理治疗和正确的心态调整，疾病得到有效控制，生活也逐渐回归正轨。面对疾病大家要有正确的认知和态度，及时就医、遵医嘱、积极配合治疗。每个病例都是独特的，早期诊断、早期治疗，才是正确应对之道。

科普问答时间

1. 什么是皮肌炎？

皮肌炎是特发性炎症性肌病最常见的一类亚型，各年龄段均可发病，以女性相对多见，常呈亚急性起病，在数周至数月内出现皮疹及四肢近端肌无力，少数患者可急性发病。患者常伴有全身性表现，如发热、乏力、厌食及体重下降等。

皮肌炎最常见皮肤及骨骼肌的表现。皮肌炎皮肤受累表现多种多样，常见的皮肤症状包括 Gottron 征，表现为关节伸面红色或紫红色的皮疹，是皮肌炎特征性的皮肤表现；还有眼睑或眶周的向阳疹，表现为水肿性紫红色皮疹，还有甲周病变、技工手等。对称性四肢近端肌无力是皮肌炎肌肉受累的特征性表现。上肢近端肌肉受累时，可出现抬臂困难，不能梳头和穿衣。下肢近端肌受累时，常表现为上楼梯和上台阶困难，蹲下或从座椅上起立困难。患者远端肌无力不常见。随着病程的延长，可出现肌萎缩。

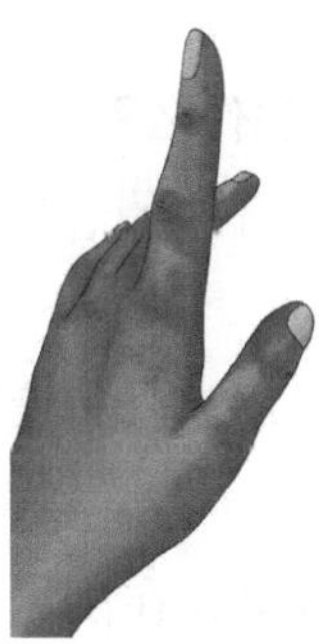

Gottron 征

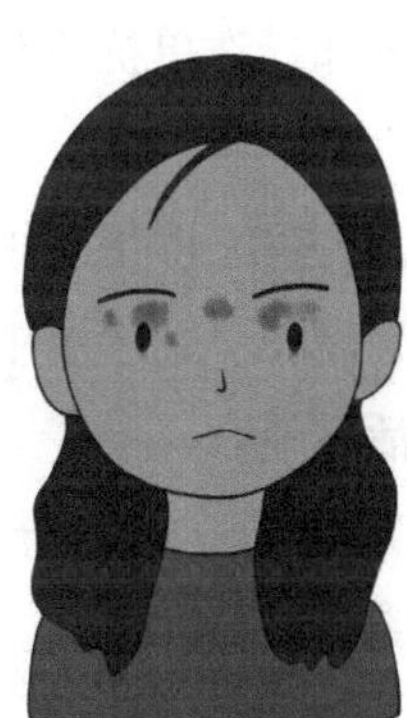

向阳疹

其他表现包括间质性肺炎、肺纤维化、胸膜炎等肺部病变，表现为胸闷、气短、咳嗽、咳痰及呼吸困难等，少数患者有胸腔积液。喉部肌肉无力可造成发音困难和声音嘶哑等；咽部、食管上端横纹肌受累较常见，表现为吞咽困难、饮水呛咳等。关节痛或关节炎也是皮肌炎常见的表现。

2. 皮肌炎如何治疗?

糖皮质激素是治疗皮肌炎最基础的药物，患者常在用药1~2个月后症状开始改善，之后糖皮质激素可逐渐减量。激素的减量应遵循个体化原则，减药过快容易出现病情复发。对于重症患者可加用激素冲击治疗，对激素治疗反应不佳的患者应及时加用免疫抑制剂治疗。常用的传统免疫抑制剂包括甲氨蝶呤、硫唑嘌呤、环孢素A、他克莫司、吗替麦考酚酯及环磷酰胺等。甲氨蝶呤、硫唑嘌呤一般用于轻症患者，对于改善患者的皮疹及肌无力有帮助。环孢素A、他克莫司、吗替麦考酚酯及环磷酰胺主要用于中重度及难治性患者的治疗。对于部分复发性和难治性的病例，可考虑加用静脉人免疫球蛋白注射治疗和生物制剂如托珠单抗或利妥昔单抗。

3. 皮肌炎患者日常生活中应该注意什么?

皮肌炎患者在日常生活中应注意以下几点，以帮助控制症状并提高生活质量。

（1）定期复诊：定期与医生沟通，监控病情变化，及时调整治疗方案。

（2）保护皮肤：避免长时间直接暴露在阳光下，应使用防晒霜，并穿着保护性衣物。保持皮肤清洁和滋润，避免使用刺激性化妆品和洗涤剂。

（3）适度运动：根据物理治疗师的指导进行适度运动，帮助增强肌肉力量和柔韧性，改善关节活动范围。

（4）均衡饮食：保持均衡的营养摄入，增加富含抗氧化剂的食物，如新鲜水果和蔬菜，以支持免疫系统的健康。

4. 皮肌炎患者的预后如何？可以完全治愈吗？

皮肌炎的预后因人而异，部分患者在经过治疗后症状可以得到明显缓解，甚至达到长期缓解；也有部分患者病情严重、进展迅速。皮肌炎是一种慢性疾病，目前还没有确切的治愈方法。部分患者可能会经历病情的反复发作，需要长期管理和治疗。

治疗的有效性受多种因素影响，包括皮肌炎的类型、疾病的严重程度、治疗开始的时机以及患者对治疗的响应情况。早期诊断和治疗通常与更好的预后相关。积极管理和治疗可减轻症状，改善生活质量，减少并发症的风险。

一些患者可能还要应对与皮肌炎相关的并发症，如肺受累、心脏受累、恶性肿瘤风险增加等，这可能会影响预后。定期的医疗监测和综合性的治疗计划对于管理这些风险至关重要。

5. 皮肌炎患者在饮食上有哪些需要特别注意？

虽然没有特定的“皮肌炎饮食”，但均衡的营养对于管理疾病症状和促进整体健康是非常重要的。以下是一些对皮肌炎患者有益的饮食建议。

（1）高蛋白饮食：由于肌肉受损，皮肌炎患者可能需要更多的蛋白质来帮助修复和维持肌肉组织。包含高质量蛋白质的食物，如瘦肉、鱼、豆类和豆制品，应该是饮食的一部分。

（2）抗炎食物：一些食物因其抗炎属性而受到推崇，包括富含 Omega-3 脂肪酸的鱼类（如三文鱼和鲭鱼）、橄榄油、坚果、种子、新鲜水果和蔬菜。这些食物有助于减轻患者体内炎症。

（3）骨质疏松预防：长期使用糖皮质激素可能增加骨质疏松的风险。富含钙和维生素 D 的食物，如乳制品、深绿色蔬菜和富含维生素 D 的鱼类，对于保护患者骨骼健康至关重要。

（4）充足水分：保持良好的水分状态有助于维持患者肌肉和整体健康。除了水，无糖茶和含水量高的水果和蔬菜也是良好的水分来源。

（5）限制加工食品和糖：减少加工食品和高糖食品的摄入，这些食物可能会加剧患者的炎症，并使其体重增加。

个体差异意味着没有一种饮食适合所有皮肌炎患者，根据个人的健康状况和营养需求制定个性化的饮食计划，也是管理皮肌炎的一个重要方面。

全身肌肉酸痛并不都是“劳累”惹的祸：炎性肌病的肌肉表现

人到中年以后，工作及生活的压力都在逐渐增大，上有老下有小，家里大大小小的事都要自己操心，有时劳累及熬夜后，往往会出现全身酸痛、乏力，休息好以后很快就又生龙活虎了。但在风湿科门诊往往会看到有些患者，在劳累后出现的肌肉酸痛、肌无力，休息后并不能恢复，更糟心的是，还会逐渐加重，甚至影响走路。我们的何奶奶，就是这么一个典型的病例。

何奶奶今年 66 岁，退休后清闲了几年，身体也还算不错，身边的伙伴都在夸何奶奶身体好，每天元气满满。1 年半前，何奶奶的小孙女出生了。在享受天伦之乐的同时，何奶奶自然挑起带孩子的重担。前半年与休产假的儿媳妇一起带孙女，何奶奶也干的得心应手，10 来斤的宝宝抱起来并不吃力。半年后儿媳妇开始去上班了，孙女逐渐长大，体重也是与日俱增，让独自带小孩的何奶奶有点力不从心。孙女还很黏人，经常要何奶奶抱着才肯睡觉。

2个多月前，何奶奶出现四肢肌肉酸痛，人也觉得非常没力气，爬楼梯时常感双脚要绊倒一样，同时双手抬不起来、梳头也很费力。何奶奶以为是自己带孙女太辛苦，孝顺的子女也让何奶奶注意休息。但是何奶奶回家休息几天后发现，肌肉酸痛、无力不但没有好转，反而越来越明显。医生给何奶奶系统地检查后，建议何奶奶立刻住院，进一步检查明确诊断。原来何奶奶检验发现血肌酸肌酶升高到5 030U/L，比正常人高20多倍，而且血沉、乳酸脱氢酶也明显升高。入院后经过肌电图检查提示何奶奶上下肢的肌肉都有肌肉来源的损害表现，肌炎抗体谱结果也是阳性，何奶奶最终确诊为“炎性肌病”。主管的王医生给何奶奶制定了治疗方案，给予了合适剂量的糖皮质激素治疗，几天后何奶奶肌肉酸痛就明显好了起来，乏力也在慢慢好转，复查肌酸激酶降低了一半。

何奶奶跑到医生办公室去找王医生，问王医生到底是哪里的肌肉发炎？别人累了也会出现肌肉酸痛、无力的症状，休息休息也就好了，怎么自己休息好几天不见好转，还要使用糖皮质激素才能好起来？查房时医生还说用激素的时间不能短，可能要吃好几年。王医生告诉何奶奶，激素通过抑制免疫系统异常活动来减轻炎症和肌肉损伤，尽管激素治疗可能需要持续数年，但这是控制病情、避免进一步损害的关键。

通过王医生的细心解释和专业治疗，何奶奶的病情得到了明显改善。她的肌肉酸痛和乏力症状减轻了，生活质量得到了提升。这一经历让何奶奶深刻认识到，面对健康问题时，及时就医、遵循专业指导至关重要。

科普问答时间

1. 什么是炎性肌病?

炎性肌病是免疫介导的以骨骼肌的慢性炎症为特点的一类疾病，临床肌肉受累的表现可导致肌肉无力、肌肉疼痛和肌肉萎缩。这种疾病可以影响成年人和儿童，但最常见于成年人。其确切原因尚不完全清楚，但目前的研究认为它可能与遗传因素、环境因素和自身免疫系统异常有关。炎性肌病临床表现多样，异质性强，可将其分为皮肌炎、抗合成酶综合征、免疫介导的坏死性肌病、多发性肌炎、散发性包涵体肌炎、重叠性肌炎等不同的亚型。

炎性肌病患者最常见的症状包括四肢近端肌肉（靠近身体中心部位的肌肉）的无力，尤其是在患者上下楼梯、起立或举起物品等动作时更为明显。其他症状可能包括肌肉疼痛、关节疼痛、疲劳和吞咽困难。如果不进行治疗，炎性肌病可能会导致严重的并发症，包括肌肉萎缩和严重的身体残疾。目前该病临床中并不少见，医学统计发病率为每 10 万人中有 0.5 ~ 8 人发病，以女性多见，5 ~ 14 岁儿童及 45 ~ 60 岁成年人易发。

2. 炎性肌病的临床特点有哪些?

炎性肌病患者的病程一般 1 ~ 6 个月。首发症状通常为四肢近端肌肉无力，往往从臀部的盆带肌开始逐渐累及到双上肢肩带肌肉，仅有 5% 的患者伴有肌肉疼痛或压痛。患者还可能出现吞咽肌受累，出现饮水呛咳、吞咽困难等。少数患者会出现心肌受累的症状。

3. 炎性肌病怎么诊断?

炎性肌病的诊断基于病史肌肉疼痛和无力及以下检查异常：①组织活检：可见肌纤维变性、坏死、被吞噬和再生，间质有炎性细胞浸润和纤维化；②血清多种肌酶升高，例如肌酸激酶（creatine kinase，CK）、乳酸脱氢酶、谷草转氨酶及醛缩酶等；③肌电图示肌源性损害；④肌肉磁共振成像可提示肌肉炎症。此外，可伴有贫血、血沉增高、白细胞升高或下降。

4. 炎性肌病怎么治疗?

到目前为止，糖皮质激素仍然是治疗炎性肌病的首选药物，其他药物还有免疫抑制剂如：环磷酰胺、吗替麦考酚酯、他克莫司、甲氨蝶呤、环孢素等。在难治性患者中，可使用各种生物制剂（阿巴西普、托珠单抗、利妥昔单抗等）及人免疫球蛋白治疗。通常在用药 1 ~ 2 个月后症状开始改善，之后激素可逐渐减量。激素的减量应遵循个体化原则，减药过快可能出现病情复发，须重新加大剂量控制病情。

5. 炎性肌病患者在日常生活中应该注意什么?

对于炎性肌病患者来说，除了遵循医生的治疗建议外，日常生活中的一些注意事项也非常重要，可以帮助患者更好地管理病情并提高生活质量。

（1）营养与饮食：保持均衡的饮食，确保足够的蛋白质摄入来支持肌肉健康。富含抗炎成分的食物，如深海鱼、坚果和丰富的蔬果，可能有助于缓解炎症。避免过多的糖和加工食品，这些可能加剧炎症反应。

（2）适度运动：根据自身情况选择适当的运动，如散步、游泳或瑜伽等，有助于维持患者肌肉力量和关节灵活性。避免过度劳累，运动后应有充足的休息。

（3）休息与睡眠：确保充足的休息和良好的睡眠质量。疲劳是炎性肌病常见的症状之一，适当的休息可以帮助患者恢复体力。

（4）避免感染：由于使用糖皮质激素和免疫抑制药物，患者更容易感染。在流感季节要注意个人卫生，避免接触感冒患者，必要时进行相应的疫苗接种。

（5）情绪管理：面对慢性病的压力，患者可能会感到焦虑或抑郁。与家人、朋友交流感受，必要时寻求专业心理咨询。

（6）定期检查：按照医生的建议，定期进行必要的身体检查和实验室检查，及时了解病情变化和治疗效果。

（7）环境调整：在家中和工作场所根据需要进行适当的环境调整，以减少肌肉疲劳和关节负担。

（8）药物管理：准确服用医生开具的药物，遵守用药指导，不要自行停药或调整剂量。

6. 多肌炎与皮肌炎有何区别？

多肌炎和皮肌炎都是属于特发性炎性肌病的一部分，这类疾病主要影响肌肉，可能伴有皮肤炎症。尽管这两种疾病在临床表现上有很多相似之处，如肌肉无力、肌肉萎缩和疼痛，但它们在临床特征和一些治疗反应上存在差异。

多肌炎主要是一种肌肉炎症，导致肌肉无力，尤其是近端肌肉（靠近身体中心部位的肌肉）。它可能伴有肌肉疼痛和肌肉萎缩，但不涉及皮肤。多肌炎的确诊通常需要血液检查（显示肌酶水平升高）、肌电图、MRI 和肌肉活检等。

皮肌炎则可同时涉及肌肉和皮肤的炎症。除了多肌炎的症状外，皮肌炎患者还会出现特有的皮肤症状，如 Gottron 征和向阳疹（紫红色眼睑疹），这些症状有助于医生区分皮肌炎和多肌炎。此外，皮肌炎患者出现间质性肺炎的概率高于炎性肌病。皮肌炎的治疗不仅要缓解肌肉症状，还需要关注皮肤病变。

总体来说，虽然多肌炎和皮肌炎有许多共同点，但它们是两种不同的疾病，需要根据各自的特点进行诊断和治疗。

7. 多肌炎的长期管理和预后如何?

多肌炎是一种慢性疾病，可能需要长期管理来控制症状和防止疾病复发。长期管理主要包括药物治疗、定期的医学评估、生活方式的调整和必要时的康复治疗。

多肌炎的预后因人而异，取决于疾病的严重程度、治疗反应和是否有其他合并症。及早诊断和治疗通常与较好的预后相关。虽然多肌炎可能导致长期的健康问题，但通过有效的治疗和管理，许多患者能够保持相对正常的生活。

8. 什么是抗合成酶综合征?

抗合成酶综合征是炎性肌病的一种亚型，临床表现除肌肉受累以外，肺部受累常见，其他表现有关节炎、发热、技工手和雷诺现象，伴有特征性的抗合成酶抗体，包括抗组氨酰 tRNA 合成酶抗体（抗 Jo-1 抗体）及其他抗合成酶抗体。

风湿面具人：系统性硬化

魏女士，47岁。近半年来，她经历了持续性的咳嗽和咳痰，尝试过多种止咳化痰药物均无效果。半月之前她感觉上楼梯和长距离行走时力不从心，需要频繁停下来深呼吸，而且常常有反酸、烧心，尤其是在夜间这些症状更加剧烈。她来到医院就诊，初诊时导诊将她安排到心内科。心内科医生在接诊时发现魏女士有一些不寻常的外表特征。尽管她已经半百，但脸颊非常光滑，没有皱纹，触感硬硬的，而且嘴唇很薄，向外突出，就像嘟起嘴来一样。叙述病史的过程中，她的表情也几乎没有任何的变化，就像戴了一张面具一样；双手的皮肤如同脸颊一样，同样是光滑而没有任何弹性，冰凉发硬的触感让人非常记忆深刻，从指尖到手腕，皮肤的硬度与正常的皮肤弹性完全不一样。继续追问病史，医生发现，魏女士平时有明显雷诺现象，天气变冷或脾气激动时，双手会出现明显的白-紫-红的颜色变化，且右手小指已经出现一些缺血性的溃疡，而魏女士似乎并不在意这些“细节”。有经验的心内科医生赶紧联系了风湿免疫科王医生，在被转诊到风湿免疫科后，魏女士接受了全面的评估，包括抗核抗体系列和系统性硬化相关抗体谱的检验，以及皮肤活检等。随后魏女士被明确了系统性硬化的诊断，其中她的抗Scl-70抗体测试呈现高滴度阳性。可是她仍然心存疑惑：我是来看咳嗽喘息的，怎么就到了风湿免疫科呢？医生进一步为她安排了胸部HRCT、心脏超声和肺功能检查。胸部HRCT结果提示两肺出现了明显的间质性肺炎，肺功能显示她有明显的限制性通气功能障碍和弥散功能障碍，心脏超声也提示有肺动脉高压。王医生追问她的双手手指和脸颊是什么时候开始变硬的，魏女士回答道，大概八九年前，她得了一次重感冒，感冒过后双手指及手背出现了明显的发炎红肿，后来消退了，但之后双手从指尖开始到手腕及脸颊的皮肤，开始逐渐地变薄变硬，而自己也没有当回事。

风湿科王医生全面评估后为她制定了一个综合治疗方案，包括使用免疫抑制剂、改善微循环和抗纤维化药物等治疗方案。魏女士问王医生："我的病能完全治愈吗？"王医生回答说："你的系统性硬化已经导致肺和心脏的病变，属于比较严重的情况了，现有的医疗技术只能延缓病情进展，如果听之任之的话，有些病人最终会要走到肺移植的地步。"开始治疗后，魏女士并未立刻感到病情有明显改善，这让她感到非常焦虑和不安。她开始怀疑西医治疗的有效性，并在未咨询王医生的情况下自行停用了所有药物，转而尝试中药治疗。1个月后，由于胸部不适和呼吸急促再次加剧，魏女士再次找到风湿免疫科的王医生。

王医生耐心解释道："免疫系统疾病的治疗是一个漫长的过程，不能期待立竿见影，有些患者在治疗过程中缺乏耐心，自行减停药物，容易导致疾病复发甚至加重。"非常幸运的是，经过重新规范治疗半年后，魏女士的症状有了显著改善，呼吸问题和咳嗽逐渐缓解，最新的胸部CT扫描显示情况大有好转。看到这些积极的变化，魏女士的脸上再次露出了自信的笑容。

系统性硬化，又被称为硬皮病，是一类以皮肤增厚、变硬为突出表现的系统性自身免疫病。发病高峰年龄在45～65岁，女性好发，而男性往往病情更重。患者最常见的初期表现是雷诺现象，即肢端遇冷变白、变紫，保暖后色泽可恢复。后期几乎所有病例均会出现皮肤的增厚硬化，但不同患者皮肤受累程度不同。除皮肤受累外，该疾病也可以影响内脏，其中包括肺、心血管、肾脏及消化道等，严重威胁患者的生活质量和生存。因此要尽早明确诊断和治疗，以改善远期预后。

由于系统性硬化的特点是先出现炎症再出现纤维化，如果能在炎症初期及时诊断并介入治疗，就有可能显著减缓纤维化的进程，从而保护关键器官功能不受损害，并显著改善患者的长期预后。

王医生还给出了一些生活管理建议：保暖非常关键，尤其是在寒冷的天气里，应穿戴保暖手套并避免手部接触冷水。适量的运动可以帮助改善血液循环和减少关节僵硬。对于硬皮病患者来说，即使是小伤口也不容易愈合，因此要小心保护自己避免受伤，避免搔抓皮肤。在家务活中，佩戴胶皮手套可以避免接触可能刺激的清洁剂。另外，保持皮肤湿润非常重要，可以使用润肤霜，并适当减少洗澡频率，水温应保持在温和水平。定期的皮肤按摩也有助于促进血液循环。

科普问答时间

1. 系统性硬化的主要治疗有哪些？

目前系统性硬化的患者的治疗方案主要为药物治疗，辅以物理疗法和其他的干预措施。

（1）药物治疗：①免疫抑制剂，如环磷酰胺、吗替麦考酚酯、甲氨蝶呤，可抑制免疫系统过度活跃，减缓疾病进展。这类药物通常用于控制皮肤纤维化和内脏器官的受损；②生物制剂，如托珠单抗、利妥昔单抗，这类药物作用于特定的免疫分子，可减少炎症和免疫反应，有助于改善关节和皮肤症状；③血管活性药物，如钙通道阻滞剂、内皮素-1受体拮抗剂、PDE5拮抗剂及血管紧张素转化酶抑制剂等，可用于治疗雷诺现象、肺动脉高压等与血管收缩有关的症状，从而改善血液循环；④糖皮质激素，用于控制炎症，减轻关节和皮肤的症状。然而，长期使用可能会带来一系列副作用，因此需要医生仔细监测和管理；⑤抗肺纤维化药物，如尼达尼布、吡非尼酮，对于出现肺间质纤维化的患者，有一定的延缓肺间质纤维化进展的效果。具体药物治疗方案会根据患者的具体症状、疾病进展和个体差异进行个性化调整。医生将综合考虑药物的疗效和潜在副作用，以制定最适合患者的治疗计划。患者应定期复诊，与医生密切合作，及时报告任何药物反应或不适。

（2）物理治疗：包括按摩、牵引、热疗、冷疗及超声波治疗等，有助于缓解关节僵硬，改善关节活动度，减轻肌肉疼痛，促进血液循环，对于系统性硬化患者的康复有一定的辅助作用，可作为系统性硬化综合治疗方案的一部分；与药物治疗和其他治疗方法结合使用，以最大程度地提高患者的生活质量和功能能力。

（3）其他干预：①营养和饮食管理，采取健康的饮食习惯对于系统性硬化患者至关重要。建议遵循均衡饮食，摄入足够的营养物质，特别是维生素和矿物质，以支持免疫系统功能和组织修复。此外，对于有胃肠道受累的患者，可能需要调整饮食以减少消化不适。②心理支持和心理治疗，系统性硬化是一种长期的慢性疾病，患者常常面临情绪上的困扰和心理压力。心理支持和心理治疗可以帮助患者应对焦虑、抑郁等情绪问题，增强应对疾病的能力，提高生活质量。③自我管理技能培训，帮助患者学会有效地管理症状和应对慢性疾病的技能是治疗的重要组成部分。这包括学习关节保护技巧、合理安排活动和休息、有效应对疼痛等方面的培训。

2. 系统性硬化病情可能如何发展？

系统性硬化的病情发展具有很大的不确定性，但一般会经历缓慢的进展。可能的病情进展包括皮肤纤维化、内脏器官功能受损（如肺部、心脏、消化系统等）。患者应密切关注体征和症状的变化，如皮肤硬化程度、呼吸困难、心悸等。

3. 如何有效管理系统性硬化引起的疼痛？

对于系统性硬化引起的疼痛，医师可以根据患者的具体情况制定个性化的疼痛管理方案。常用的药物包括非甾体抗炎药（如布洛芬）、镇痛药（如阿片类药物）、抗抑郁药物等。此外，物理疗法如按摩、理疗、温热疗法等也可以缓解疼痛。

4. 患者生活中有哪些注意事项？

建议患者保持适当的运动，如散步、游泳等，以保持关节灵活性和肌肉力量。同时，饮食上建议摄入足够的蛋白质、维生素和矿物质，避免摄入过多的饱和脂肪和糖分。此外，保暖、合理的休息和应对压力保持情绪平稳等也很重要。

5. 使用治疗药物可能出现哪些副作用？

系统性硬化常用药物可能带来的副作用因药物类型而异，常见以下几种。

（1）免疫抑制剂的副作用：免疫抑制剂可能导致免疫系

统功能受损，增加感染的风险。此外，它们也可能引发胃肠道不适、皮肤问题、头痛、肝肾功能损害等。

（2）生物制剂的副作用：生物制剂可能引发注射部位反应、皮疹、感染等。在使用这些药物时，需要密切监测患者的反应，并注意可能的过敏反应。

（3）血管活性药物的副作用：可能导致头晕、低血压、水肿、心律不齐等心血管系统问题。

（4）糖皮质激素的副作用：长期使用皮质类固醇可能引发骨质疏松、水肿、高血压、糖尿病等代谢和免疫系统问题。

在使用这些药物时，医生会根据患者的具体情况进行评估，并制定合理的随访方案，在必要时调整治疗方案以最小化副作用的发生。患者应及时向医生报告任何不适，以便及时调整治疗方案。

6. 系统性硬化会对患者的日常生活产生哪些影响？

系统性硬化对患者的日常生活影响深远，主要是由于皮肤和内脏的受累。首先，皮肤的增厚和硬化可能会导致关节活动受限，使得日常动作如弯腰、伸展或握持物品变得困难。面部皮肤的紧绷可能影响面部表情和基本功能，如吃饭和说话。此外，手部受累可以严重影响手的灵活性和握力，进而影响患者完成精细动作的能力，如写字或操作小物件。

内脏受累如肺纤维化可导致患者出现呼吸困难，特别是在进行体力活动时。胃肠道的受累可能导致吞咽困难、胃痛、胃酸倒流等症状，这会影响患者的饮食习惯和营养摄入。心脏受累则可能导致心脏功能不全，表现为心慌、疲劳和活动耐受性下降。

这些症状不仅影响患者的身体健康，也对心理和情绪状态造成负担，常见的心理影响包括焦虑、抑郁和自我形象问题。因此，系统性硬化患者的治疗和护理中，除了药物治疗，还需要心理支持和适当的康复训练。

7. 对于系统性硬化患者的饮食管理有哪些注意事项？

对于系统性硬化患者来说，适当的饮食管理是非常关键的，因为这种疾病可能影响消化系统，尤其是吞咽困难和胃肠道动力问题。以下是一些基本的饮食建议。

（1）少食多餐：由于吞咽和消化可能受到影响，建议采取少食多餐的饮食方式，以减轻消化系统的负担。

（2）软食为主：选择容易咀嚼和吞咽的软食，避免过于坚硬或是纤维过高的食物，如生蔬菜和坚果。避免刺激性食物：避免辛辣、过热或过冷的食物，因为这些食物可能刺激已受损的食管和胃道。此外，应减少咖啡因和酒精的摄入，因为它们可能加剧胃酸倒流或其他消化问题。

（3）保持充足水分：确保充分水分摄入是非常重要的，特别是对于那些可能有肾脏问题的患者。适量饮水有助于维持患者体内环境的平衡，促进代谢。

（4）高能量、高蛋白：由于体力活动减少和总体健康状况的影响，系统性硬化患者可能会经历肌肉质量和体重的减少。因此，饮食中应包含足够的高质量蛋白质和适量的健康脂肪，以支持患者身体的营养需求和维持必要的能量水平。

综上，系统性硬化患者的饮食调整应考虑到个体的具体症状和整体健康状况，必要时应寻求营养专家的建议，以确保满足其特殊的营养需求。

持续发热为哪般：恼人的斯蒂尔病

在现代社会中，随着生活节奏的加快和环境污染的加剧，越来越多的人开始关注自己的健康问题。尤其是那些罕见且复杂的疾病，如斯蒂尔病，由于其症状多样且诊断困难，给患者和医生带来极大的挑战。今天讲述的是一个真实案例——小王同学的故事，方便大家了解斯蒂尔病的基本知识，包括其症状、诊断流程以及治疗方法。

小王是一位浙江某重点大学的年轻学生，他平时非常注重体育锻炼，身体素质一直很好。但在 1 个月前，他出现了不明原因的发热，体温最高时达到 39.8℃，奇怪的是并没有常见感冒的咳嗽、咳痰等症状。小王本以为休息一段时间就会好转，但事与愿违，他的症状并未随着休息而减轻，反而变得更加严重。

3 天后小王的发热情况从偶尔出现的中低热发展到了持续高热，并出现喉咙痛、关节肿胀和疼痛，以及面部、腹部及四肢的大片红色皮疹。经历连续 3 天的高热不退后，小王不得不前往校医院求助。初步的检查显示，小王的血液存在明显异常，包括中性粒细胞数目和超敏 C 反应蛋白水平的异常升高。校医院的医生考虑可能是发生重症感染了，马上给予抗生素治疗，但治疗效果很不理想。

面对症状的持续加重，小王被室友紧急送往医院。急诊的医生给予了更强的抗生素，但小王的高热等症状没有改善迹象。进一步的检查发现他血液中的氨基转移酶和乳酸脱氢酶水平呈数倍地升高，这些都是肝脏损伤的标志。但对于各种常见感染的检查结果均呈阴性，包括呼吸道病毒、COVID-19 以及支原体、衣原体感染等。

医生在排除了众多常见疾病后，感染科医生邀请了血液科和风湿免疫科的专家共同会诊。通过更加深入和全面的检查，包括骨髓穿刺、皮肤活检和自身免疫抗体的检测，医生们试图寻找病因。直到铁代谢检查显示小王的铁蛋白水平远超正常值，这一发现为诊断提供了关键线索。

最终，小王被诊断为斯蒂尔病，这是一种罕见且复杂的自身免疫性疾病，其特征包括反复发热、关节炎和皮疹。此外，小王还出现了贫血和血小板减少，说明可能存在噬血细胞综合征，这是一种与斯蒂尔病相关的严重并发症。

明确诊断后，医生立即采取了综合治疗措施，包括糖皮质激素冲击治疗、人免疫球蛋白治疗和环孢素等免疫抑制剂的使用。这些治疗帮助小王快速控制炎症，减轻症状，并防止疾病的进一步恶化。经过一周高强度的治疗后，小王的病情得到了明显改善，包括发热和皮疹的缓解，以及氨基转移酶、铁蛋白和 C 反应蛋白水平的下降。小王出院后，继续按照医生的医嘱进行口服激素和免疫抑制剂治疗，并定期进行复查，以监控病情的变化及逐步减少药物的使用。

斯蒂尔病的治疗和管理是一个长期且复杂的过程，需要患者、家人以及医护团队之间的紧密合作。患者需要充分了解自己的疾病，遵循医生的建议进行治疗，并在日常生活中做出适当的调整，如维持健康的生活方式、避免潜在的诱发因素等。家人则应提供持续的支持和关怀，努力提高患者的生活质量。总之，斯蒂尔病虽然是一种罕见且复杂的疾病，但通过及时准确的诊断、合理有效的治疗以及良好的疾病管理，患者仍有可能实现症状长期缓解。

科普问答时间

1. 什么是斯蒂尔病？

斯蒂尔病是一种少见的全身性自身炎症性疾病，早期以持续发热为主，通常傍晚或夜间体温开始上升，可迅速达到或超过 39℃，部分患者未经退热处理次日体温可自行降至正常，血常规通常提示白细胞计数大于等于 $10 \times 10^9/L$ 且中性粒细胞大于 80%。持续关节痛、典型的皮疹亦是该病常见症状，与发热有一定相关性，发热时加重，热退后缓解。部分患者可有咽痛、肌肉疼痛、肝脾及淋巴结肿大、肝功能不全，少数可累及心肺或出现噬血细胞综合征和细胞因子炎症风暴甚至弥散性血管内凝血等危及生命的并发症。该疾病诊断困难，诊断确立时间长，需要排除其他导致发热的原因方能确诊。

2. 反复高热不退就是斯蒂尔病吗？

目前，斯蒂尔病尚无明确的特异性诊断金标准，属于排除性诊断，临床医师需要在临床特征类似的患者中除外感染性疾病（如败血症和 EB 病毒感染等）、血液系统恶性肿瘤、其他风湿性疾病（尤其是系统性血管炎），才能考虑该诊断。最重要的疾病特点为持续不退的高热伴有消耗状态，铁蛋白的变化与疾病严重程度相关。

3. 斯蒂尔病应该如何治疗？

斯蒂尔病的治疗选择应根据患者的个体情况确定，退热应首选非甾体抗炎药物且持续应用，对于病情较为严重的患者应及时选择应用糖皮质激素、改善病情抗风湿药以及人免疫球蛋白，并告知患者遵医嘱调整用药。超过半数的患者可能会经历疾病复发 - 缓解的循环过程，在维持疾病缓解的过程中也应注意避免激素和免疫抑制剂的不良反应。

4. 斯蒂尔病会反复发作吗？

斯蒂尔病临床病程可分为单发型、多发型和慢性型。单发型占斯蒂尔病患者的 19% ~ 44%，指病程超过 2 个月但不足 1 年（平均病程 9 个月），可以为自限性，或随时间推移可达到无药物缓解。多发型占斯蒂尔病患者的 10% ~ 41%，指在应用免疫抑制剂治疗的情况下或停药后达到数月（ > 2 个月）或数年的缓解时，疾病再次发作；在多数病例中，全身症状和关节受累共存。慢性型患者常存在持续性的炎症，导致慢性的关节侵蚀和全身症状的反复发作，症状持续时间超过 1 年；这一类型的病例在早期研究报道中占斯蒂尔病患者的 35% ~ 67%，但随着靶向治疗的应用，慢性型患者明显减少，约占 22.7%。

5. 什么情况下会得斯蒂尔病，需要注意什么？

本病的病因尚不清楚，一般认为与感染、遗传和免疫异常有关。患者发病前常有上呼吸道感染病史，在部分患者血清中发现抗风疹病毒抗体和抗腮腺炎病毒抗体等。还有部分患者血清存在葡萄球菌 A 免疫复合物，故有人认为斯蒂尔病的发病与感染有一定关系。平时注意监测体温情况，观察是否有皮疹、关节痛、咽痛等不适症状出现。注意营养要均衡，适当多吃新鲜果蔬。注意加强营养，可以多吃瘦肉、鸡蛋等富含蛋白质的食物，少吃刺激、辛辣的食物，如辣椒、芥末等。随诊患者用药期间应遵医嘱定期复查血常规、C 反应蛋白、血沉、铁蛋白等指标，以监测病情活跃情况。

低烧、乏力、头痛欲裂：并不罕见的巨细胞动脉炎

王老伯已经退休多年，他一直以来都非常享受退休生活，尤其是每天早晨的散步。这段悠闲时光对他来说，是一天中最美好的开始。然而近几个月来，这位曾经总是面带微笑的老人开始变得沉默和烦躁。起初，他以为自己可能只是简单的睡眠不好，夜间醒来时常感到头部有一种难以忍受的压迫感，仿佛头部被一条紧绷的带子缠绕。当头痛成为他日常生活的常客时，王老伯开始真正担忧起来。

尤其是某天早晨，王老伯在用梳子整理那些日渐稀疏的白发时，一阵剧痛让他几乎无法忍受。王老伯原以为只是年龄大了，头痛这些不适都是正常的，只要在家好好休息，情况就会有所好转。但是日子一天天过去，不仅头痛没减轻，每次吃东西咀嚼时下颌似乎都变得异常僵硬，仿佛下巴的肌肉突然罢工了，让王老伯无法顺利完成咀嚼。

王老伯先去了社区医院，医院给王老伯做了一些基本的检查，包括生化、肿瘤标志物和甲状腺功能等，但结果都显示正常。医生告诉他如果情况持续，他需要去更大的医院进一步检查。王老伯看着正常的化验结果觉得可能真的没有大问题，就

在家里继续休息，可是情况并没有好转。1周后，王老伯感觉左眼视力明显下降，偶尔还伴有发热，体重也慢慢减轻，这些不适让原本乐观积极的王老伯变得郁郁寡欢，一下子变得对生活没有任何兴趣，不和朋友散步，不去应酬，也不去养花养鱼了，家里的一切都不再关心。王老伯觉得如果眼睛看不见，那后半生真的没有多大意义了。于是，王老伯决定去大医院做个全面检查。他先去了内科就诊，内科医生给王老伯完善了头颅磁共振成像，血常规、血沉、C反应蛋白等检查。检查结果显示，王老伯的C反应蛋白和血沉都很高，而且白蛋白偏低。但内科医生也说不清楚王老伯到底是出了什么问题，建议去风湿免疫科看一下。

王老伯来到了风湿免疫科王医生这里。王医生问王老伯主要是哪里不舒服，王老伯说主要是左侧头痛，左侧吃饭时嚼不动东西，还有左眼视力也不好。王医生又问有没有发热，王老伯说有发热，但是没测过体温，有时候下午觉得头重脚轻，人没有力气；医生让王老伯去测了体温，显示38℃。王医生问体重有没有减轻，王老伯说减轻很多，这两个月轻了20斤，胃口也很差。王医生摸了摸头痛的部位，发现王老伯颞部存在蚯蚓状增粗的血管。根据升高的炎症指标，以及出现头痛、视力下降、发热、咀嚼无力，王医生告知王老伯可能是巨细胞动脉炎，是一种特殊的血管炎，经常发生在老年人。王老伯一听血管炎吓坏了，说："这是什么病，能治好吗？"王医生告诉老伯："您别担心，虽然血管炎临床表现多样，严重的会出现脑梗死、失明等，但是只要诊断清楚，我们就有办法，您就有希望。"王老伯忐忑地问怎么治疗，王医生说基础治疗是激素。一听激素，王老伯又紧张了："激素副作用很大，听说用激素会死人的，我不敢用。”王医生耐心地解释道：“激素副作用是很大，但是我们尽量用最小剂量的激素控制病情，控制之后激素也会慢慢减量，一段时间后可能会停药。”经过王医生耐心专业的讲解，王老伯决定配合王医生的治疗方案。为明确诊断，王老伯接受了颞动脉 B 超检查，结果显示颞动脉内膜增厚，进一步印证了巨细胞动脉炎的诊断。

经过王医生的精心治疗，王老伯的症状逐渐得到缓解。虽然治疗初期，由于激素的副作用，王老伯出现了脸部肿胀等情况，但他并没有过于在意。在王医生的指导下，通过科学地调整药物剂量和采取适当的生活管理措施，副作用得到控制，王老伯的身体状况也逐步改善。

两年的时间里，王老伯定期复诊，根据身体恢复情况逐步减少药物剂量。在这个过程中，他逐渐恢复了以往的生活习惯，重新开始了每天早晨的散步，也重拾了养花养鱼的爱好。更为重要的是，他的乐观态度和对生活的热爱也逐渐回归。

王老伯的故事不仅是一段疾病治疗的旅程，更是一段心灵重生的历程。巨细胞动脉炎这一诊断，对于一个原本健康、乐观的老人来说无疑是一个巨大的打击，但在专业医疗团队的帮助下，在家人和朋友的支持下，王老伯不仅战胜了病魔，也重新找回了生活的意义和快乐。

王老伯的经历提醒我们，面对疾病，及时诊断和治疗至关重要。同时，治疗过程中患者的心理状态和生活管理同样重要，家人的支持与鼓励可以极大地提高患者的治疗效果和生活质量。面对疾病，我们不应该放弃希望，正如王老伯所展现的那样，积极面对、乐观治疗，生活总会给予我们回报。

科普问答时间

1. 什么是巨细胞动脉炎?

巨细胞动脉炎（giant cell arteritis，GCA），既往被称为颞动脉炎，是一种主要影响中老年人群的血管炎症性疾病。这种病通常影响头部的大血管，尤其是颅外的动脉，如颞动脉。巨细胞动脉炎的名称来源于炎症反应中可见的巨细胞，这些细胞在血管壁的组织中形成并可能导致血管狭窄或闭塞。

巨细胞动脉炎的典型症状包括严重的头痛、头皮敏感（患者可能发现甚至轻轻触碰头发都会感到疼痛）、颞部血管突出，以及视力问题，这些视力问题可能在不治疗的情况下导致失明。一些患者还可能出现下颌疼痛，特别是在咀嚼时。

巨细胞动脉炎的确切病因尚不清楚，但它被认为与自身免疫反应有关，即身体的免疫系统错误地攻击健康的血管组织，导致炎症。确诊通常需要血液检测（查看炎症指标，如C反应蛋白和血沉）和血管活检，后者可以直接观察到炎症和巨细胞的存在。

2. 巨细胞动脉炎是如何发病的，跟哪些因素有关?

血管炎根据病因可以分为原发性和继发性两种。继发性血管炎可以由感染、肿瘤、药物及毒物等诱发。

原发性血管炎病因不明。目前认为，它可能与自身免疫反应有关，其中免疫系统错误地攻击身体的动脉，尤其是头部和颈部的动脉，引发炎症。这种异常的免疫反应可能由多种因素触发，包括遗传倾向、感染和环境因素。一些研究指出，某些遗传标记与巨细胞动脉炎的发病风险增加有关。

巨细胞动脉炎的免疫反应导致动脉壁发炎，增厚并变硬，进而影响血流。这种局部的血管炎症反应不仅造成疼痛和功能障碍，还可能导致血管闭塞，从而影响到动脉所供血的组织和器官。

3. 巨细胞动脉炎如何治疗，能不能治好?

血管炎的治疗与它的病因、类型和严重程度密切相关。其中继发性血管炎，通过积极治疗原发病（如感染、中毒和肿瘤等），往往可以明显缓解。而原发性血管炎，我们主要的治疗目标是：诱导缓解、维持治疗。轻症血管炎，通常小剂量糖皮质激素联合比较弱的免疫抑制剂就可以诱导其缓解；而症状严重的、危及生命的、可能致残的血管炎应积极治疗，需要大剂量糖皮质激素和强效免疫抑制剂甚至生物制剂。成功诱导缓解后，糖皮质激素可逐渐减量甚至停用，并同时联合免疫抑制剂维持治疗。

4. 巨细胞动脉炎患者在日常生活中需要注意什么?

对于巨细胞动脉炎患者来说，日常生活中的一些注意事项可以帮助他们更好地管理自己的病情并减轻症状。首先，保持定期的随访对于监控疾病活动和调整治疗计划至关重要。患者应遵循医生的建议，并就任何症状的变化或治疗中的不适及时与医生沟通。

考虑到长期使用糖皮质激素可能带来的副作用，患者应采取适当措施来减少这些风险，例如通过饮食和锻炼来维持健康的体重，避免过量的钠摄入以降低血压，以及补充钙和维生素 D 以防止骨质疏松。此外，患者应避免吸烟、限制饮酒，因为这些习惯可能会加剧疾病症状或增加并发症的风险。

由于巨细胞动脉炎可能会引起突发的视力问题，患者在驾驶或从事需要良好视力的活动时应特别小心。建议定期进行眼科检查，并在出现任何视力变化时立即就医。

最后，保持积极的生活态度和良好的心理状态对于应对长期慢性疾病同样重要。与家人和朋友保持沟通、参与喜欢的活动，都有助于提高生活质量。

鼻梁怎么塌了：肉芽肿性血管炎的临床表现

赵大叔，58 岁，一位忙碌的公务员，长年累月的不规律生活让他患上高血压和高脂血症。1 个月前，他开始间断咳嗽并咳出黄痰。起初，他以为这不过是抽烟太多，加上偶尔的感冒引起的，于是戒烟并自行使用了抗生素，但不仅症状没有缓解，反而出现了双侧脸颊疼痛，连鼻梁也开始慢慢塌陷，这些变化让赵大叔感到非常担心。

1 周后，赵大叔的症状愈发严重，他开始发热，感到乏力，体重也明显减轻，甚至头痛得厉害，体温一度高达 39.5℃。家人紧急将他送往医院。在呼吸科住院期间，经过检查，医生发现他的 C 反应蛋白高达 212.7mg/dL，中性粒细胞的绝对值和占比也明显升高，但降钙素原正常。同时，血培养、痰培养及真菌检查均未发现明显的病原微生物。进一步的检查，包括肺部 CT，显示双肺有炎症和空洞的迹象，鼻镜检查发现鼻窦炎和鼻中隔溃疡，尿常规显示尿潜血 4 + 和肾小球性血尿。期间尽管给予抗感染和支持治疗，但效果似乎并不理想。

为了进一步明确诊断，医生为他安排了 PET/CT 检查，结果令人大吃一惊。结果显示，左侧上颌窦、双侧筛窦、蝶窦黏膜增厚伴代谢异常增高，前列腺及肾多发高代谢灶，考虑恶性淋巴瘤可能，建议病理学检查。同时，全身骨骼代谢增高，建议骨穿检查。双肺炎症伴多发空洞，部分结节考虑炎症，部分需密切复查。因此，赵大叔被转诊至血液科。

血液科医生立即为他安排了前列腺穿刺和鼻窦穿刺活检，希望能从中找到诊断的线索。然而，本以为可以开始治疗的血液科医师看着病理报告却犯了难，因为上面写着“上述病理标本均不支持淋巴瘤诊断，考虑炎性病变”。

面对这样的情况，血液科医生决定发起全院大会诊，邀请了肾病科、核医学科、神经内科、感染科、呼吸内科及风湿免疫科等多个科室的专家共同参与。在这次全方位的会诊和一系列深入的检查后，风湿科医生从中看到了一丝玄机。赵大叔的抗蛋白酶 3 抗体的定性和定量检查均超出了检测上限，结合赵大叔的情况，经过讨论，最终赵大叔确诊为肉芽肿性血管炎，这是一种影响血管的自身免疫性疾病，可导致多器官受累和严重的炎症。但此时距离赵大叔出现咳嗽的症状已过去两月余。

确诊后，风湿免疫科医师立即为他制定了包括糖皮质激素、生物制剂、抗感染和支持治疗在内的综合治疗方案。治疗期间，赵大叔经历了不少困难。刚开始接受治疗时，由于药物副作用，他出现了一些不适，比如脸部和四肢的水肿，胃口变差等。但是，在医生的指导下，通过调整药物剂量和辅以适当的支持治疗，这些不适症状逐渐得到控制，复查肺部 CT 检查结果显示炎症吸收，空洞缩小，抗蛋白酶 3 抗体水平明显下降。赵大叔也逐渐适应了治疗带来的生活变化，他开始更加注重饮食健康，定时监测血压和血糖，保持良好的作息习惯。出院后，赵大叔并没有放松对健康的关注。他定期回医院复查，与医生保持紧密沟通，及时调整治疗方案。

赵大叔的病情逐渐得以控制，生活也逐渐恢复正常。他开始重拾以往的兴趣爱好，如摄影和旅行。每次出游，他都会仔细做好计划，确保自己的健康状况能够支持这次旅行，并随身携带必要的药物。

赵大叔的故事告诉我们，面对疾病，积极的心态、及时的诊断和治疗、良好的生活管理是走向康复的关键。而在这个过程中，家人的支持、专业的医生和社群的力量同样不可或缺。赵大叔用自己的经历告诉每一个面临健康挑战的人：即使在疾病面前，生活依旧可以充满希望和色彩。

科普问答时间

1. 从病理角度怎么理解肉芽肿性血管炎？

肉芽肿是指增生活化的组织细胞及其衍生细胞和炎性细胞的局灶性聚集。血管炎是指血管壁本身的炎性病变，包括血管壁内各种炎性细胞浸润、血管壁变性坏死、纤维组织增生，导致管壁增厚、管腔狭窄及闭塞等。肉芽肿性血管炎是一种坏死性肉芽肿性血管炎，其病理以血管壁的炎症为特征，主要侵犯上、下呼吸道和肾脏，通常从鼻黏膜和肺组织的局灶性肉芽肿性炎症开始，继而进展为血管的弥漫性坏死性肉芽肿性炎症。

2. 何种情况下会得肉芽肿性血管炎？

肉芽肿性血管炎病因尚不清楚。目前认为，遗传易感性和环境因素可能是肉芽肿性血管炎的主要病因。多基因的相互作用可能是该疾病的发病基础，肉芽肿性血管炎患者一般都有感冒样前驱期，冬季易发病，呼吸道感染或吸入性变应原可能是诱发因素。

3. 肉芽肿性血管炎和其他血管炎有什么联系?

根据 2012 年 Chapel Hill 共识会议修定的系统性血管炎分类标准，肉芽肿性血管炎属于小血管炎中的抗中性粒细胞胞质抗体（antineutrophil cytoplasmic antibody，ANCA）相关血管炎。ANCA 相关血管炎是以小血管节段性纤维素样坏死为病理特征的寡免疫复合物性小血管炎，是最常见的系统性小血管炎，包括显微镜下血管炎、肉芽肿性血管炎和嗜酸性肉芽肿性血管炎 3 种亚型，伴血清 ANCA 阳性，其主要靶抗原为蛋白酶 3 和髓过氧化物酶（myeloperoxidase，MPO）。

4. 得了肉芽肿性血管炎病会有哪些表现?

肉芽肿性血管炎最常见的三联征是以鼻炎 / 鼻窦炎为典型表现的上呼吸道症状、肺炎以及肾小球肾炎，伴有明显的全身炎症反应，如发热、消瘦、乏力等；其中鼻部的受累严重时可出现类似三期梅毒感染的鞍鼻畸形，外观类似鼻梁塌陷。

5. 什么时候会进行多学科会诊?

多学科会诊（multi-disciplinary team，MDT），通常由主诊医生发起，由多学科专家对病例进行讨论，用于解决疑难重症及罕见疾病的诊疗难题。多学科专家可以在第一时间综合分析患者病情，综合各科意见，覆盖所有可能的治疗策略，从中给患者制定最合理的治疗方案，从而避免误诊，最大程度让患者获益，提高了医疗效率和医疗质量。

6. 肉芽肿性血管炎预后怎么样？

由于肉芽肿性血管炎诊断较为困难，若延误诊断、未及时合理治疗、患者合并感染及肾功能不全时，死亡率较高。因此，在出现上述症状时，及时寻求风湿免疫科医师的协同诊治并规范治疗，是改善预后的关键。

反复流产也阻挡不了成为母亲的渴望：抗磷脂综合征

陈女士一直梦想着自己婚后的生活应该像一幅精美的画卷，画中是一家三口的温馨景象，生活充满了甜蜜与和谐。但她没有想到，实现这个梦想的路上，竟然布满了如此多的荆棘与坎坷。

故事的开始，充满着希望。陈女士在婚后不久便怀孕了，她和丈夫欣喜若狂，觉得自己即将迈入人生的另一个阶段。然而，这段幸福并没有持续太久，妊娠 11 周时意外出血，到医院检查时已经完全流产，陈女士的心情非常失落，尽管医生告诉她怀孕流产的概率非常大，一次流产没有关系，调整好状态为下一次成功妊娠做好准备。之后陈女士和丈夫制定了详细的备孕计划，两个人下定决心不熬夜，不喝酒抽烟，每天一起去跑步健身。3 个月后去医院做了孕前检查，所有的生化指标，激素水平均正常，夫妻俩开始积极备孕。

命运似乎并没有给予他们太多的怜悯，陈女士第二次妊娠又是在10周左右出血，到医院后做超声提示无胎心，激素水平检验提示人绒毛膜促性腺激素（human chorionic gonadotropin，HCG）偏低，产科医生给陈女士开孕酮和HCG针（一种在女性怀孕期间由胚胎绒毛膜细胞产生的激素，它在怀孕的早期阶段对于维持妊娠至关重要），告知她1周后再来复查。可没到复查的时间，陈女士的出血量明显增大，陈女士的第二次妊娠同样以流产告终。这次陈女士的眼泪止不住地流下来，趴在丈夫的怀里号啕大哭起来，觉得自己可能这辈子无法拥有一个自己的宝宝。丈夫安慰她，现在医学技术这么发达，肯定会有办法的，实在不行还可以做试管婴儿。

在丈夫的鼓励和支持下，陈女士渐渐从阴霾中走出来，为下一次备孕做准备。她再次来到产科希望找到反复流产的原因。这次产科医生给她完善了一系列的检查，包括风湿病相关指标的检测。她告知医生说自己并没有风湿病相关症状，也没有风湿病家族史，对这些检查持有疑虑。医生解释说，自身免疫性疾病，如系统性红斑狼疮、干燥综合征和抗磷脂综合征，都可能与反复流产有关。陈女士最终同意完善这些检查。结果显示，陈女士患有抗磷脂综合征，这是一种可能导致血液异常凝固、增加血栓形成风险的自身免疫性疾病，也是她反复流产的主要原因之一。医生建议陈女士去风湿免疫科进一步就诊，制定个体化的治疗方案。

陈女士来到风湿免疫科王医生这里，王医生详细问诊陈女士两次妊娠失败的经历，查看了她之前所有的化验结果，告知她的确是患有产科抗磷脂综合征。她无法理解自己为何会患上这样的疾病，更不明白这与她的流产有何关联。在风湿免疫科王医生的耐心解释下，陈女士逐渐明白了抗磷脂综合征的严重性以及它如何影响妊娠。王医生告诉她，尽管这个疾病带来了诸多挑战，但只要得到及时和恰当的治疗，她仍有机会实现自己成为母亲的梦想，要重新振作起来，保持良好健康积极的精神状态，调理好身体，了解病情，配合治疗，为下次妊娠做好准备。

在王医生的建议下，陈女士开始了规范治疗，包括使用特定的药物来控制血液凝固的水平，以降低流产的风险。治疗期间，陈女士经历了无数次的挑战与考验，每一次的药物注射、每一次的医疗检查都是对她意志的考验。但她从未放弃希望，她的家庭、朋友以及病友给予了她巨大的支持与鼓励。

终于，在经历了无数个不眠之夜和无尽的担忧后，陈女士的坚持得到了回报。她成功怀孕，并顺利度过整个孕期。当她抱着自己健康的宝宝时，所有的痛苦和挣扎都化作欣慰和幸福。她和丈夫的心愿终于实现了，他们的家庭因为这个新生命而变得更加完整和美好。

陈女士的故事告诉我们，面对生活中的困难和挑战，只要我们不放弃希望，勇敢地面对，就一定能够找到克服困难的方法。在这个过程中，家人的支持、专业的医生和社会的关爱都是不可或缺的力量。每个人的生活都是一幅独一无二的画卷，即使过程中会遇到波折，但只要我们坚持下去，最终都能绘出自己心中的美丽景象。

科普问答时间

1. 什么是抗磷脂综合征，什么是产科抗磷脂综合征？

抗磷脂综合征是一种自身免疫性疾病，多见于青壮年，男女发病比例约为 1∶9，女性中位年龄为 30 岁。其本质是免疫系统异常地产生了攻击自身正常细胞的“抗磷脂抗体”，造成了细胞损伤，导致血管内血凝块形成，出现动静脉血栓，伴或不伴有血小板减少，我们称为抗磷脂综合征。该病既可以与系统性红斑狼疮、类风湿关节炎等其他自身免疫病同时出现，称为继发性抗磷脂综合征，也可以单独出现，称为原发性抗磷脂综合征。

以血栓为主要表现的抗磷脂综合征我们称为血栓性抗磷脂综合征。在妊娠时可能会出现早期反复流产，中期胎停，我们称为产科抗磷脂综合征。持续升高的抗心磷脂抗体、抗 β2-糖蛋白 1 抗体和狼疮抗凝物是影响抗磷脂综合征预后的主要因素。

患抗磷脂综合征患者一定会出现血栓吗？

大多数抗磷脂综合征患者通常不会出现血栓，在某些感染、肿瘤、糖尿病及高血压等因素的作用下，患者才会出现血栓。但是在妊娠时，会出现反复流产、胎停、胎儿发育迟缓、羊水减少及子痫等产科并发症。对于反复流产的孕妇，我们需要筛查抗磷脂综合征相关指标。

2. 抗磷脂综合征能治愈吗？

很遗憾，依据现阶段医学发展水平，尚不能治愈抗磷脂综合征，但患者可以通过药物预防出现并发症，防止血栓的形成，并阻止已形成血栓进一步增加。处于血栓形成急性期、慢性期、妊娠期及未曾出现过血栓的抗磷脂综合征患者治疗手段不同。急性期可行取栓术，如有手术禁忌可溶栓治疗，但是药物溶栓对抗磷脂综合征疗效欠佳，因为经常很快发生再栓塞。慢性期及未曾出现过血栓的患者，医生会在评估病情后酌情选择抗血小板、抗凝、激素等治疗方式。恶性抗磷脂综合征可能会应用免疫球蛋白或血浆置换，但仍然凶险异常，预后不佳。如果患者合并有其他自身免疫疾病，积极控制和治疗合并症，也可减轻抗磷脂综合征患者的症状。

3. 得了抗磷脂综合征，患者是不是今生无缘成为母亲了?

并不是，随着更多的基层医生、孕产妇本人对该病了解增加，及时发现并通过规范的治疗，已经有许多妈妈成功生下了健康的宝宝。抗磷脂综合征的妊娠期管理，一般是根据个体化评估后“私人定制”的，一般是以阿司匹林、低分子肝素为基础的治疗方案，在妊娠全程直至产褥期定期化验检查、监测孕妇及胎儿情况，实时调整治疗。期间不只需要风湿免疫科医生的诊疗，也需要产科、血液科、内分泌科等多个学科联合制定计划。针对不同的病理性妊娠病史，如既往不同的胎停时间、不同的流产次数等，治疗方案均有不同。“准妈妈”们应从备孕期就开始系统性评估及病情管理。

奇怪的肿腮与突眼：IgG4 相关性疾病

张阿姨，61 岁，是一位退休的初中语文老师，平时生活规律，身体健康。最近，张阿姨发现自己脸越来越“发福”了，腮帮子肉嘟嘟的，街坊邻居也老是开她玩笑，说她一定是退休生活太安逸了。然而，随着日子一天天过去，张阿姨的

“发福”不仅没有减轻，反而变得越来越明显。同时她开始感到口干，吃一些较干的食物如馒头、饼干等需要和水一起才能咽下。张阿姨的邻居还注意到她的眼睛越来越“有神”。大家各抒己见，有人猜测张阿姨可能得了腮腺炎，有人则认为是甲亢，但都建议她早点去医院看病。在去医院前，张阿姨特地上网查询了一下，发现自己的口干和腮腺肿大可能与一种风湿病——干燥综合征有关。

于是，张阿姨来到当地社区医院，有备而来的她在向医生描述了自己的症状后，提出要做抗核抗体等相关检测。结果两天后就出来了，显示为阴性。社区医生怀疑她可能是肿瘤，建议她转诊到大医院做更全面的检查，明确诊断。

张阿姨随即来到市医院，导诊台的工作人员看到张阿姨肿胀的面庞以及听到她所描述的口干症状，将她引导到了口腔科。口腔科医师详细询问了她的病情，并通过 B 超检查发现她的腮腺和颌下腺存在弥漫性病变，考虑可能是米库利兹综合征，这是一种罕见的疾病，主要会影响患者的唾液腺和泪腺。考虑到米库利兹综合征诊断的复杂性，口腔科医师建议张阿姨到风湿免疫科就诊。

风湿免疫科王医师认真细致地询问了张阿姨的病情，有腮腺病变、颌下腺病变、口干和眼突症状。经过甲状腺功能的检查，排除了甲亢相关眼病的存在。结合患者抗核抗体全阴性，王医生为张阿姨安排了颌下腺穿刺病理检查和血清 IgG4 水平检测。病理报告提示，在颌下腺中存在大量 IgG4 染色阳性的浆细胞浸润，同时张阿姨的血清 IgG4 水平明显升高。得知这一结果后，张阿姨才知道自己患上了 IgG4 相关性疾病，这是一种可以影响多个器官的慢性炎症性疾病。王医生解释说，这种疾病的特点是某些器官中会有大量的 IgG4 阳性浆细胞浸润，导致组织纤维化和功能障碍。王医生进一步询问了张阿姨是否存在腹痛、排尿困难等其他症状，并进行了腹部超声和 CT 检查，但未发现更多异常。经过与张阿姨充分的交流沟通，王医生开出了甲泼尼龙和吗替麦考酚酯，前者用以快速控制病情，后者则用于维持治疗效果，减少复发的可能，而且需要长期应用这两种药物，以避免疾病复发。张阿姨对这一切都感到很害怕，王医生鼓励张阿姨保持积极乐观的态度，并告诉她，虽然 IgG4 相关性疾病是一种慢性疾病，可能需要长期管理，但许多患者都能够通过适当的治疗和健康的生活方式，保持良好的生活质量。他还提醒张阿姨，如果出现任何新的症状或不适，都应该及时就医，以便及时调整治疗方案。

经过几个月的治疗，张阿姨逐渐适应了每天的药物治疗和定期的医院复查，症状也得到明显改善，眶周和颌下腺的肿胀不适感减轻了很多，血清 IgG4 水平降至正常，口干的情况也有所好转。她开始重新参与到她喜爱的活动中，比如和老朋友们的下午茶，偶尔去公园晨跑，甚至还加入了当地的书法兴趣小组，开始学习书法，以丰富自己的退休生活。她的脸上重新绽放笑容，生活又回到了正轨。

张阿姨的故事不仅是她个人与疾病斗争的历程，也是一段关于面对困难时不放弃，勇敢寻求帮助，积极配合治疗的启示。她的经历鼓励着周围的人，让大家看到了即使在退休后，面对健康挑战，仍然可以通过自己的努力和正面的态度，享受美好的生活。

随着时间的流逝，张阿姨不仅成为了周围人眼中勇敢面对疾病挑战的典范，也通过自己的亲身经历，提醒着每一个人，健康是生活中最宝贵的财富，我们应该珍惜它，关爱它。在遇到健康问题时，我们不应该害怕，而应该勇敢地面对它，寻找最合适的解决方案，继续我们的美好生活。

科普问答时间

1. 什么是 IgG4 相关性疾病？

IgG4 相关性疾病是一类以组织病理学中出现大量 IgG4 染色阳性的浆细胞浸润为主要特征的良性、慢性、进行性炎症伴纤维化的疾病，可累及多个脏器，常见于颌下腺、腮腺、泪腺、眶周、胰腺、肾上腺及腹膜后、主动脉周围等。增生的纤维化组织使得局部器官功能丧失或出现梗阻，在影像学上极易被误诊为恶性肿瘤，往往在病理活检或手术切除后方才明确诊断。

2. IgG4 升高就是患上 IgG4 相关性疾病吗？

血清 IgG4 升高是诊断 IgG4 相关性疾病的标准之一，其诊断特异性随 IgG4 升高而增加，仅依靠血清 IgG4 升高不能独立作为确诊的依据，而应结合临床表现、影像学资料及病理检查结果进行综合诊断。血清 IgG4 升高亦可见于其他自身免疫病（如天疱疮、干燥综合征、混合性结缔组织病、类风湿关节炎等）、变态反应性疾病、慢性胰腺炎、肿瘤（如胰腺癌、胆管癌等）患者及部分健康人群。值得注意的是，临床上也存在部分血清 IgG4 浓度正常的 IgG4 相关性疾病患者。

3. 米库利兹综合征和 IgG4 相关性疾病有什么联系？

IgG4 相关性疾病累及不同的组织器官导致的症状及临床

表现往往大相径庭：如累及颌下腺出现局部占位以及颌下腺唾液分泌功能受损，又称米库利兹综合征；累及眶周则可出现类似于甲亢的突眼表现；累及胰腺则可出现反复发作的慢性自身免疫性胰腺炎，表现为反复发作的腹痛以及脂肪泻；累及主动脉周围以及腹膜后，可出现输尿管梗阻，导致肾功能不全，往往需要外科手术治疗。在临床上出现一个或多个器官局部或多发的肿块或出现主动脉周围炎以及腹膜后纤维化时，应注意进行血清 IgG4 水平的检查并筛查 IgG4 相关性疾病可能累及的器官。尽管 IgG4 相关性疾病症状可能因人而异，但及早诊断和治疗对于控制病情的发展至关重要。

4. 患上 IgG4 相关性疾病是否都需要治疗？

根据目前 IgG4 相关性疾病治疗原则，如有症状、病情活动进展患者均需治疗。无症状性内脏器官受累者，如评估病情处于发展阶段，亦需要及时治疗。少数无症状性淋巴结病或轻度浅表腺体肿大，且疾病进展缓慢者，可密切观察随诊。

5. 治疗 IgG4 相关性疾病必须使用激素吗？

IgG4 相关性疾病的治疗应根据受累部位和器官功能受损的程度，由多学科共同完成，当出现主动脉周围炎以及器官梗阻的表现时应及时寻求外科手术的介入以最大限度地保证器官功能，而糖皮质激素以及免疫抑制剂的长期治疗是达到并维持疾病缓解的关键。当患者存在单用激素治疗不能充分控制时，也可采用激素联合免疫抑制剂治疗，另外部分生物制剂如 CD20 单抗治疗也有显著疗效。

6. IgG4 相关性疾病患者预后怎么样?

IgG4 相关性疾病作为良性增生性疾病，总体来讲激素治疗反应佳，无重要脏器不可逆损伤者长期预后好，有重要脏器损伤且发生功能障碍者，预后与器官损伤程度相关，如胰腺、肾、肺、肥厚性硬脑膜炎或垂体炎等。该病目前尚不能治愈，且容易复发，因此在风湿专科医生指导下规律随诊、监测病情，对改善预后尤为重要。同时，治疗过程中对药物不良反应的监测亦是提高生活质量、改善预后的关键因素。

第五种肝炎：自身免疫性肝炎

31 岁的小曾是一名成功的职场女性，非常重视自己的健康管理。她坚信平衡饮食和规律锻炼是保持健康的关键，因此她始终保持着良好的生活习惯。像往年一样，小曾在年底完成了自己的年度体检，但是一周后拿到的体检报告却和往年有些许不同，肝功能检查结果显示谷丙转氨酶和谷草转氨酶两个转氨酶高于正常值高限的 5 倍以上。体检医生告诉小曾，肝脏作为人体内最重要的器官之一，承担着解毒、代谢和分泌等多重功能，肝功能异常是一个需要严肃对待的信号，可能是多种疾病的征兆。因此建议小曾去专科做进一步的检查。小曾听从医生的建议，前往肝病专科进行进一步的检查。

经验丰富的肖医生首先排除了常见肝病，包括乙肝、丙肝等病毒性肝炎以及脂肪肝等代谢相关性肝病，进一步询问了小曾近期是否有服用什么药物。小曾表示自己身体一直很好，几乎没怎么吃过药，因此肖医生暂时排除了药物引起的肝功能损害。面对一个生活规律、饮食均衡且平时很少生病的年轻女性，肖医生建议小曾住院，进一步系统地进行全面检查。

小曾住进医院新院区的两人间病房，病房环境相当好，光线明亮，空气清新，可小曾内心却备受煎熬。肖医生很理解小曾的心情，入院后尽快完成了一系列检查，并很快发现了两条关键线索：免疫球蛋白 IgG 的水平升高，且抗核抗体检测呈阳性。这些阳性结果让肖医生考虑到一种可能性——自身免疫性肝炎。肖医生马上邀请风湿免疫科的王医生进行会诊。

王医生来到病房进一步询问了小曾的症状，查看了现有的检查结果。王医生告诉小曾，肝脏氨基转移酶升高、免疫球蛋白升高、自身抗体阳性，这些证据都支持自身免疫性肝炎的诊断。自身免疫性肝炎是一种免疫系统错误攻击肝脏组织的疾病，导致肝炎、肝功能受损，可以通过适当治疗有效缓解。目前小曾检查结果尚不能确认诊断，下一步需要进行肝脏穿刺，明确肝脏组织学改变，这是自身免疫性肝炎诊断的金标准。小曾知道疾病可以治疗后紧张的心情有所缓解，但对即将进行的肝脏穿刺依然感到忐忑不安。王医生告诉小曾，肝脏穿刺取肝组织活检了解病理情况，对明确诊断非常关键，不仅有助于与其他肝病比如药物性肝损伤鉴别，同时有助于明确有无合并其他自身免疫性肝病如原发性胆汁性胆管炎等。更重要的是，在将来接受治疗后，肝脏活检可以帮助判断合适的停药时机。听了王医生详细的讲解后，小曾大致了解了自身免疫性肝炎是个什么样的疾病，也了解了肝穿刺对于疾病诊断以及后续治疗的重要性。

为了减少小曾的顾虑，王医生给小曾介绍了肝穿刺的大致过程。肝穿刺之前，医生会通过超声精准确定穿刺的位置，接下来在穿刺位置进行局部麻醉，以减轻肝穿过程中的疼痛感。然后使用一种称为穿刺针的细长器械，穿透皮肤和肌肉，进入肝脏组织，抽取一小部分肝脏组织样本进行病理学检查。肝穿刺是相对比较安全的微创操作，技术非常成熟，并发症较少。小曾很感谢王医生的耐心解释，心中的顾虑也基本消除，于是同意接受肝脏穿刺。肖医生很快为小曾安排了操作，在经历一段时间的等待后，肝组织活检的结果最终确认了自身免疫性肝炎的诊断。面对这个结果，小曾感到既害怕又有一丝释然——至少她现在知道自己面临的是什么。

在接下来的治疗过程中，小曾在王医生的指导下开始了药物治疗。虽然治疗过程中有一些起伏，但在坚持规范治疗和定期复查的情况下，小曾的病情得到了有效控制，肝功能指标也有了显著改善。

小曾的故事是一个关于面对未知挑战、积极寻求医生帮助和坚持治疗的故事。她的经历提醒我们，健康需要持续关注，而面对疾病，及时就医和遵循专业治疗是至关重要的。

科普问答时间

1. 什么是自身免疫性肝炎？

自身免疫性肝炎是由自身免疫反应介导的慢性肝脏炎症性疾病，其临床特点包括血清氨基转移酶水平升高、高免疫球蛋白血症、血清自身抗体阳性，肝组织学上存在中重度界面性肝炎等。自身免疫性肝炎可以在任何年龄和种族人群中发病，亚洲人群中以女性患者居多。自身免疫性肝炎的发病高峰年龄有两个，一个高峰出现在儿童和青少年期，另一个高峰出现在40～60岁的中年期。有研究显示，我国自身免疫性肝炎患者队列研究发现AIH发病高峰在55岁左右，男女比例约为1∶5。

2. 自身免疫性肝炎患者应该如何治疗?

自身免疫性肝炎目前主要采用免疫抑制治疗的策略：泼尼松联合硫唑嘌呤治疗或者泼尼松单药治疗作为标准治疗方案。泼尼松可快速诱导症状缓解，而硫唑嘌呤需6～8周才能发挥最佳免疫抑制效果，多用于维持缓解。诱导缓解治疗期间，泼尼松可逐渐减量。需要强调的是减量应遵循个体化原则，需根据患者血清肝功能检查和IgG水平改善情况进行适当调整。维持治疗阶段甚至可将泼尼松完全停用，仅以硫唑嘌呤单药维持。自身免疫性肝炎治疗目标是获得并维持生化缓解（血清氨基转移酶和IgG水平复常）和肝组织学缓解，以防止疾病进展。推荐维持免疫抑制治疗疗程在3年或获得生化缓解后2年以上。建议患者在停药前再次进行肝组织学检查，获得肝组织学缓解者方可考虑停药。自身免疫性肝炎患者获得生化缓解后预后较好，生存期接近同龄普通人群。

3. 自身免疫性肝炎患者能否生孩子?

自身免疫性肝炎患者在疾病稳定情况下是可以生孩子的，建议在妊娠期或备孕期坚持治疗，以降低复燃及肝脏失代偿发生率。自身免疫性肝炎复燃的风险在产后提高3倍左右，妊娠期复燃风险较低，可能与胎盘植入物等因素有关。自身免疫性肝炎患者妊娠过程中，可予小剂量泼尼松和/或硫唑嘌呤维持治疗，目前没有关于因使用硫唑嘌呤治疗而引起孕妇及胎儿不良事件的报道。禁止有妊娠意愿的自身免疫性肝炎患者服用吗替麦考酚酯，因其可能与妊娠早期流产、出生缺陷（主要是耳、心脏、唇腭裂等）有关。

4. 自身免疫性肝炎患者的常见并发症有哪些？

未经治疗或治疗不当的自身免疫性肝炎可能会导致多种并发症，最严重的包括肝硬化和肝衰竭。肝硬化是指肝脏长期受损后形成的瘢痕组织逐渐替代正常肝细胞，导致肝脏功能下降。肝衰竭是肝脏损伤到一个临界点，丧失了执行其生命支持功能的能力，表现为黄疸、腹水、凝血功能障碍等。此外，自身免疫性肝炎患者还可能面临增加的肝癌风险，尤其是在肝硬化背景下。

5. 自身免疫性肝炎患者在日常生活中需要注意什么？

对于自身免疫性肝炎患者来说，维护健康的生活方式对于疾病的管理至关重要。建议保持均衡的饮食，避免酒精和任何可能对肝脏有害的物质。定期进行体力活动，但要避免过度劳累。此外，患者应遵循医嘱，定期复查，及时调整治疗方案。避免使用未经医生推荐的药物、补充剂或草药，因为某些产品可能会干扰治疗或加重肝脏负担。对于需要接种疫苗或计划旅行的患者，建议先咨询医生，因为某些活疫苗在使用免疫抑制剂的情况下可能不适宜接种。此外，由于情绪状态可以影响身体健康，患者应该寻求适当的心理支持，学习应对压力的技巧，以保持良好的心理状态。

6. 自身免疫性肝炎患者的预后如何？

自身免疫性肝炎患者的预后取决于多种因素，包括疾病的早期诊断、及时和适当的治疗以及患者对治疗的响应。大多数经过积极治疗的患者可以实现长期缓解，部分患者甚至可以完全停药，但需要在医生的严密监控下进行。尽管如此，仍有一部分患者可能经历疾病的复发或进展到肝硬化，特别是在诊断和治疗延误的情况下。对于肝硬化或肝衰竭的患者，肝脏移植可能是延长生命和改善生活质量的有效选择。

难忍的皮肤瘙痒：原发性胆汁性胆管炎

人到中年的刘先生，在家庭与事业的双重压力下，生活过得有些粗糙，对自己身体的一些小变化也不那么在意，随着岁月的流逝，身体发福，发际线渐后移……两年前的冬天他的身上开始出现偶尔的皮肤瘙痒，总被他归咎于日常的疲惫和压力，轻轻挠过，便忘在脑后。时间过得很快，夏天一转眼就到了，皮肤瘙痒的症状在炎热的夏天越发严重，加之总光着腿和胳膊，一不留意使劲挠一挠，身上就会出现好多处抓痕。这时的刘先生才意识到自己的皮肤瘙痒要去医院看看，因为夜里常会被痒醒，他仔细检查了全身皮肤并没有看到明显的皮疹，刘先生决定先到皮肤科看看。皮肤科医生也没发现皮疹，只看到一些抓痕，便先开了点止痒和抗过敏的药。

刘先生用药一段时间后，皮肤瘙痒不仅没缓解，反而越来越严重，而且刘先生感觉身上似乎总有点使不上劲，心里便有些不祥的预感，不得不再次来到全科门诊。全科医生发现刘先生的皮肤和眼白有些发黄了，详细询问刘先生近期是否过度食用橘子或者一些易引起皮肤发黄的食物？最近吃过什么药？刘先生摇摇头。全科医生给刘先生进行了血液检验，检验结果提示，刘先生的碱性磷酸酶、γ-谷氨酰转移酶两个指标明显升高，谷丙转氨酶、谷草转氨酶、总胆红素及直接胆红素数值均有所偏高。在我们上一篇文章中提及引起肝功能异常的常见病因包括病毒性肝炎、脂肪肝、药物性肝损伤等。全科医生对上述疾病进行初步排查：病毒性肝炎检测阴性，并且刘先生近期也没有服用容易引起肝脏损害的药物，排除了病毒性肝炎和药物性肝损伤。腹部B超没有看到胆囊和胆道的异常，但提示有脂肪肝。全科医生了解到刘先生每日有喝白酒的习惯，并且体形偏胖，首先考虑刘先生的肝功能损害可能是酒精肝和脂肪肝引起的，便开了些护肝药，同时建议刘先生戒酒，清淡饮食，一定要控制体重。

尝到苦头的刘先生这才明白健康的重要性，于是下定决心戒酒，改变高油高脂的饮食习惯，并且每天下班后加入小区的广场舞团队，开始努力减重健身。3个月后，刘先生再次来到医院，他告诉医生这3个月来，自己真的很努力戒酒、清淡饮食、坚持健身，但是皮肤仍然很瘙痒，并且总感觉没有力气。全科医生建议刘先生到专攻疑难杂症的风湿免疫科求助。

在无奈之下，刘先生来到了风湿免疫科，希望能找到问题的根源。结合刘先生的病情和两次化验单结果，风湿科王医生首先考虑到——原发性胆汁性胆管炎（primary biliary cholangitis，PBC），这是一种影响肝脏的罕见疾病，主要表现为胆管的慢性炎症和破坏，导致胆汁在肝内积聚，最终损伤肝脏。王医生给刘先生进一步检测自身免疫性肝病系列抗体、免疫球蛋白和补体等免疫相关检验。结果显示，抗线粒体 M2 抗体阳性，免疫球蛋白 IgM 明显升高。刘先生的病情终于水落石出，确诊为原发性胆汁性胆管炎！王医生给刘先生开具了“熊去氧胆酸”，这是治疗原发性胆汁性胆管炎的一线药物，这种药物不仅可以帮助改善胆汁的流动，减轻炎症，还能保护肝脏免受进一步的损伤。

在遵循王医生的治疗方案 3 个月后，刘先生的症状得到明显改善。他的皮肤不再瘙痒，体力也恢复了。肝功能测试的结果也基本正常了。刘先生会定时带着满满的感激来医院找王医生复诊，并按时服药。

通过这次经历，刘先生深刻地认识到健康的重要性，坚持健康的生活方式，不再忽视自己身体上的任何小变化。

科普问答时间

1. 什么是原发性胆汁性胆管炎？

原发性胆汁性胆管炎是一种慢性自身免疫性肝内胆汁淤积性疾病，多见于中老年女性，男性也可发生。早期多无明显临床症状。约 1/3 的患者可长期无任何临床症状，部分患者可逐渐出现乏力和皮肤瘙痒等。随着疾病进展，可出现胆汁淤积以及肝硬化相关的并发症和临床表现。血生物化学检查以碱性磷酸酶、γ- 谷氨酰转移酶明显升高为主要特征，随疾病进展，血清胆红素逐步升高。该疾病是自身免疫性疾病，自身抗体检测是主要的诊断手段，对于症状典型、但是无特异性抗体检出的患者，需要进一步行肝脏穿刺检查明确肝脏病理特征。治疗上比较简单，目前认为早期开始熊去氧胆酸治疗，终身维持，可以明显改善患者生存率。

2. 原发性胆汁性胆管炎患者能否生孩子？

育龄期原发性胆汁性胆管炎患者可以妊娠。有限的数据显示熊去氧胆酸在妊娠期（包括妊娠早期）是安全的，可在权衡利弊并充分知情同意的基础上应用。大多数原发性胆汁性胆管炎患者在妊娠期间病情稳定，部分患者出现新发瘙痒或瘙痒加重，但产后可能出现生化指标恶化。绝大部分母婴结局良好，但已有肝硬化者发生母婴相关并发症的风险增加的报道。因此，育龄期原发性胆汁性胆管炎妇女妊娠前需进行个体化咨询。对已有门静脉高压者，可在妊娠中期进行胃镜检查，并酌情进行内镜下干预，以减少出血风险。

3. 原发性胆汁性胆管炎会不会遗传？

原发性胆汁性胆管炎患者家庭成员发病的风险增加，主要累及一级女性亲属，最常见者为姐妹和母女。原发性胆汁性胆管炎患者一级亲属自身抗体阳性率高达 13.1%，其中姐妹的阳性率高达 20.7%，母子、兄弟、姐弟、兄妹间的共同患病也有报道。建议对 30 岁以上的原发性胆汁性胆管炎患者的一级女性亲属筛查自身抗体，对结果异常者进行进一步检查，以确定是否能够诊断为原发性胆汁性胆管炎，并决定是否给予相应的治疗或长期随访。

4. 原发性胆汁性胆管炎患者的生活质量和长期预后如何？

PBC 的预后因人而异，取决于多种因素，包括疾病的早期诊断、有效的治疗以及个人的健康状况。随着治疗方法的改进，许多 PBC 患者可以有相对正常的生活质量和预期寿命。然而，未经治疗或疾病晚期的患者可能会面临更多的健康挑战，包括肝硬化和肝功能衰竭。

为了提高生活质量，PBC 患者需要定期进行医疗检查，遵循医生的治疗建议，并对症状进行适当管理。心理支持和患者教育也是提高生活质量的重要组成部分，帮助患者更好地理解自己的状况，并学会如何应对与疾病相关的各种挑战。

总体而言，通过积极的医疗干预和良好的自我管理，PBC 患者可以朝着更好的健康状况和生活质量迈进。

会变色的手指：雷诺现象

初看春花红，转眼已成冬。浙江的冬天最低气温常常不到 10℃。一旦天气转寒，在王医生的风湿免疫科的门诊中，常常遇到这样一类患者：

“王医生，我的手怎么一到变天就变颜色呢？简直和天气预报一样准！”

“王医生，最近我的双手一骑电动车或者一碰冷水就变白、变紫，还发麻！”

“王医生，我的手不但变颜色，而且还感觉僵僵的，有点肿！”

“王医生，我的双手变颜色都好多年了，我都没管它，可是今年怎么指端开始烂了呢……”

这都是发生在我们风湿免疫科诊室里真实的故事。在生活中，有些朋友的双手一旦遇冷就会出现变色反应，通常先变白、再变紫，严重的可能还会麻木失去知觉，而经过保暖后手指颜色可逐渐恢复正常。这种现象，我们称之为“雷诺现象”。有些朋友一看到自己手变颜色，就紧张害怕，怕自己得了“不治之症”，结果越紧张越变色。而更多的朋友对此不以为意，任由它发展。像最近来王医生门诊的张阿姨，她其实在 5 年前的冬天就首次经历了手指变色的情况。她说那时候开始，她的双手格外怕冷，每次洗衣做饭用冷水后，双手就会变色并且感到发麻和刺痛，双手的皮肤还有逐渐变硬的表现，但是她一直没有在意，以为是天气冷、生了冻疮。她说自己平时还经常咳嗽，感到胸闷和气喘，她也只将其归咎于年纪增长容易得气管炎。直到 1 个月前因为气温急剧降低，她发现双手变色的情况更加频繁，并且指尖的皮肤开始破裂并出现溃疡，引起了剧烈疼痛。双手的活动也变得特别困难，皮肤硬得如同石头一样，而且咳嗽也比过去要厉害，稍微做点家务就感觉喘不上气。她就近去医院就诊，肺部 CT 检查发现两肺出现了间质性改变。王医生看了张阿姨的情况，建议她住院治疗，最后诊断为硬皮病即系统性硬化。

尽管雷诺现象和硬皮病听起来可能让人感到害怕，但如果能够及时诊断和治疗，许多患者仍然可以维持良好的生活质量。治疗方法可能包括保暖、药物治疗等以减缓疾病的进展。

科普问答时间

1. 什么是雷诺现象？

经典的雷诺现象通常在短时间内末梢皮肤有“变白 - 变紫 -

变红”三部曲的顺序性变化过程。由于血管病变，在寒冷环境中出现血管收缩、动脉痉挛，皮肤血管内血流量减少，手指指端变白；随后通过保暖等方式，细小动脉开始扩张，毛细血管扩张被动充血而出现发绀（变紫）；当病人处于温暖环境中，血管充血，局部温度增高，小动脉重新扩张，血管灌流正常，手指开始变红恢复。有部分患者发作时感到双手麻木、疼痛，如果雷诺现象经常发作，还可能造成局部皮肤坏死、溃疡。

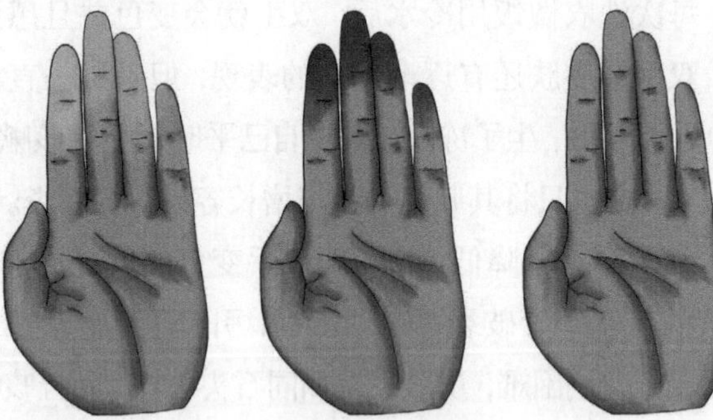

雷诺现象

2. 哪些疾病患者可能出现雷诺现象?

雷诺现象可能是身体出现血管病变的一个异常信号，需进一步到医院查明病因。雷诺现象可分为原发性雷诺现象和继发性雷诺现象，原发性往往与吸烟、遗传等因素相关，而继发性多发生于风湿性疾病，也可见于血液系统疾病、内分泌疾病、血管性疾病、神经系统疾病，另外环境因素和药物/毒物也可能诱发雷诺现象。

3. 哪些风湿病患者可能出现雷诺现象？

最常见于系统性硬化患者，其他风湿性疾病如系统性红斑狼疮、炎性肌病、混合性结缔组织病、系统性血管炎、干燥综合征等患者也可能出现雷诺现象。

4. 出现雷诺现象的患者在日常生活中应该注意什么？

（1）保暖：在寒冷的天气里，穿着保暖的衣物，特别是保护手脚免受寒冷侵袭。使用手套、保暖鞋和热水袋可以帮助维持体温。

（2）避免情绪压力：压力和情绪波动也可能触发雷诺现象的发作。练习放松技巧，如深呼吸、瑜伽或冥想，可以帮助管理压力。

（3）戒烟：吸烟会引起血管收缩，可能加重雷诺现象的症状。戒烟对于预防雷诺现象的发作至关重要。

（4）限制咖啡因摄入：咖啡因也是一种可能导致血管收缩的刺激物。减少咖啡、茶和含咖啡因饮料的摄入可以有助于减轻症状。

（5）定期锻炼：适度的锻炼可以改善血液循环，有助于预防雷诺现象的发作。然而，应该避免在非常寒冷的条件下进行户外锻炼。

（6）采取这些预防措施，尤其是在秋冬季节，可以帮助减少雷诺现象的影响，并提高生活质量。

5. 对于出现雷诺现象患者，在进行药物治疗时有哪些建议？

雷诺现象的治疗目标是减轻症状，预防并发症，并改善患者的生活质量。应注意保暖，避免情绪波动、吸烟等诱发因素。当雷诺现象较严重或反复发作影响患者生活时，钙通道阻滞剂如硝苯地平可作为一线治疗用药，亦考虑使用血管紧张素Ⅱ受体阻滞剂如氯沙坦等。效果不佳者可采用5型磷酸二酯酶（PDE-5）抑制剂如西地那非或他达那非。雷诺现象合并指尖溃疡者，应在局部对症处理的同时，积极进行系统性治疗，可选择的药物包括PDE-5抑制剂、前列腺素类药物、内皮素-1受体拮抗剂类药物如波生坦等。对病情严重、顽固者，可考虑手指（手掌）交感神经切除术。

总而言之，一旦出现雷诺现象，应尽早至风湿免疫科就诊。雷诺现象通常可能与弥漫性结缔组织病相关，如前面所述的硬皮病以及系统性红斑狼疮、干燥综合征、皮肌炎等都可能是背后的“元凶”。早期诊断，早期治疗，按时服药，定期复诊，能有效控制疾病进展，提高生活质量。

僵硬疼痛的肩膀：风湿性多肌痛

李奶奶，一位70岁的老年人，平时身体还算硬朗。然而近半年来，她的两肩却持续疼痛，让她苦不堪言。起初，她以为这只是老年人常有的关节问题，没太当回事。但两个月过去了，疼痛不仅没有缓解，反而更加严重。她甚至难以抬起胳膊，拿不到柜子上的物品，夜里疼得无法入睡。不仅如此，李奶奶的痛苦还扩展到了大腿根部，连上厕所这种简单的动作都变得困难，蹲下时疼痛让她难以忍受。肌肉和关节的疼痛伴随着明显的僵硬感，生活质量大大降低。李奶奶决定求医。在当地医院的骨科，医生为她进行了肩关节的磁共振成像检查。检查结果显示，她的肩关节有炎症和肩袖损伤。骨科医生给李奶奶开了止痛药，服用 1 周后，虽然疼痛有所缓解，但新的问题出现了。她开始出现低热和身体乏力，全身感觉不适，每天早晨，肌肉僵硬的情况常要持续超过 1 个小时才能缓解。

情况未改善，李奶奶无奈之下，请儿子陪她前往杭州一家大医院寻求帮助。到了医院，前台的导医建议李奶奶挂风湿免疫科就诊。李奶奶对风湿免疫科知之甚少，她只记得邻居老太太因为类风湿关节炎受苦多年，担心自己是否也患有同样的疾病？李奶奶心里有很多疑问，等进入诊室见到风湿科的王医生，李奶奶连续问了王医生好几个问题，把长时间困扰自己的疼痛向王医生详细说明。在李奶奶描述了自己的症状后，王医生细致地检查了她的肌肉和关节，并迅速安排了一系列血液检查，包括常规血检、炎症标志物（如 C 反应蛋白和血沉）和一些特殊的自体抗体检测，以排除肿瘤和感染的可能性。李奶奶检查做完，真相大白，她患的是一种常见于老年人的风湿性疾病——风湿性多肌痛。

风湿性多肌痛是一种导致颈部、肩部和骨盆周围肌肉疼痛、早晨僵硬并伴随低热的疾病，通常需要 1 个月以上的时间来确诊。患者常常表现为颈部、肩胛部及骨盆周围的肌肉疼痛及僵硬，疼痛导致上肢上举困难，下肢下蹲困难或者起立困难，全身症状可能有低热、乏力、纳差、体重下降等。风湿性多肌痛的实验室检查结果常表现为炎症指标血沉和 C 反应蛋白明显升高，血沉往往超过 40mm/h。

李奶奶无论是从症状还是从化验结果来看都符合风湿性多肌痛。另外，王医生还同时给李奶奶做了抗环瓜氨酸肽抗体、自身抗体谱、肿瘤指标、关节超声、全身骨骼显像等检查，排除了肿瘤、感染和其他风湿免疫疾病。李奶奶吃过抗炎止痛药效果不好，炎症指标高，王医生给李奶奶开了泼尼松口服，让李奶奶按时服药，两周后来门诊抽血复查炎症指标。李奶奶一听就紧张了，对王医生说："王医生，我听邻居老太太说激素不能吃，她是类风湿关节炎老毛病，吃了很久的激素，现在脸有明显的浮肿，还有骨质疏松。激素副作用大，能不能不吃激素用别的药？"李奶奶提到激素的副作用时，显得很担忧，尤其说到邻居因为长期使用激素导致的问题。王医生耐心地向她解释："奶奶，虽然激素有副作用，但对于您的病情来说，它是最有效的治疗方式。我们会从最低有效剂量开始，随着病情的改善逐步减量。同时，我也会监控您的骨密度，并为您开具钙片和维生素 D 来支持骨骼健康，还有护胃药来保护您的胃。这样一来，我们就可以尽可能地减轻副作用，同时有效控制炎症。"

经过了两周治疗，李奶奶如约来门诊找王医生复查。她兴奋地向王医生报告，感觉自己的病情得到显著改善——肌肉和关节疼痛减轻了许多，其他不适的症状也消失了。王医生给李奶奶复查了炎症指标，明显下降，因此，他决定减少激素的剂量，并提醒李奶奶定期复查，以监控病情的进展。

科普问答时间

1. 什么是风湿性多肌痛，它的主要症状有哪些？

风湿性多肌痛（polymyalgia rheuma-tica，PMR）是一种

影响中老年人的炎症性疾病，特别是在 50 岁以上人群中较为常见。这种疾病主要表现为肩部、颈部、臀部和大腿的肌肉疼痛和僵硬，特别是在早晨起床后。患者常常描述疼痛在清晨最为严重，随着日常活动的增加，疼痛和僵硬症状会有所缓解。

此外，风湿性多肌痛可能伴有疲劳、体重减轻、轻微发热和整体感觉不适。症状的突然出现是这种疾病的一个标志性特点，通常两侧的症状对称出现。尽管 PMR 主要影响肌肉，但它不会导致肌肉损伤或肌肉萎缩，这是它与其他类型肌肉疾病的区别。

2. 风湿性多肌痛的病因有哪些?

导致风湿性多肌痛的确切原因尚不清楚，但研究认为它可能与免疫系统异常有关。自身免疫反应可能导致身体错误地攻击自身组织，特别是涉及某些肌肉群的周围组织，从而引发炎症和症状。此外，遗传因素、环境因素和某些感染也被认为可能与此病的发展有关。

风湿性多肌痛也可能与年龄相关，因为该病主要影响 50 岁以上的人群。此外，这种疾病与其他自身免疫性疾病（如巨细胞动脉炎）有很高的共病率，这也佐证了免疫系统功能异常在 PMR 发展中的作用。

3. 如何诊断风湿性多肌痛?

风湿性多肌痛的诊断主要基于患者的症状、体检和血液检查结果。医生会询问患者肌肉疼痛和僵硬的具体情况，尤其是这些症状是否在早晨最为严重，以及是否影响到日常活动。体检时，医生会检查患者的肌肉和关节是否存在压痛或僵硬。

此外，血液检查通常会显示炎症标志物，如 C 反应蛋白和红细胞沉降率的升高。虽然这些检测不是专门针对 PMR 的，但它们的升高可以支持炎症性疾病的诊断。有时，医生可能还会使用超声或 MRI 等影像学检查来排除其他可能的疾病。

4. 如何治疗风湿性多肌痛?

风湿性多肌痛的治疗主要依靠糖皮质激素（如泼尼松），这种药物可以迅速减轻症状并控制炎症。患者通常在开始治疗后不久就会感觉到明显的疼痛减轻和僵硬缓解。开始治疗时的激素剂量较高，但随着症状的改善，医生会逐步减少剂量。

此外，定期的物理治疗和适当的运动也是管理 PMR 的重要部分，可以帮助维持关节灵活性和肌肉力量。为了减轻激素的潜在副作用，医生还可能推荐使用钙和维生素 D 补充剂来保护骨骼健康，以及使用护胃药来预防胃部问题。

5. 风湿性多肌痛患者的预后如何?

风湿性多肌痛通常可以通过治疗得到良好控制，大多数患者在开始治疗后的几天内就会有明显的症状改善。绝大部分患者能在几周或几个月内减少药物剂量，一些患者在两到三年内可以完全停药。然而，部分患者可能会经历疾病的复发，需要重新调整治疗方案。

尽管 PMR 病情可以有效控制，但及时诊断和恰当治疗至关重要，以防止疾病的长期影响，如关节僵硬和功能受限。定期的医疗跟踪和适应生活方式的调整是管理 PMR 的重要组成部分。

平衡的艺术：风湿病患者的预防接种

最近是流感高发季节，上到九十岁的老人家，下至七八岁的小朋友，一时间都谈“流”色变。但幸运的是各级疾控中心早早准备好了相应的流感疫苗，为容易感染、免疫力较差的人群提供一个相对有效的保护手段。可小孙却因此有了件烦心事——他自己不敢去打疫苗，也不敢让家里人打。小孙的朋友对此感到奇怪：“你为什么不打疫苗呀？现在的疫苗都是经过反复临床试验保证安全性的产品，可以有效增强免疫力，预防流感感染，减轻流感感染带来的身体伤害。叔叔阿姨现在年龄大了，正是需要疫苗保护的人群啊。”

小孙苦涩地笑了笑，缓缓道来他苦恼的原因——原来小孙是风湿病患者，且有家族遗传史，不仅小孙自己，他的父母及兄弟姐妹都在常年规律口服药物控制该疾病。久病成医，小孙自己也积累了一定风湿免疫的知识，但也因此在预防接种这件事上犯了难，他担心自己和家人在接种疫苗后，免疫病会被疫苗诱导再次发作，也不清楚疫苗能不能刺激身体产生有效的免疫力。朋友闻言笑道：“哎呀，你这真是当局者迷啊。你既然不清楚能不能打疫苗，自己想有什么用。你应该去向专科医生寻求帮助啊！”一语点醒梦中人，小孙立刻找到了风湿免疫科的专家王医生咨询。

王医生耐心听小孙讲完自己的担忧，给出了自己的专业建议。

科普问答时间

1. 为何建议风湿病患者积极进行预防接种？

免疫系统紊乱是风湿病发生、发展的一个关键点。由于免疫系统的紊乱，风湿病患者的免疫防御功能往往较为低下，导致感染的风险要远比健康人群高。同时，糖皮质激素和免疫抑制剂能有效调节紊乱的免疫系统，抑制免疫系统紊乱引起的异常炎症反应，是大部分风湿病患者的常用药。但福祸相倚，糖皮质激素和免疫抑制剂也抑制了机体的正常免疫功能，大大增加了患者发生感染的概率。因此，风湿病患者应该积极进行预防接种，以降低感染风险。

2. 如何为风湿病患者制定个体化接种计划？

与健康人群相比，风湿病患者进行预防接种时，对于疫苗的免疫原性和安全性有所不同，因此对患者进行专科评估十分重要。患者在考虑进行预防接种之前，应该咨询风湿免疫学医生。医生会根据患者的具体情况，包括疾病类型、治疗方案和免疫状态等，为其制定个性化的接种计划，并评估患者该时期是否适合接种特定类型的疫苗。

（1）疫苗种类的选择很关键：一些疫苗可能会引起免疫反应或加重疾病症状，因此在接种前患者应该仔细了解每种疫苗的成分、作用机制以及可能的副作用。而对于正在接受免疫抑制治疗或免疫功能低下的风湿免疫患者，在其他工艺疫苗可获得的情况下，应避免接种活疫苗。活疫苗含有活性病毒或细菌，可能在免疫系统较弱的情况下引起感染或加重疾病。通常情况下，建议首选接种灭活疫苗和重组蛋白疫苗，某些种类的

mRNA 疫苗也可选择，不建议接种病毒载体疫苗。

风湿免疫疾病患者常见 8 种疫苗的接种推荐和方案

疫苗名称	推荐人群	推荐接种类型	方案
流感病毒疫苗	全部患者	灭活疫苗	全程接种；每年一次
肺炎球菌疫苗	18 岁以上接受免疫抑制治疗的患者；65 岁以上患者	灭活疫苗 重组蛋白疫苗 mRNA 疫苗	全程接种；加强接种
新冠病毒疫苗	全部患者	重组蛋白疫苗	全程接种；加强接种；有感染史者建议间隔 3 到 6 个月后接种
带状疱疹疫苗	18 岁以上接受免疫抑制治疗的患者；50 岁以上患者	重组蛋白疫苗	全程接种；带状疱疹再激活急性发作期暂缓接种；急性发作期 3 个月后可以接种
人乳头瘤病毒疫苗	18 到 45 岁女性患者	重组蛋白疫苗（2 价、4 价、9 价）	全程接种
乙型肝炎疫苗	未曾感染乙肝病毒，并且未检测到血清保护性抗 HBsAb 的患者	重组蛋白疫苗	全程接种；检测抗体效价，降低时可加强接种
甲型肝炎疫苗	未曾感染甲肝病毒的患者	灭活疫苗	全程接种
狂犬病毒疫苗	暴露后的全部患者	灭活疫苗	全程接种

（2）接种疫苗时机的选择很重要：在接受免疫抑制治疗的风湿病患者中，疫苗接种的时间需要与治疗方案进行协调。有时需要在治疗开始前或减少药物剂量时进行接种，以提高疫苗

的效果和安全性。通常情况下，建议疾病稳定期接种疫苗。

具体时机的选择：①如正在使用糖皮质激素，则建议激素日剂量小于20mg泼尼松等效剂量，每日低于10mg更优；②如正在使用抗CD20单抗类药物，如利妥昔单抗、奥妥珠单抗，建议在下一剂抗CD2单抗使用前至少两周再接种疫苗；③特殊情况（如被狂犬或其他动物咬伤、抓伤），无须调整用药，立刻接种狂犬病毒疫苗！如需接种流感疫苗且正在使用甲氨蝶呤，建议在接种疫苗后停药两周；如正在使用JAK抑制剂，建议接种疱疹病毒疫苗前后各停药两周；如需接种乙型肝炎疫苗且准备使用肿瘤坏死因子抑制剂，建议用药前2～4周接种。

（3）专科监测和处理接种后不良反应：接种疫苗后，风湿病患者需要密切观察是否出现任何不良反应。常见的不良反应包括注射部位疼痛、发热、疲劳等，如果出现严重的不良反应，应及时就医处理。

（4）定期复查：患者在接种疫苗后，应定期复查免疫效果。有些疫苗可能需要进行多剂接种或定期加强，确保免疫保护的持久性和有效性。

（5）患者参与：风湿病患者也应该积极主动去了解疫苗接种的相关知识，与医生充分沟通，共同制订适合自己的接种计划。此外，患者还应加强自身免疫力管理，通过健康的生活方式和规律的治疗，提高免疫系统的功能，增强抵抗力。

最后，王医生提醒患者小孙，风湿病患者在接种疫苗时需要由专科医生根据个体情况制定合适的接种计划，适当调整疫苗接种的时间或者药物使用，有助于提高疫苗接种的保护效能，降低患者感染的风险；密切关注接种后的反应和效果，有助于确保接种的安全性和有效性。